この1冊で極める
不明熱の診断学

不明熱の不明率を下げるためのガイドブック

監修 野口善令 名古屋第二赤十字病院総合内科部長
編集 横江正道 名古屋第二赤十字病院総合内科副部長

文光堂

■監修

野口善令　　名古屋第二赤十字病院 総合内科　部長

■編集

横江正道　　名古屋第二赤十字病院 総合内科　副部長

■執筆（執筆順）

野口善令　　名古屋第二赤十字病院 総合内科　部長
横江正道　　名古屋第二赤十字病院 総合内科　副部長
髙松悠樹　　名古屋第二赤十字病院 総合内科
丹羽一貫　　名古屋第二赤十字病院 総合内科
吉見祐輔　　名古屋第二赤十字病院 総合内科

序　文

　「不明熱」の診断は難しいという研修医の声をよく聞く．これが，吐血であれば，上部消化管が病変の在りかであるとすぐ想定できるのに，発熱はあまりにも漠然として原因を特定しにくいからであろう．その結果，発熱患者を診て，肺炎，尿路感染症などの common な疾患であるとスナップ診断できなければウイルス性上気道炎（感冒）としてゴミ箱診断名に押し込んでしまうとか，「不明熱なのでわかりません」という思考停止に陥ることもよくある反応である．発熱⇒抗菌薬，CRP 上昇⇒抗菌薬という「考えなし」の脊髄反射的なアプローチをとるのも時にみられる．

　本文にも書いたが，発熱は極めて非特異的な症状であり，鑑別の対象となる疾患は非常に多い．特徴を捉えてスナップ診断できればよいが，多くの場合は，分析的，体系的なアプローチが必要になる．これが何を意味するかというと，「発熱自体にのみ注目していては，診断はつかない．発熱以外の手がかりに目を向けないといけない」ということである．つまり，発熱（不明熱）の鑑別診断とは，（発熱＋α）のαを探しながら，あたりをつけて鑑別診断を狭めていく作業である．

　本書では，「不明熱」の基本的な知識について述べるとともに，名古屋第二赤十字病院総合内科で研修医，後期研修医に普段から指導している，「手がかりとなるα」をいろいろな方向から多角的に捉える考え方やコツについての解説に力を入れた．また，知っていれば楽にスナップ診断できるのに，知らないがために診断できないピットフォール的な症例や，発熱⇒抗菌薬，CRP 上昇⇒抗菌薬という，よく行われるアプローチが時に破滅的なアウトカムをもたらす実例についても盛り込んだ．

　とは言え，本書に示した定石はあくまで目安にすぎない．不明熱診断の要諦は，想像力を働かせてよく考えることに尽きる．一本調子にはいかず，難しいのは確かであるが，不明熱診療の面白さは考えることにある．

　本書が苦手な不明熱の診断の助けになり，ひとりでも多くの患者さんに良いアウトカムをもたらすことができれば，著者一同の大きな喜びである．

2012 年 5 月

著者を代表して　野口善令

目　次

カラー口絵 ───────────────────────────────── xii
百聞は一見に如かず！〜不明熱患者における皮膚所見〜 ── xiii
　　（1）パルボウイルス B19 感染症　xiii／（2）デング熱　xiii／（3）チクングニア熱　xiii／（4）感染性心内膜炎　xiii／（5）丹毒　xiv／（6）毒素性ショック症候群　xiv／（7）成人発症 Still 病　xv／（8）全身性エリテマトーデス　xv／（9）皮膚筋炎　xv／（10）強皮症　xv／（11）サルコイドーシス　xvi／（12）関節リウマチ　xvi／（13）結節性紅斑　xvi／（14）痛風・偽痛風　xvi／（15）番外編①　背部観察（褥瘡）　xvi／（16）番外編②　結核性リンパ節炎　xvi

第Ⅰ章　不明熱とは何か？（総論）

1　不明熱の定義 ───────────────────── 2
　　①古典的不明熱（38.3℃以上，3週間以上の発熱，1週間入院しても原因不明）　2／②急性熱性疾患（古典的不明熱の定義を満たさないが，原因不明）　2／③微熱（37℃台の発熱）　4

**2　外来患者の「不明熱」
　　〜入院させるべきか，帰してもよいか？〜** ─────── 6
　　①外来患者の発熱の原因がわからない場合，入院させるべきか，帰してもよいか？　6／②緊急性，急変の可能性を考えて入院の適応を判断しよう　7／③原因不明の発熱にすぐに抗菌薬治療を始めるべきか？　8

3　入院患者の「不明熱」 ─────────────── 10
　　①発熱以外の理由で入院した患者が入院中に新たに発熱した　10／②感染症の診断で入院治療しているが，発熱が遷延している　11

4　海外渡航者の「不明熱」 ────────────── 14
　　①感染性発熱の原因　14／②非感染性発熱の原因　17／③身体所見　18／④診断に向けての検査　18

5　HIV 感染症と発熱 ──────────────── 20
　　① HIV 陽性であることがわかっている患者が発熱した場合　20／②発熱の原因としての HIV 感染　21

6　発熱性好中球減少症 ─────────────── 24
　　①発熱性好中球減少症の定義　24／②抗がん薬投与歴のない発熱

性好中球減少症の原因 24／③発熱性好中球減少症は，特殊状況下における感染症診療 25

第Ⅱ章 「不明熱」の鑑別診断学（診断推論）～疾患リストをみてみよう～

1 「不明熱」の診断推論 ～ある程度あたりをつけて検査すべし～ ── 30
①診断はついていないが，抗菌薬を投与して何とか発熱を押さえ込もうとする 30／②片っ端から検査をオーダーしてみる 30／③この病気かなとある程度あたりをつけてから，検査をオーダーする 30

2 考える材料をリストアップ！ ── 36
①感染症 36／②膠原病 39／③悪性腫瘍 40／④薬剤熱 41／⑤それ以外にも…「意外な原因疾患」 42

3 「不明熱」診断の概略マップ ── 44
①初期評価～最初にみておくべきこと～ 44／②経過観察～少し観察しよう～ 46／③古典的不明熱に対する検索～それでも発熱が持続したら～ 48

4 これが不明熱の正体！（よく出合う，見逃してはいけない，気になる疾患20） ── 52
①感染性心内膜炎 52／②敗血症 55／③急性胆管炎 59／④薬剤熱 60／⑤偽膜性腸炎/Clostridium difficile 感染症 64／⑥（粟粒）結核 67／⑦肝膿瘍 69／⑧深部静脈血栓症/肺血栓塞栓症 70／⑨腸腰筋膿瘍 75／⑩特発性細菌性腹膜炎（SBP）77／⑪化膿性関節炎 79／⑫痛風，偽痛風（結晶誘発性関節炎）82／⑬成人発症 Still 病 85／⑭血管炎 88／⑮サルコイドーシス 90／⑯毒素性ショック症候群（TSS）93／⑰全身性エリテマトーデス（SLE）96／⑱マラリア 98／⑲腎がん 100／⑳血管内リンパ腫 102

5 そんなの知らないよ～ ～uncommon？ まさかの不明熱～ ── 105
①血球貪食症候群 105／②感染性動脈瘤 107／③ Castleman 病 110／④菊池病 112／⑤眼内炎 114／⑥ Pott 病 116／⑦身体表現性障害，虚偽性障害 118／⑧原因不明の不明熱～そのアウトカムは？～ 121

第Ⅲ章 「不明熱」診断の病歴学（発熱＋αのαを探すための問診テクニック）

1 現病歴で押さえるポイント ―― 132
①いつ，始まりましたか？　132／②熱以外の症状はありませんか？　132／③患者背景は？（既往歴は？　のんでいる薬は？）　134／④何かいつもと違うことをしませんでしたか？　135／⑤普段の生活は？　137

2 家族歴で押さえるポイント ―― 139
①今，同居している人はいますか？　139／②両親・兄弟に遺伝性疾患の患者はいませんか？　140／③両親・兄弟でがんを患った方はいませんか？　140

3 既往歴で押さえるポイント ―― 141
①結核　141／②がん　142／③尿路異常，前立腺疾患　142／④アトピー性皮膚炎　143／⑤人工物挿入　143／⑥手術歴　144／⑦歯科治療歴　144

4 生活歴で押さえるポイント ―― 146
①どのような仕事をされていますか？（それとも，学生ですか？）　146／②最近，旅行などに行かれましたか？　147／③普段のお酒やタバコの量はどのくらいですか？　148／④不特定の人と性交をもたれましたか？　149／⑤最近，動物と接触することがありましたか？　150／⑥園芸や庭作業をされますか？　150

5 服薬歴で押さえるポイント ―― 151
6 ROSで押さえるポイント ―― 154

第Ⅳ章 「不明熱」診断の身体所見学 ～診るポイントは？～

1 総論～身体所見のストラテジー～ ―― 162
①はじめに　162／②診ようとする人には見える　162／③繰り返して診る　163／④鑑別診断を意識した身体所見　163／⑤いつも診ないところを診る　163

2 バイタルサイン ―― 169
①血圧　169／②心拍数　169／③呼吸数　170／④体温　170／⑤意識状態　170／⑥外観　170／⑦全身性炎症反応症候群（SIRS）　170

3 頭部のどこに気をつけて診ていくか？（眼・鼻・耳，側頭動脈，副鼻腔など） ─────── 171
①眼　172／②耳　172／③側頭動脈　173／④鼻　173／⑤口腔　173

4 頸部のどこに気をつけて診ていくか？（咽喉頭部，甲状腺，リンパ節など） ─────── 175
①咽喉頭部　176／②甲状腺　177／③頸部リンパ節（リンパ節腫脹）　177

5 胸部のどこに気をつけて診ていくか？（心臓，肺，乳房など） ─────── 179
①心臓　179／②肺　179／③骨・関節　180／④乳房　180／⑤腋窩領域のリンパ節　180

6 腹部・骨盤部のどこに気をつけて診ていくか？（腹部触診，Murphy徴候，直腸診など） ─────── 181
①右季肋部　182／②心窩部　182／③左季肋部　182／④右下腹部　183／⑤左下腹部　183／⑥下腹部，会陰部，前立腺，生殖器　183／⑦腹部全体　183

7 背部のどこに気をつけて診ていくか？ ─────── 185
①背部の身体所見のポイント　185／②圧痛・叩打痛　185

8 四肢・手指・足指のどこに気をつけて診ていくか？ ─────── 187
①上下肢の末梢血管　187／②四肢の圧痛，腫脹　188／③関節所見　188／④四肢の傷　189／⑤褥瘡　189

9 皮疹のどこに気をつけて診ていくか？（紫斑，紅斑，皮下結節，結節性紅斑など） ─────── 191
①皮疹を見たら再確認したい問診事項　191／②皮疹を見て考えるべき発熱の鑑別診断　192

第Ⅴ章　「不明熱」診断における検査学　～どんな検査をしていくか？～

1 ある程度あたりをつけて検査しないと… 「どうしてこの検査やってない」症候群 ─────── 196
①「仮説なし-検査優先」診断の問題点　197／②では，どうすればよいのだろう？　199

| 2 | 血液検査の何に注目するか？ —— 200 |

①白血球数，末梢血液像 200／②赤血球検査 201／③血小板数 201

| 3 | 生化学検査の何に注目するか？ —— 203 |

①肝機能検査（AST/ALT，ALP，LDH） 203／②腎機能検査（BUN/Cre） 204／③電解質（Na・K・Cl，Ca・P，Mg） 204／④フェリチン 204／⑤リウマトイド因子，抗核抗体 205／⑥補体 205

| 4 | CRPをどう使う？ —— 206 |

①CRPは発熱の診断に使えるか？ 206／②CRPは疾患の重症度を表すか？ 207／③赤沈の使い方 208

| 5 | 血液培養はどう読むか？ —— 210 |

①血液培養をいつとるか？ 210／②血液培養の実際〜どれくらいの量を何本とればよいか？〜 211／③結果の解釈 211

| 6 | ウイルスマーカーをどう使いこなす？ —— 214 |

①EBウイルス感染症 215／②サイトメガロウイルス感染症 215／③HIV感染症 216

| 7 | 腫瘍マーカーをどう使いこなす？ —— 218 |

①「不明熱」と腫瘍マーカー 218／②腫瘍マーカーの有用性 218／③腫瘍マーカーの使い道 219／④不明熱診療においてちょっと使える腫瘍マーカー 220

| 8 | 尿所見の何に着目するか？ —— 221 |

①尿中白血球 221／②亜硝酸塩 222／③尿中赤血球 223／④尿円柱 223／⑤尿グラム染色/尿培養 223／⑥尿細胞診 224

| 9 | 胸部単純X線写真はどう読むか？ —— 225 |

①撮影のポイント〜側面像も撮ろう〜 225／②読影のポイント 225

| 10 | CTはどう読むか？ —— 227 |

①鑑別診断を持って施行・読影しよう 227／②造影剤の使用の検討 227／③CTで得られる発熱の原因のヒント 229

| 11 | 生検はどのような場合に行うか？ —— 231 |

①生検はどのような場合に施行すべきか？ 231／②生検を行う部位 231／③検体の取り扱い方 233

第Ⅵ章　empiric therapy から根治的治療へ

1　「不明熱」の診療における抗菌薬の選択・使用の考え方 ── 238
①感染症診療における抗菌薬選択の考え方　238／②不明熱診療における抗菌薬投与の注意点　241／③フルオロキノロン系薬に安易に頼らない　245

2　ステロイドの使用量・使用方法と注意点 ── 246
①剤形と作用・力価　246／②使い方　248

第Ⅶ章　ケーススタディで学ぼう　～症例・エピソード解説～

- 症例1　血液培養をとらずに抗菌薬を使うと… ── 254
- 症例2　発熱，歩行困難 ── 257
- 症例3　発熱，首の痛み ── 259
- 症例4　発熱のみ ── 261
- 症例5　発熱，衰弱 ── 264

付録　不明熱鑑別診断マトリックス ── 268

索　引 ── 281

MEMO

- 発熱と高体温の違いは？？？ ── 5
- 海外渡航者の発熱患者を診るときには ── 19
- 3週間ルール ── 46
- 悪寒の程度と菌血症 ── 55
- 比較的徐脈 ── 62
- 薬剤性過敏症症候群（DIHS）とは？？？ ── 64
- Lemierre 症候群 ── 74
- Wells criteria ── 74
- psoas sign ── 76
- crowned dens syndrome（CDS） ── 85

慢性関節炎	85
血球貪食症候群（HPS）	87
Köbner 現象	87
レプトスピラ感染症	148
腸チフス	183
無症候性細菌尿，無症候性白血球尿	222
snap diagnosis	239

COLUMN

不明熱を見極めるうえで大事なこと	5
発熱性好中球減少症と G-CSF	26
少なからず感染性心内膜炎は見逃されている!?	54
surviving sepsis campaign	58
「不明熱」の横綱	69
結構やってくれるフェリチン	107
Castleman 病に新しい治療方法	112
結核，その問診テクニック	117
流行の最先端は New York から!?	136
人工物の挿入には要注意	143
内科医の盲点	144
我々は東京地検特捜部!?	145
確かによく使う薬なんですが…	153
パンツと靴下	184
発熱のみの胆嚢炎・胆管炎	184
ブルセラ症と腰背部痛	186
好酸球増多症候群（HES）	202
CRP が高ければ重症か？	208
CRP，赤沈を治療効果の指標として使う	208
赤くないのにリンゴ病	217
FUO の FAQ	224
The Tissue is the Issue (random skin biopsy)	233
安易な抗菌薬投与はすべからず	256

私たちの経験

アフリカのすべてがマラリアの流行地ではない	19
せっかく入院時ルーチン検査をやるなら…	74
身体所見の重要性	81
マラリアは common disease？	100
医師は無数の悩みを背負っていく	109
医師-患者間の信頼関係の構築	149
HIV 感染症は若い人に限らない	150
"軟膏"不落の副腎不全	251

● 凡例 ●

本書では，特に断り書きがなければ，
　古典的不明熱＝古典的不明熱
　（医師に）原因がわからない発熱＝「不明熱」
と表記した．

カラー口絵

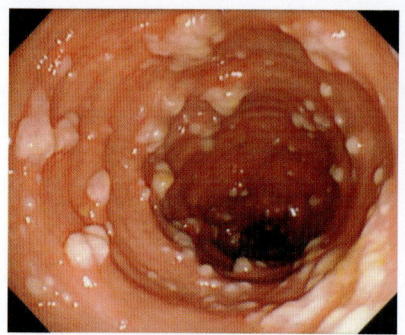

図5 *Clostridium difficile* 感染症（偽膜形成）(p66)

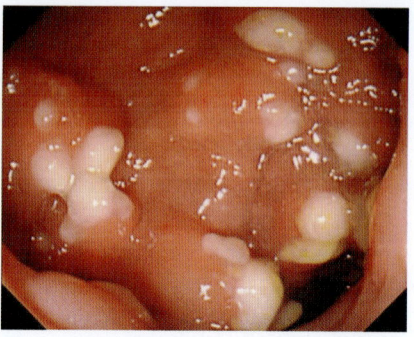

図6 *Clostridium difficile* 感染症（偽膜：強拡大）(p66)

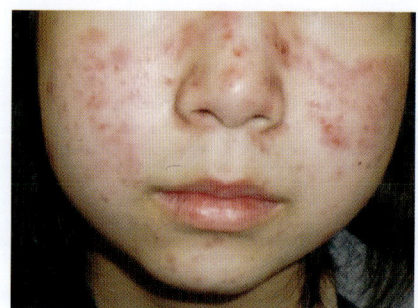

図13 頬部蝶形紅斑 (p97)

百聞は一見に如かず！
～不明熱患者における皮膚所見～

(1) パルボウイルスB19感染症

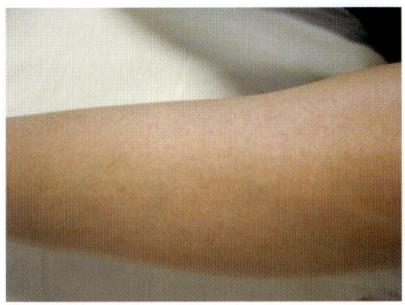

レース状網状紅斑．

(2) デング熱

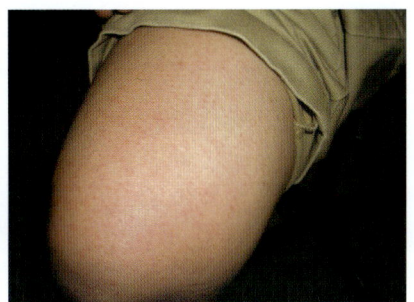

(3) チクングニア熱

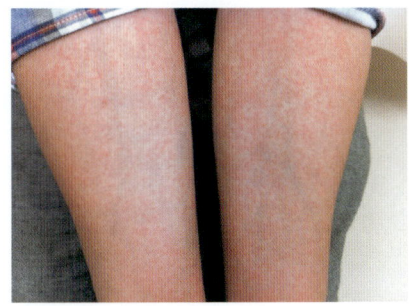

びまん性紅斑が見られる．

(4) 感染性心内膜炎

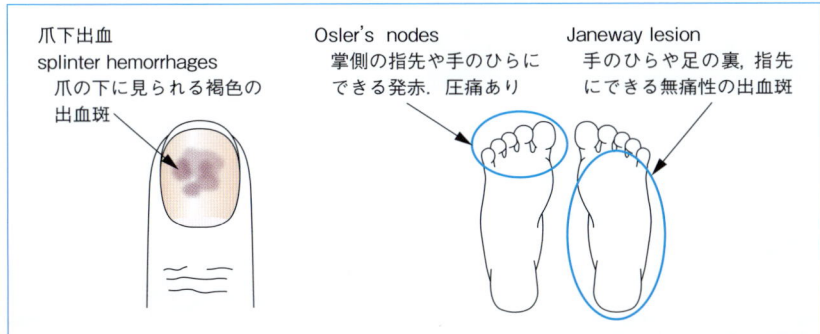

爪下出血
splinter hemorrhages
　爪の下に見られる褐色の出血斑

Osler's nodes
掌側の指先や手のひらにできる発赤．圧痛あり

Janeway lesion
手のひらや足の裏，指先にできる無痛性の出血斑

(4) 感染性心内膜炎（続き）

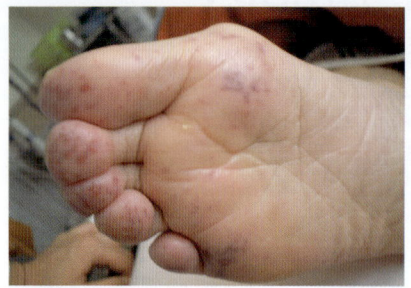

Janeway lesion.

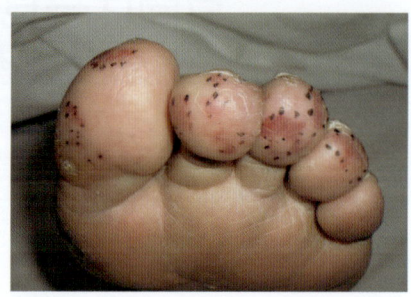

Osler's nodes.

(5) 丹毒

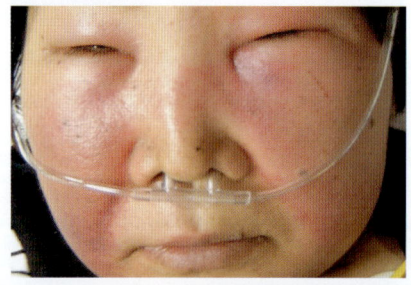

(6) 毒素性ショック症候群

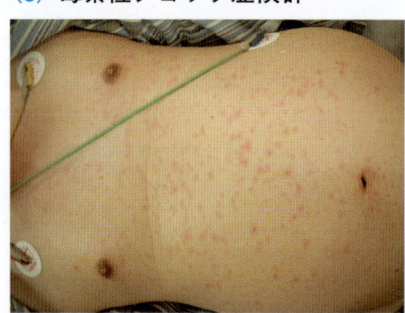

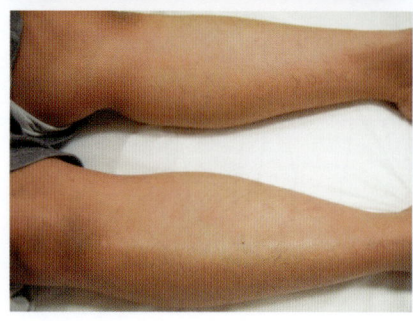

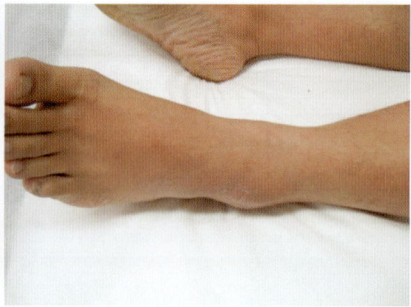

(7) 成人発症 Still 病

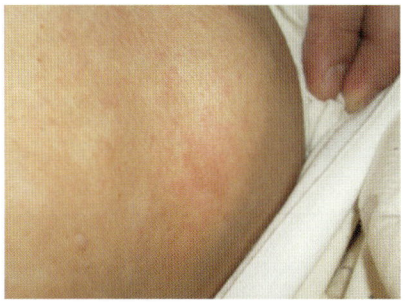

(8) 全身性エリテマトーデス

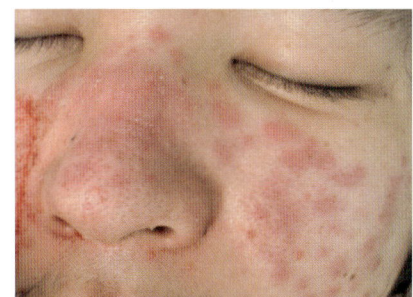

サーモンピンク疹.

(9) 皮膚筋炎

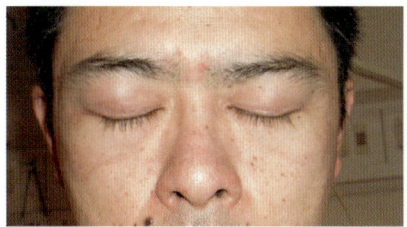

ヘリオトロープ疹.

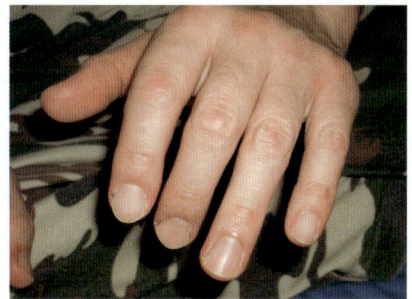

Gottron 徴候.

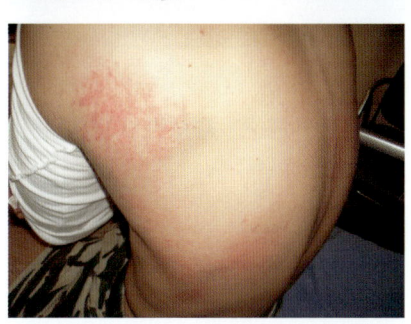

(10) 強皮症

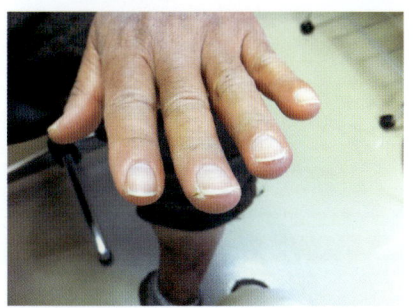

指尖潰瘍瘢痕.

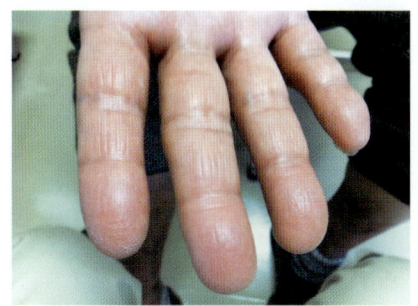

皮膚硬化所見.

(11) サルコイドーシス

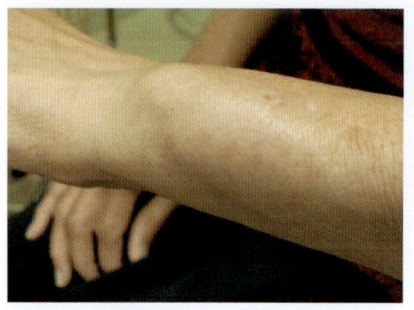

サルコイド結節.

(12) 関節リウマチ

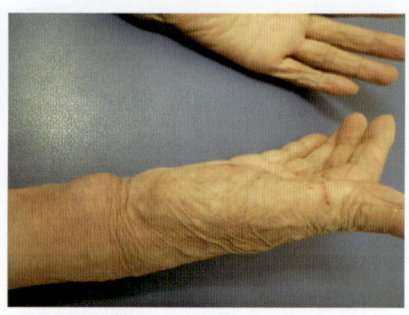

リウマチ結節.

(13) 結節性紅斑

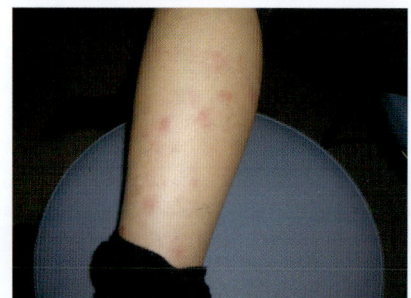

(14) 痛風・偽痛風

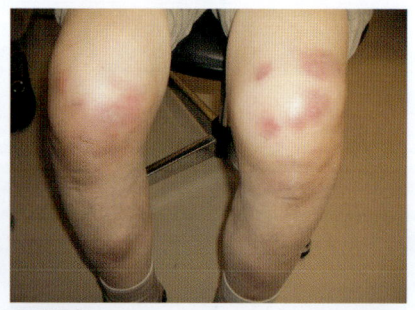

痛風結節.

(15) 番外編① 背部観察（褥瘡）

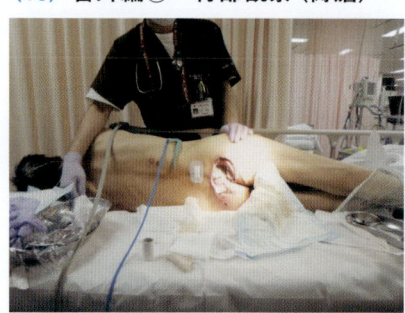

(16) 番外編② 結核性リンパ節炎

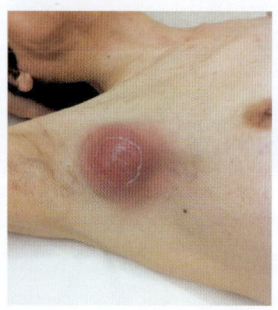

第 I 章

不明熱とは何か？
（総論）

「不明熱」という用語は，ある意味でとても便利に利用されている感が否めない．
　原因が不明の発熱であれば何でも不明熱かと言えば，それは違う．「不明」にも，誰が診ても不明なのか，担当医にとって不明だけなのか，いろいろなレベルがある．
　例えば，循環器内科医が診る不明熱はやはり，心臓や血管を中心に考えるであろう．呼吸器内科医が診る不明熱はやはり，肺炎や肺がん，肺結核などを考えるであろう．これは，ごく自然なことである．しかし最近では，臓器専門医志向が強いせいか，自分の専門領域以外のことはまったく診ない，診ることができない，診ようともしない，という医師が増えていることも事実である．こうした医師から「不明熱！」と診断されて，あちこちの専門診療科にコンサルテーションをかけまくっている光景を目の当たりにすると，非常に強い疑問を感じる．
　自分がわからない発熱も確かにある．それを「不明熱」と呼びたい気持ちもわかる．しかし実際には，その医師だけが「ただ気づいていない」「考えていない」というだけかもしれない．それは，やはり「不明熱」ではない．「不明熱」とされるからには，診断のつかない相応の理由が存在するはずである．先人達はたくさんの経験の中から「診断が難しい発熱」を選び出してカテゴリー化し，難しい中にも診断の法則を見出そうとしてきた．本章ではまず，「不明熱とは何か？」を学ぼう．

1. 不明熱の定義
2. 外来患者の「不明熱」～入院させるべきか，帰してもよいか？～
3. 入院患者の「不明熱」
4. 海外渡航者の「不明熱」
5. HIV 感染症と発熱
6. 発熱性好中球減少症

第Ⅰ章　不明熱とは何か？（総論）

1 不明熱の定義

① 古典的不明熱（38.3℃以上，3週間以上の発熱，1週間入院しても原因不明）

1961年にPertersdorfら[1]は不明熱 fever of unknown origin（FUO）を，

> ❶ 発熱の持続期間が3週間以上
> ❷ 38.3℃（101°F）以上の発熱が経過中に数回以上みられる
> ❸ 1週間の入院精査によっても原因がわからないもの

の3つを満たすものと定義した．つまり，ある程度時間が経過しても解熱せず，医療機関での精査でも診断がつかない発熱が不明熱である．現在もなおこの定義は世界的に広く用いられている（古典的不明熱）．

だが，50年前と現代とではCTやMRIなどの画像診断技術や抗菌薬の進歩もあって，当時の不明熱とは内容が変わってきている．

1991年にDurack[2]は古典的不明熱に，院内不明熱（nosocomial），好中球減少性不明熱（発熱性好中球減少症），ヒト免疫不全ウイルス human immunodeficiency virus（HIV）関連不明熱を追加した（表1）．

② 急性熱性疾患（古典的不明熱の定義を満たさないが，原因不明）

現実の臨床に目を向けてみると，このPetersdorfの古典的不明熱の定義やDurackの分類を厳格に満たすものだけを不明熱とすると，診療がうまくいかずに，患者のQOLを著しく損なう可能性がある．そこで，発熱以外に局所症状・所見が乏しく原因がはっきりしないが，発熱期間が3週間に満たず，古典的不明熱の診断基準を満たさない疾患群を「急性熱性疾患 undifferentiated acute febrile illness」と呼ぶことが提唱されている[3]．

急性熱性疾患は，❶診断の手がかりとなる局所症状・所見が乏しいか発

熱より遅れて出現する疾患群，❷局所症状・所見が内科の守備範囲から外れているために見逃しやすい疾患群，❸比較的頻度が少ないために鑑別診断として想起しにくい疾患群，に分類される（表2）．

表1　Durackの不明熱分類

古典的不明熱	38.3℃以上の発熱が3週間以上持続 3回の外来受診，あるいは3日間の入院精査でも原因不明
院内不明熱	入院時には感染症が存在しない 入院中に38.3℃以上の発熱が数回出現 2日間の培養検査も含め，3日間の精査でも原因不明
好中球減少性不明熱	好中球500/μL未満または1,000/μL未満で数日中に500/μL未満になると予想される 38.3℃以上の発熱が数回認められる 2日間の培養検査を含め，3日間の精査でも原因不明
HIV関連不明熱	HIV感染者である 38.3℃以上の発熱が数回出現 外来で4週間以上，入院で3日間以上持続する発熱がある 2日間の培養検査を含め，3日間の精査でも原因不明

表2　急性熱性疾患の鑑別診断

1. 診断の手がかりとなる局所症状・所見が乏しいか，発熱より遅れて出現する疾患群

インフルエンザ，
伝染性単核球症（EBウイルス感染症，サイトメガロウイルス感染症，HIV感染症），
非特異的ウイルス感染症（いわゆるかぜ症候群も含む），ウイルス性肝炎，
風疹・麻疹・水痘，薬剤熱，結核（特に粟粒結核），感染性心内膜炎，
中枢神経感染症（髄膜炎，脳炎），敗血症，尿路感染症，特発性細菌性腹膜炎，SLE，PAN，
成人発症Still病，高安動脈炎，リウマチ性多発筋痛症，側頭動脈炎，リウマチ熱

2. 局所症状・所見が内科の守備範囲から外れているために見逃しやすい疾患群

中耳炎，副鼻腔炎，根尖周囲膿瘍・歯肉炎，前立腺炎，肛門周囲膿瘍，
婦人科領域の感染症（子宮付属器炎など），乳腺炎，
軟部組織感染症（蜂窩織炎，褥瘡感染など），大腸憩室炎，骨髄炎

3. 比較的頻度が少ないために鑑別診断として想起しにくい疾患群

悪性リンパ腫・血液系悪性腫瘍，腎がん，膵がん，腹腔内膿瘍，炎症性腸疾患，
感染性静脈血栓症，肺血栓塞栓症，輸入感染症（マラリア，デング熱，腸チフスなど），詐熱

SLE：全身性エリテマトーデス systemic lupus erythematosus
PAN：結節性多発性動脈炎 polyarteritis nodosa
（文献3）より引用）

急性熱性疾患という臨床概念を設けた理由は，2つある．1つは，特異的治療が必要な重症疾患を拾いあげるため，もう1つは，不必要な（特に侵襲的な）検査ややみくもに行う治療を避けるためである．

臨床で遭遇する原因不明の急性熱性疾患の多くは，治療しなくても自然経過で軽快，治癒する良性疾患 self-limited disease なので，全身状態に問題がなければ原則的に経過観察する「待ち」の姿勢をとるのが効率的である．ただし，古典的不明熱につながっていく疾患も含まれるので，重症で緊急治療が必要な疾患，早期に治療を開始しないとアウトカムが悪くなる疾患を見逃さないようにしなければならない．

③ 微熱（37℃台の発熱）

もう1つ，発熱で問題となる病態に「微熱」がある．しかし，微熱が何を指すかはあいまいで，厳密な定義がない[4]．臨床では37℃台後半の体温が持続する状態を微熱と考えるのが実際的である[5]．

測定部位による発熱の程度をまとめてみると，表3のようになる．

日本では腋窩温36.8〜37.8℃程度で発熱として外来を訪れる患者が多い．「私は平熱が35℃と低いので，36℃後半あるとつらいです」という患者などである．

この程度の体温の患者には，「**習慣性高体温 habitual hyperthermia**[6]」と呼ばれる，明らかな器質的異常を認めず，病的とは言えない体温上昇を呈

表3 測定部位による発熱の程度

	直腸温（core）		口腔温（oral）		腋窩温（axillary）	
	℃	°F	℃	°F	℃	°F
low grade 微熱	38.0〜39.0	100.0〜102.2	37.2〜38.2	99.0〜100.8	36.8〜37.8	98.4〜100.2
moderate 中程度発熱	39.0〜40.0	102.2〜104.0	38.2〜39.2	100.8〜102.6	37.8〜38.8	100.2〜102.0
high grade 高熱	40.0〜41.1	104.0〜106.0	39.2〜40.3	102.6〜104.6	38.8〜39.9	102.0〜104.0
hyperpyrexia 異常高熱	>41.1	>106.0	>40.3	>104.6	>39.9	>104.0

する人が多い（→第Ⅱ章5-⑧-(4)「診断は不明のまま発熱が持続するが，全身状態は悪くならないまま長期間持続する」参照）．

　経験的には，これらの患者は，数日〜1週間程度で自然に体温が低下する，解熱薬を数回使用しただけで解熱する，37℃台の体温がずっと持続するなど，様々な経過をとる．ほとんどの場合は病的意義があまりなく，あわてて対応する必要はない．ただし，患者の訴える「微熱」が，何を示すのかはよく解釈しなくてはいけない．

　患者の訴える微熱の中には重篤あるいは見逃してはいけない疾患がしばしば隠れていることがある．特にステロイドや免疫抑制薬などの投与を受けている患者や高齢者では，微熱であっても感染症などの重篤な病態が時に見受けられることがある[7]．

> **MEMO　発熱と高体温の違いは？？？**
>
> 発熱は，体温調節中枢のサーモスタットのリセットにより体温が正常よりも高いレベルに維持された状態である．一方，高体温は，体温調節中枢の設定が変わることなく，熱放散の異常で体温が上昇する状態である[4]．感染症などの病気による場合と熱中症などの状況では，体温が同じであっても対処の仕方は当然違う．体温調節中枢が正常かどうかなどをあまりしつこく議論しても仕方がないので，患者の発症状況などで考えていくのが妥当である．
>
> 　　　　　　　　　　　　　　　　　　　　　　　　　　　　　（横江正道）

COLUMN　不明熱を見極めるうえで大事なこと

発熱で外来を受診する患者の多くは，「感冒（ウイルス性上気道炎）」である．しかし，時に前医でいろいろと手を替え，品を替え（検査を変え，薬を変え），試行錯誤した結果，ついには診断がつかず，改善もせず，総合病院へ紹介となる患者もいる．特に，治療が中途半端に効果を上げている患者では，見極めが難しい場合もある．

このような partially treated（中途半端に治療された状態）の患者は，解熱薬以外のすべての薬剤をいちど中止して，薬の影響が少ない状況にして，発熱の原因を探る努力や勇気も必要である．（横江）

第Ⅰ章 不明熱とは何か？（総論）

2 外来患者の「不明熱」
～入院させるべきか，帰してもよいか？～

① 外来患者の発熱の原因がわからない場合，入院させるべきか，帰してもよいか？

　この判断のためには，発熱に限らず，入院の適応を理解することが必要になる．入院の適応は，医学的疾患（病名）だけで決まるのではなく，患者の状態，社会的状況，利用できる医療資源などが絡み合って決まる．肺炎を例にとると，「市中肺炎＝すべて入院」ということにはならない．軽症の市中肺炎は，外来で経口抗菌薬治療をしても死亡率は高くならないことがわかっているので，原則的には外来治療とすることができる．しかし，社会的に助けが得られない独居者の場合，入院させることもあるだろう．

　入院の適応になる医学的な理由を表4に挙げた．

表4　入院の適応
1. 全身状態が悪い，または不安定
2. 急変の可能性がある
3. 入院しないとできない治療を行う

(1) 全身状態
　敗血症性ショックなど，患者の全身状態が悪いか不安定な場合には，集中的な治療管理が必要となる．

(2) 急変の可能性
　急変の可能性がある場合には，入院させてモニタリングし，急変時にはすぐ介入できるように備える必要がある．例えば，尿路に閉塞がある複雑性尿路感染症では，初診時に安定していても急変してショックに陥る場合があるので，入院して経過をみながら治療するのが望ましい．

(3) 治療内容

　入院しないとできない治療の例は，感染性心内膜炎に対して数時間おきに抗菌薬を静注しなければならないような場合などである．

　つまり，外来で診ているとアウトカムが悪くなる可能性がある場合には入院適応となる．

② 緊急性，急変の可能性を考えて入院の適応を判断しよう

　この原則に従って，バイタルサイン（血圧，心拍数，呼吸数，体温，意識状態，外観）をチェックして全身状態を把握し，入院して急いで治療を始めなければならないかどうかを判断しよう（→第Ⅳ章2「バイタルサイン」参照）．

　レッドフラッグサイン（表5），全身性炎症反応症候群 systemic inflammatory response syndrome（SIRS：表6），重症化しやすい基礎疾患（表7），リスクファクター（→第Ⅱ章3-①-(3)「リスクファクター」参照），劇症化しやすい感染症の可能性（表7）があれば，入院させるのが安全である．また，どこが悪いのかわからなくても患者に重症感あふれて見える外観 toxic appearance があれば，発熱の原因がわからなくても緊急入院を考えたほうがよい．逆に，全身状態が落ち着いていると判断でき，外来で診ていてもアウトカムが悪くなる可能性が低ければ，帰宅させて外来で診

表5　重症度の指標となる症状・所見（レッドフラッグサイン）

悪寒戦慄	衰弱した外見	高熱，低体温	低血圧
頻脈，頻呼吸	チアノーゼ	意識の混濁，せん妄	乏尿
心肺機能の低下（呼吸不全，心不全）		新しい心雑音	点状出血
著明な白血球増加または減少	血小板減少	代謝性アシドーシス	SIRS

表6　SIRSの診断基準

1. 体温＜36℃　または＞38℃
2. 心拍数＞90/分
3. 呼吸数＞20/分，または $PaCO_2$＜32 Torr
4. WBC＞12,000/μL，または＜4,000/μL，または 未熟顆粒球＞10％

WBC：白血球 white blood cell
上記の2項目以上を満たすとき，SIRSと診断される．

表7　重症化のリスク（発熱自体が重症感染症を示唆するか，発熱の原因の如何に関わらず重症化しやすい基礎疾患など）

新生児，高齢者
免疫不全（AIDS，免疫抑制薬投与，ステロイド投与，好中球減少等）
慢性呼吸器疾患（喘息，COPD等）
慢性心疾患（先天性心疾患，うっ血性心不全等）
糖尿病
腎機能障害（慢性腎不全，透析・移植患者等）
（→第Ⅱ章表3「発熱疾患のリスクファクター」も参照）

AIDS：後天性免疫不全症候群 acquired immunodeficiency syndrome
COPD：慢性閉塞性肺疾患 chronic obstructive pulmonary disease

てもよい．ただし，外来フォローアップ中に病状が悪化する場合もあるため，外来診察時には毎回入院の適応を判断する必要がある．

③ 原因不明の発熱にすぐに抗菌薬治療を始めるべきか？

(1) 原則は「発熱≠抗菌薬の適応」

　原則は，「発熱≠抗菌薬の適応」である．原因がわからなくて熱があるとつい不安になり，とりあえず抗菌薬を投与したくなる誘惑に駆られる．しかし，原因不明の発熱患者に見境なく抗菌薬を投与すると，その後の診断が非常に厄介になることが多いのを忘れてはいけない．特に適切な培養検査がなされていないなど，初期評価がいいかげんな場合はそのようになりやすい．また，*Clostridium difficile* 感染症，薬剤熱などを併発し，病像が更に複雑になってわからなくなることもある．

　本当に抗菌薬治療が必要な敗血症や髄膜炎などの重症感染症は経口抗菌薬では治癒させることはできないのだから，「"熱があって心配だから"，"念のため"，経口抗菌薬を振りかけておこう」というのは，中途半端でまったくメリットがないどころか，害ばかりが多い医療行為である．「発熱の原因がわからないための不安」さえ克服できれば，確定診断がつくまで抗菌薬を投与しないほうが診断は楽である．

(2) 抗菌薬を「待つ」べきとき

　緊急性がなく患者の状態が良ければ，いきなり抗菌薬を開始せずに，待つ勇気を持とう．待っている間にウイルス感染症をはじめとする self-limited disease は自然に解熱してふるい落とされる．万一，本当に抗菌薬治療が必要な疾患が存在する場合は，症状・所見が顕性化して診断しやすくなる．患者を不必要な副作用にさらす危険も少なくなる．古典的不明熱の定義（→本章1-①「古典的不明熱」参照）に3週間の観察期間が設けられているのはこのためである．この3週間ルールは外来では非常に有効で，紹介されてくる原因不明の発熱の8割くらいは，3週間以内の経過観察で何もしなくても解熱してしまう．

(3) 抗菌薬を開始すべきとき

逆に，局所症状，身体所見，検査結果から発熱の原因が細菌感染であると推定できる場合，つまり診断の見当がつく場合には，予想される起因菌をカバーする抗菌薬投与を開始するのは妥当である．例えば，発熱，咳・痰，胸部X線写真上の浸潤影があれば，肺炎として抗菌薬を開始する．

さらに，原因不明でも，全身状態が悪く敗血症など重症感染症が疑われれば，ためらわずに抗菌薬治療を開始しよう．この場合，感染がコントロールできなければ死亡する可能性が高いのであるから，抗菌薬を投与するのを躊躇してはいけない．予想される感染症の起因菌をカバーできる十分量の抗菌薬を静注で投与する．24時間抗菌薬を投与せずにがまんしたらどうなるかを想像するのは一つの判断方法である．24時間待ったら悪化して敗血症性ショックになっているおそれがあると思えば，患者を入院させ，けちらずに十分量の抗菌薬を静注で投与しよう．抗菌薬の投与前に血液培養を最低2セットとっておくのを忘れずに．

〔野口善令〕

第Ⅰ章　不明熱とは何か？（総論）

3 入院患者の「不明熱」

入院患者の発熱で問題になるのは，表8の2つの場合が多いだろう．

表8　入院患者の発熱

1. 発熱以外の理由で入院した患者が入院中に新たに発熱した
2. 感染症の診断で入院治療しているが，発熱が遷延している

① 発熱以外の理由で入院した患者が入院中に新たに発熱した

　入院患者の新規の発熱は，外来患者とは原因疾患のスペクトラムが異なる．つまり，入院加療していること自体がリスクとなって発症してくる疾患が多くなるので，ここから鑑別診断を考えていくほうが効率が良い（表9）．

　入院患者には，呼吸器系，皮膚・軟部組織，尿路の感染症が多い．特に，誤嚥がある，褥瘡がある，尿路カテーテル留置されているなどのリスクがあるときは要注意である．

　中心静脈や末梢静脈に留置されたカテーテル，挿管・気管切開・人工呼

表9　入院中の発熱の原因として頻度が高いもの

1. 感染症
    誤嚥性肺炎
    褥瘡感染症
    尿路感染症（特に尿路カテーテル留置時）
    ライン感染（血管内留置カテーテル関連血流感染症）
    人工呼吸器関連肺炎 ventilator-associated pneumonia（VAP）
    偽膜性腸炎/*Clostridium difficile* 感染症
2. 感染症以外
    偽痛風
    薬剤熱
    血栓性静脈炎/深部静脈血栓症

吸管理中など，異物が体内に存在する場合に，これらの異物に関連した感染が起こりやすいのも入院患者に特徴的なことである．

また，入院患者は感染症以外の原因で発熱することがある．特に，偽痛風，薬剤熱，血栓性静脈炎/深部静脈血栓症 deep vein thrombosis（DVT）などは頻度が高い．偽痛風は入院中の高齢者に発症しやすい．膝，足首など大関節の単関節炎が起こりやすく，発熱と C 反応性蛋白 C-reactive protein（CRP）上昇を伴う．関節の腫脹，圧痛，発赤がないかをチェックしよう．慣れれば臨床的に診断できるが，化膿性関節炎を除外するためにも関節穿刺を行うのが望ましい．関節液中にピロリン酸カルシウムの結晶を確認すれば，偽痛風の確定診断ができる．治療は非ステロイド性抗炎症薬 nonsteroidal antiinflammatory drugs（NSAIDs）により速やかに解熱し，CRP も改善する．

② 感染症の診断で入院治療しているが，発熱が遷延している

感染症を疑って抗菌薬治療を始めたが，解熱しない，あるいは CRP が改善しないということは時々経験する．発熱≒抗菌薬，CRP 上昇≒抗菌薬として初期評価をいい加減にして抗菌薬投与を始めてしまった場合は特にそうなりやすい．起因菌を想定してそれをカバーするように抗菌薬を選択するのではなく，ただ抗菌薬をいろいろ変えてみたり，広域なものにして何とかしようというアプローチは，多くの場合うまくいかない．このようなときは，**表10**[8)]の項目を検討すべきである．

表10 抗菌薬無効の発熱に対して考えるべきこと

1. 非感染性疾患
2. 抗菌薬無効の感染症
3. 抗菌薬選択の誤り，投与量・投与経路の誤り
4. 薬物が到達しにくい臓器の感染
5. 膿瘍形成・異物の存在
6. 2種類以上の起因菌による感染
7. 免疫不全や糖尿病など宿主防御能の低下
8. 長期抗菌薬療法中の重複感染，真菌感染症合併

（文献8）より一部改変）

(1) そもそも感染症なのか？

発熱の原因として感染症の頻度は高いが，薬剤熱，膠原病，悪性腫瘍などの抗菌薬が効かない疾患ではないのか——．

入院時から同じように発熱が続いているように見えても，実際には入院後に新たに表9に挙げた疾患を発症し，発熱の原因が入れ替わっていることがある．また，入院患者（特に長期入院，高齢者，重症者）では，気道，消化管，カテーテル留置中の尿路などに，感染の原因となっていない菌の定着（コロニゼーション）が起こり，培養結果の解釈が難しくなる．培養された菌は単に定着しているだけで，必ずしも感染症の起因菌でないかもしれない．検体のグラム染色で，菌の周囲に好中球が多く，貪食像が見られる場合や，本来，無菌の部位（血液，胸水，腹水，髄液など）からの培養が陽性になった場合は，起因菌である可能性が高い．そうでなく，検体から培養陽性という理由のみで抗菌薬を投与しても，入院患者の発熱はうまくマネジメントできない．

(2) 抗菌薬が無効なウイルス感染症ではないのか？

EBウイルス感染症やサイトメガロウイルス感染症は，発熱が遷延するウイルス感染症の代表である．

(3) 抗菌薬のスペクトラムは起因菌をカバーできているか？ 投与量・方法は適切か？

例えば，レジオネラ感染症にはβラクタム系抗菌薬は無効である．感染症を疑ったら，起因菌を想定し，適切な培養で確認するという考え方が必要になる．また，日本で認められている保険適応の投与量は，一般的に少なめで朝夕2回点滴とされているものが多く，保険適応範囲内で使用していると，血中濃度が十分上がらないことがある．例えば，高い血中濃度を持続させることが必要な感染性心内膜炎に，血中半減期の短い抗菌薬を保険適応範囲で1日2回投与していると，治療に失敗することがある．

(4) 臓器組織への抗菌薬移行性は十分か？

中枢神経（髄膜炎，脳膿瘍），前立腺，嚢胞の感染症は，抗菌薬が移行しにくい臓器感染症の代表である．これらの感染症では抗菌薬の臓器移行

性に特に注意を払わなければならない．

(5) 治療の妨げとなる膿瘍・異物は存在しないか？
感染巣が膿瘍を形成すると，内部に抗菌薬が到達しにくくなるので，大きな膿瘍は外科的な膿のドレナージが必要になる．また，感染巣に異物が存在する場合，原則的に異物を除去しないと治癒しない．

(6) 複数菌感染症はないか？
嫌気性菌感染症のほとんどは好気性菌との混合感染である．外傷後感染でも，複数の起因菌感染は普通にみられる．複数の起因菌をカバーするように抗菌薬を選択しないと治癒しないことがある．

(7) 免疫不全や糖尿病など，宿主の防御能が低下していないか？
糖尿病のコントロールが悪いと抗菌薬が奏効しにくく感染症が治癒しにくいというのは有名である．

(8) 抗菌薬を使用したことが原因となって発症している疾患はないか？
市中肺炎で入院して抗菌薬治療を行い，肺炎は治癒したが，*Clostridium difficile* 感染症になっていたなど，偽膜性腸炎/*Clostridium difficile* 感染症は，抗菌薬使用中・使用後の合併症の代表である．広域抗菌薬の長期使用は，菌交代現象を引き起こし，耐性菌，真菌などの日和見感染のリスクとなる．

〈野口善令〉

第Ⅰ章 不明熱とは何か？(総論)

4 海外渡航者の「不明熱」

　航空ネットワークの拡充や高速交通の発展に伴い，人の往来は地球規模に広がり，世界中の人々がいろいろな目的で世界を飛び回っている．海外渡航に関連する発熱は，現地での食物や水，蚊や動物，ヒトを介した特殊な感染症を考える必要があるが，単に長距離移動による体調変化のためにcommonな病気（ウイルス性上気道炎，ウイルス性胃腸炎，尿路感染症など）にかかりやすくなることも考慮しなくてはならない．また，非感染性疾患による発熱も鑑別診断に含まれる．

① 感染性発熱の原因

　熱帯地域への渡航後に，局所症状・所見に乏しい発熱があれば，マラリア，腸チフス，デング熱はcommon disease（よくある病気）として考えなければならない．マラリアと腸チフスはcriticalな（重篤で生命に関わる）疾患でもあるので，鑑別診断の上位に挙げて対応すべきである（表11）．

最低限必要な問診事項

　渡航歴，渡航先の国や地域，渡航目的，特別な活動内容，発症時期，予防接種歴などを詳細に聴く[9]．また，現地での宿泊先などの衛生環境（上下水道など），食事内容，飲水，性的接触，虫や動物などとの接触などについても，確実に問診するべきである．

(1) 渡航歴：「いつ出発して，いつ帰ってきたのか？」

　仕事での渡航の場合，帰国しないまま次の国へ移動していることもあるので，詳細に聴くべきである．滞在期間が長いほど，感染源への曝露機会は増える．

表11 海外渡航者の「不明熱」における代表的な感染症

疾患名	感染経路	主症状	問診事項	検査
マラリア	蚊	発熱	●渡航先（アフリカ，アジア，中南米など） ●蚊に刺されたか	●鏡検（1回では除外できない→最低，連続3日間）
デング熱	蚊	発熱，皮疹	●渡航先（アフリカ，アジア，中南米など） ●蚊に刺されたか	●血清抗体（保健所や衛生研究所などへ提出すること）
腸チフス	水，糞便	発熱，腹部不快感，リンパ節腫大，バラ疹（下痢はまれ）	●渡航先（アフリカ，アジア，中南米など） ●食事や飲料水などの摂取状況	●血液培養（便培養，胆汁培養）
レプトスピラ感染症	水，糞便	発熱，頭痛，筋痛，皮疹（黄疸，腎機能障害，出血はまれ）	●カヌーや水泳など，河川レジャーを行ったか	●血液培養（レプトスピラを強く疑っていることを検査室に知らせる） ●血清抗体
チクングニア熱	蚊	発熱，関節痛	●アフリカやアジアへの渡航か ●蚊に刺されたか	●血清抗体
インフルエンザ	飛沫	発熱，咽頭痛，関節痛	●飛沫感染の機会の有無 ●家畜類接触の有無	●インフルエンザ抗原検出キット
ウエストナイル熱	蚊	発熱	●渡航先（アメリカなど先進国でも起こりうる）	●血清抗体（国立感染症研究所）
ロッキー山紅斑熱	ダニ	発熱，発疹	●渡航先（北米）	
アメーバ性肝膿瘍（アメーバ赤痢）	水，性交	発熱，下痢	●性交の有無	●血清アメーバ抗体 ●鏡検
狂犬病	イヌ（動物）	発熱	●ワクチン接種の有無 ●イヌに咬まれたか	●唾液（ウイルス分離・PCR）
リケッチア症	虫	発熱，皮疹，関節痛，リンパ節腫脹	●渡航先（アフリカ，アジア，中南米など） ●虫に刺されたか	●血清抗体
急性A型肝炎	経口	発熱，黄疸，倦怠感，悪心・嘔吐	●渡航先（アフリカ，アジア，中南米など）	
急性B型肝炎	性交 血液	発熱，黄疸，倦怠感	●性交の有無 ●渡航先（アフリカ，アジア，中南米など）	
HIV感染症	性交 血液	発熱，下痢，咽頭痛，リンパ節腫脹，皮疹	●性交の有無 ●渡航先（アフリカ，アジア，中南米など）	

PCR：ポリメラーゼ連鎖反応 polymerase chain reaction

(2) 渡航先：「どの国のどの地域に行ってきたのか？」

東南アジア？ アフリカ？ 南米？ カリブ海？ メキシコ？ ハワイ？ 北米？ ヨーロッパ？——これらを聴くことにより，想定する鑑別診断が変化してくるので，少なくとも国と都市は確認すべきである．旅行先として安全なイメージがある先進国でも特殊な感染症がないわけではない．

(3) 渡航目的：「観光か？ 仕事での渡航か？」「ツアー旅行か？ バックパッカーなど個人旅行か？ 帰省か？」

団体旅行では危険な地域には入ることは少ない．

バックパッカーは，安全な地域への旅行ばかりではなく，衛生状態の悪い安宿に泊まるリスクもある．

外国人が出身国へ帰省した場合などには，都市部以外の衛生環境が整っていない地域を訪れる可能性や，水や食事も汚染されたものを摂取する可能性も考えて問診などをすべきである．また，現地で接触した人たちに病気（結核など）があったかどうかも確認する必要が出てくる．たどたどしい日本語で十分に聴き出せないことも多く，正確な状況把握ができないこともあるが，ベストを尽くすべきである．

(4) 特別な活動内容：「野外活動はしたか？」

マラリアやデング熱は，蚊に媒介される疾患である．本人に刺された自覚がない場合もあるが，確認はしておくべきである．

レプトスピラ感染症の起因菌である *Leptospira* は汚染された水で感染するので，流行地域での水泳やカヌーなどにより感染することがある．海外ではないが，日本の八重山諸島でトライアスロン競技中に *Leptospira* に感染したという事例もある．

皮膚幼虫移行症はカリブ海の砂浜を裸足で歩くことで感染することがあると言われている[10]．

買売春行為は HIV のみならず，B型肝炎ウイルス hepatitis B virus (HBV) や梅毒トレポネーマ *Treponema pallidum* 感染などのハイリスクである．患者が自発的に話してくれることはまずないので，医師の側から問診する環境を作って，確認すべきである．単身出張のほうが家族旅行よりリスクは高い．

表12　潜伏期間別の鑑別疾患分類

潜伏期間＜21日	潜伏期間≧21日
デング熱	急性HIV感染症
黄熱	アメーバ性肝膿瘍
レプトスピラ感染症	ボレリア症
腸チフス	ブルセラ症
パラチフス	狂犬病
マラリア（予防投薬なし）	マラリア（予防投薬あり）
髄膜炎菌感染	結核
日本脳炎	ウイルス性肝炎（A, B, C, D, E）
ウイルス性出血熱	急性全身性住血吸虫症

（文献12, 13）より一部改変）

(5) **発症時期・熱のパターン：「帰国する前から熱があったのか？ 帰国後発熱したのか？」**

帰国後21日以上経過してからの発熱であれば，潜伏期間が短いデング熱やリケッチア症，ウイルス性出血熱（黄熱やラッサ熱など）は，曝露歴に関わらず，可能性は低くなる[11]（**表12**）[12,13]．

発熱のパターン（熱型）は診断に有用であると教科書にも記載されているが，解熱薬の使用や測定の方法・時間などによって影響を受けるので必ずしもあてにはならない[14,15]．ただし，マラリアを疑う場合には，何日かおきの発熱があるのかなどを確認することは参考にはなる．

(6) **予防接種歴：「今回の旅行前に予防接種はしたか？」**

黄熱やA型肝炎，B型肝炎などは十分に予防できる疾患であるので，ワクチン接種を受けていれば可能性は低くなる．しかし，ワクチン接種を受けている人が感染した場合には，潜伏期間が通常よりも長くなったり，症状が軽く済んだりして，典型的な経過をたどらないことがあることも知っておくべきである[9]．

② 非感染性発熱の原因

長時間，狭い機内でずっと同じ姿勢で過ごすことが深部静脈血栓症のリスクになることはよく知られているが，深部静脈血栓症は発熱の原因になることがある．

③ 身体所見

脾腫やリンパ節腫脹は確認をしたい[16]．

脾腫は特異的な所見ではないが，マラリア，デング熱，腸チフス・パラチフス，ブルセラ症，ボレリア症などで認められる．脾腫がある場合にはマラリアである可能性が8倍ほど高まる[17]という報告もある．

リンパ節腫脹も特異的な所見ではなく，デング熱や急性HIV感染，伝染性単核球症などで認められる所見である．マラリアではリンパ節腫脹を来すことが珍しいので，リンパ節腫脹があれば，原因がマラリアではないと推定できる[18]という報告がある．

局所所見がない帰国者発熱患者を評価するためのガイドラインが作成されている[12]．

❶よくある疾患（尿路感染症，上気道感染症など）を常に考える．
❷旅行と無関係な疾患を考慮するのを忘れない（発熱は旅行とは関係ないかもしれない）．
❸潜伏期間が短ければ（21日未満），多くはマラリア（予防投薬なし），腸チフス，デング熱である．リケッチア症も考える．
❹潜伏期間が長い場合（21日以上）は，多くはマラリア（予防投薬あり）や結核である．ワクチン接種をしていなければA型肝炎も考える．
❺患者の状態が重篤であったり，意識障害を伴ったりする場合には，早期に感染症専門医に相談する．髄膜炎菌敗血症やウイルス性出血熱（エボラ出血熱など）は極めてまれだが，緊急に処置をすべき疾患である．
❻これらのガイドラインに準じて診療しても診断がつかない場合には，まれな疾患も考慮し，感染症専門医に相談する．

④ 診断に向けての検査

海外からの帰国者には，渡航先に関わらず，一般的な血液検査や尿検査，胸部X線撮影，血液培養，便培養を行うことが推奨されている[13]．

渡航先がマラリア流行地域であれば，マラリア原虫の血液塗抹標本鏡検を行う．マラリア原虫の検査は1回陰性であっても，マラリアを除外できない．最低3日間連続して繰り返すべきである．

渡航先が腸チフスの流行地域（マラリアと流行地域がほぼ重なる）であれば，腸チフスの評価のため血液培養を施行する．腸チフスでは40〜66％で血液培養が陽性になる[13]という報告がある．

> **私たちの経験**
>
> ## アフリカのすべてがマラリアの流行地ではない
>
> ケニア旅行に行った日本人が帰国後，37.7℃の発熱があり外来受診した．マラリアの流行地域であり，本人が蚊に刺された自覚もあったので，マラリアを疑って3日間連続してマラリア原虫鏡検を行ったが，結局，検出されなかった．ケニアの首都ナイロビは高地でありマラリアの流行は比較的少ないようである．海抜が高い地域での滞在は，海抜の低い地域に比べて，蚊も少なく，マラリアに感染のリスクは低いことを学んだ（ただし，それだけではマラリアの除外はできないので，検査はしなければならない）．（横江）

1行必殺技

ワクチンで予防できる疾患に関しては，予防接種の施行状況を確認することも除外診断の参考になる．

MEMO　海外渡航者の発熱患者を診るときには

海外渡航者の発熱を診ていくうえでは，最新の流行情報や疾患の特徴をしっかりと捉えた対応が必要である．
最新の情報は，厚生労働省検疫所（FORTH，http://www.forth.go.jp/）や米国疾病予防管理センター（CDC，http://wwwnc.cdc.gov/travel/default.aspx）などのホームページが国別や疾患別で記載されており，有用である．感染症の理解のうえでは，国立感染症研究所感染症情報センターの感染症の話（http://idsc.nih.go.jp/idwr/kansen/index.html）が参考になる（ホームページアドレスは2011.11現在）．

（野口善令・横江正道）

第Ⅰ章　不明熱とは何か？（総論）

5 HIV感染症と発熱

　HIV感染症と発熱の問題は，以下の2通りに分けて考えると理解しやすい．
　❶リスクとしてのHIV（HIV陽性患者の発熱）
　❷発熱の原因としてのHIV感染

① HIV陽性であることがわかっている患者が発熱した場合

　HIV陽性患者の発熱は，非HIV患者とは鑑別すべき疾患が異なってくる．HIV/AIDS患者は，免疫健常者では発症しないような病原体による感染症（日和見感染症）にかかるリスクが高い（表13）．これらの疾患には，それぞれに応じた診断法や治療法が必要となる．また，重症化することも

表13　HIV/AIDS患者の代表的な日和見感染症（AIDS指標疾患）

臓　器	疾　患
呼吸器	ニューモシスティス肺炎 反復性細菌性肺炎 肺結核 サイトメガロウイルス肺炎 播種性非結核性抗酸菌症
消化器	サイトメガロウイルス腸炎 クリプトスポリジウム症
脳神経	クリプトコッカス髄膜炎 脳悪性リンパ腫 トキソプラズマ脳炎
リンパ節	悪性リンパ腫 結核性リンパ節炎 播種性非結核性抗酸菌症

多いため，すばやく診断をつけて対処することが必要になる（→表1の"HIV関連不明熱"の項を参照）．

さらに，HIV陽性患者のCD4陽性リンパ球数と特定の日和見感染症，合併症の発症には相関があることがわかっている．CD4陽性リンパ球がHIV感染により破壊され減少すると，細胞性免疫が障害され，日和見感染症に罹患しやすくなる．この状態がAIDSである．CD4陽性リンパ球数が，200/μL以下になるとニューモシスティス肺炎などの日和見感染症を発症しやすくなり，50/μLを切るとサイトメガロウイルス感染症，非結核性（非定型）抗酸菌症，中枢神経系の悪性リンパ腫などを発症しやすくなる．

つまり，HIV陽性（＋CD4陽性リンパ球の減少）の患者は特定の疾患に罹患するリスクを持つと考え，これらの疾患を発熱の鑑別診断として優先的に考える必要がある．なお，HIV/AIDS患者は，免疫健常者がかかる通常の細菌感染症や結核などにもかかりやすいので，これらも鑑別診断に入れる必要がある．

他の原因による免疫不全患者の発熱でもほぼ同様の考え方をするが，免疫不全の原因によって多少鑑別診断が異なってくる．

② 発熱の原因としてのHIV感染

逆に，HIV陽性であることがわかっていない患者の発熱の原因としてHIV感染を疑うべき場合がある．これらには，日和見感染症，HIV消耗性症候群（表14）[19]，急性HIV感染症，繰り返す細菌感染症，結核（特に肺外結核）がある．

表14　HIV消耗性症候群（全身衰弱又はスリム病）

以下のすべてに該当するもの．
1. 通常の体重の10％を超える不自然な体重減少
2. 慢性の下痢（1日2回以上，30日以上の継続），または慢性的な衰弱を伴う明らかな発熱（30日以上にわたる，持続的もしくは間欠性発熱）
3. HIV感染以外にこれらの症状を説明できる病気や状況（がん，結核，クリプトスポリジウム症や他の特異的な腸炎など）がない

（文献19）より引用）

(1) 日和見感染症

　一見健康そうな患者（特に若年者）が，日和見感染症（表13）に罹患した場合は，基礎疾患としてHIV感染を疑う．特に，HIV感染の診断がついていない患者が，ニューモシスティス肺炎を初発症状として発症することは多い．HIV/AIDS患者のニューモシスティス肺炎は発症が緩徐で呼吸器症状がなく，発熱のみを呈して「不明熱」に見えることがある．

(2) HIV消耗性症候群

　1ヵ月以上続く発熱，10％以上の体重減少，慢性下痢がみられて，原因が不明の場合には，いずれも非特異的症状であるが，HIV感染を鑑別診断として考える．

(3) 急性HIV感染症

　HIV初感染後，1週〜1ヵ月で発熱がみられることがある．下痢，咽頭痛，筋肉痛，倦怠感，リンパ節腫脹，皮疹（斑丘疹）などのいわゆるインフルエンザ様の症状・所見も出現し，一般の急性ウイルス感染と区別がつかない．異型リンパ球が出現し，伝染性単核球症を呈することもある．したがって，EBV（あるいはCMV）陰性の伝染性単核球症をみたら，急性HIV感染症を考える必要がある．通常は，3週間以上発熱が持続することはなく，不明熱とされることは少ない．この時期は，いわゆるウィンドウピリオドに当たり，HIVは血液中に存在するが，HIV抗体は陽性にならないので，診断はPCR法でHIVを直接検出する必要がある（→第V章6-③「HIV感染症」参照）．

　急性HIV感染症は，その症状から急性上気道炎として見過ごされ，自然軽快したまま，AIDSを発症してしまう例も多いと考えられ，注意が必要である．

(4) 繰り返す細菌感染症

　HIV陽性者は，日和見感染症だけではなく，免疫健常者がかかる化膿性細菌感染症にもかかりやすくなる．ヘモフィルス，連鎖球菌等による敗血症，肺炎，髄膜炎，骨関節炎，中耳・皮膚粘膜以外の部位や深在臓器の膿瘍を2年以内に2回以上繰り返して罹患する場合には，HIVを疑う．ま

た，これらの感染症に繰り返して罹患すると不明熱に見えることがある．

(5) 結　核

　HIV/AIDS患者は，結核にかかりやすい．特に肺外結核（リンパ節結核など），播種性結核の頻度が高くなる．これらの結核をみたらHIVのスクリーニングを考える．

〔野口善令〕

第Ⅰ章 不明熱とは何か?（総論）

6 発熱性好中球減少症

　発熱性好中球減少症 febrile neutropenia は，抗がん薬投与中などに白血球（特に好中球）が減少して何らかの感染などを契機に発熱するといったエピソードを持つ患者がその多くを占める．抗がん薬投与中の患者では予想される事態であり，すでに予防的抗菌薬投与などが行われていることが多い．

　一方で，「不明熱」とされる発熱性好中球減少症は，まったく予期しない白血球減少（好中球減少）があり，高熱を来しているため，なぜ好中球が減少したのか原因をつきとめる努力に加えて，感染源を含めて発熱の原因も考えなくてはならない．

① 発熱性好中球減少症の定義

　好中球数が500/μL未満に低下して（または低下することが予想されて），38℃以上の発熱がある場合と定義されている（表1）．

② 抗がん薬投与歴のない発熱性好中球減少症の原因

　抗がん薬以外の発熱性好中球減少症の原因には，ウイルス感染（単純ヘルペスウイルスやサイトメガロウイルス）や細菌感染（結核など），薬剤（塩酸チクロピジン，チアマゾール〈メチマゾール〉，サルファ剤など：**表15**），再生不良性貧血や骨髄線維症，ビタミンB_{12}欠乏や葉酸欠乏などがある．珍しい病気としては関節リウマチに脾腫を合併したFelty症候群も好中球減少を来す．

　好中球減少を起こしやすい薬剤での発症時期と頻度を以下にまとめる．

　❶チクロピジン

　投与開始後3ヵ月以内に発症するが，特に開始後3〜4週以内のことが多い．発症頻度は高く，約2.4％とされる．

表15 好中球減少を来す可能性がある代表的薬剤

抗血小板薬	チクロピジン	利尿薬	サイアザイド系 フロセミド スピロノラクトン
抗甲状腺薬	チアマゾール プロピルチオウラシル	ACE阻害薬	エナラプリル カプトプリル
抗リウマチ薬	サラゾスルファピリジン	循環器薬	ジピリダモール ジゴキシン プロプラノロール プロカインアミド
H$_2$ブロッカー	シメチジン ファモチジン		
抗菌薬	マクロライド系 セファロスポリン系 バンコマイシン	痛風治療薬	アロプリノール
		解熱鎮痛薬	NSAIDs（アスピリンなど）
抗真菌薬	アムホテリシンB	抗てんかん薬	カルバマゼピン フェニトイン

ACE：アンジオテンシン変換酵素 angiotensin-converting enzyme

❷チアマゾール，プロピルチオウラシルなどの抗甲状腺薬

投与開始後3ヵ月以内に発症する．発症頻度は0.2～0.5％とされる．

❸サラゾスルファピリジン

投与開始後3ヵ月以内に発症するが，多くは6週以内に発症する．発症頻度は0.06～0.6％とされる．

③ 発熱性好中球減少症は，特殊状況下における感染症診療

　好中球減少そのものでは何の症状も出現しないが，細菌感染・真菌感染を引き起こしやすい．発熱性好中球減少症は局所症状・所見の乏しい発熱という形で現れることが多く，どこに感染しているかがわかりにくい．また，白血球数が少ないため，膿ができにくい．したがって，膿血痰，白血球尿や肺陰影なども出現しにくく，通常の感染症の典型的な病像をとらない．そのため「不明熱」として扱われることが多くなる．具体例を示すと，肺炎において，好中球減少のない患者では喀痰が84％に認められるのに対し，好中球数が100/μL未満の患者ではわずかに8％にしか喀痰が認められない[20]という報告もある．

好中球減少の有無は血液検査からわかるが，症状や所見が典型的な形で出現しないため，感染臓器を特定することに難渋する．血流感染を来しやすい状況になっているので，血液培養は必須のアイテムである．抗菌薬投与前に必ず血液培養を複数セット採取しなければならない．

　ある文献では，経験的に感染臓器は，肺（25％），口腔内・咽頭（25％），皮膚・軟部組織（15％），会陰（10％），消化器（5％），尿路（5％），そして副鼻腔という順になっており，これらの部位はきちんと身体所見をとって押さえておきたいところである[21]．

　感染する細菌に関しては，1970年代にはグラム陰性桿菌が半数を超えていたが，現在ではグラム陽性球菌が半数を超えている[22]という報告もあり，抗菌薬の選択も第4世代のセフェムであるセフェピムなどにバンコマイシンを加えることが多くなってきている．

（横江正道）

COLUMN 発熱性好中球減少症と G-CSF

　チクロピジン内服患者における発熱性好中球減少症を過去に経験したことがある．empiric therapy としてセフェピムを投与することには何の迷いもなかったが，G-CSF を投与すべきかどうかは相当に悩んだ．果たして，白血球は回復させなくていいのだろうか？

　がん患者における発熱性好中球減少症の治療に CSF は有効かという問いに対して森[23]は，CSF の使用により入院日数や好中球回復までの日数は短縮されるが，死亡率が低下するというエビデンスはなく，米国臨床腫瘍学会（ASCO）や米国感染症学会（IDSA）のガイドラインでも CSF をルーチンに投与すべきではないとまとめている．使用を考慮すべきは，敗血症性ショックや invasive な真菌感染症を有する場合などと限定的である．高価な薬であり，使用にあたっては適応を吟味すべきである．（横江）

G-CSF：顆粒球コロニー刺激因子 granulocyte colony-stimulating factor

文献

1 不明熱の定義
1) Petersdorf RG, Beeson PB: Fever of unexplained origin: report on 100 cases. Medicine (Baltimore) 40: 1-30, 1961
2) Durack DT, Street AC: Fever of unknown origin: Re-examined and redefined. Current Clinical Topics in Infectious Diseases (Remington JS Swartz MN (eds)), Blackwell Science, 1991, p35
3) 野口善令: 原因不明の急性熱性疾患へのアプローチ. 診断と治療 95 (7): 979-985, 2007
4) 武田裕子: 発熱をめぐるオーバービュー. 診断と治療 95 (7): 972-977, 2007
5) 鄭 東孝: 微熱を見分ける 微熱を訴える患者へのアプローチ. JIM 8 (11): 909-912, 1998
6) Reimann HA: Habitual hyperthermia: A clinical study of four cases with long continued low grade fever. Arch Intern Med 55 (5): 792-808, 1935
7) 片山雅夫: 微熱を訴えて受診された場合. 診断と治療 95 (7): 1014-1018, 2007

3 入院患者の「不明熱」
8) 大野博司: レジデントのための日々の疑問に答える感染症入門セミナー. 週刊医学界新聞第2813号, 2009

4 海外渡航者の「不明熱」
9) Speil C, Mushtaq A, Adamski A, et al: Fever of unknown origin in the returning traveler. Infect Dis Clin North Am 21 (4): 1091-1113, 2007
10) Jacobson CC, Abel EA: Parasitic infestations. J Am Acad Dermatol 56 (6): 1026-1043, 2007
11) Ryan ET, Wilson ME, Kain KC: Illness after international travel. N Engl J Med 347 (7): 505-516, 2002
12) Lo Re V 3rd, Gluckman SJ: Fever in the returned traveler. Am Fam Physician 68 (7): 1343-1350, 2003
13) Suh KN, Kozarsky PE, Keystone JS: Evaluation of fever in the returned traveler. Med Clin North Am 83 (4): 997-1017, 1999
14) Magill AJ: Fever in the returned traveler. Infect Dis Clin North Am 12 (2): 445-469, 1998
15) Mackowiak PA, Bartlett JG, Borden EC, et al: Concepts of fever: recent advances and lingering dogma. Clin Infect Dis 25 (1): 119-138, 1997
16) 椎木創一, 本郷偉元: 帰国後の熱—診断過程のエビデンス. EBMジャーナル 8 (4): 532-537, 2007
17) O'Brien D, Tobin S, Brown GV, et al: Fever in returned travelers: review of hospital admissions for a 3-year period. Clin Infect Dis 33 (5): 603-609, 2001
18) Strickland GT: Fever in the returned traveler. Med Clin North Am 76 (6): 1375-1392, 1992

5 HIV感染症と発熱
19) 厚生省エイズ動向委員会: サーベイランスのためのHIV感染症/AIDS診断基準, 1999

6 発熱性好中球減少症
20) Sickles EA, Greene WH, Wiernick PH: Clinical presentation of infection in granulocytopenic patients. Arch Intern Med 135 (5): 715-719, 1975
21) Antoniadou A, Giamarellou H: Fever of unknown origin in febrile leucopenia. Infect Dis Clin North Am 21 (4): 1055-1090, 2007
22) 渡辺健太郎: 悪性腫瘍患者における発熱. 臨床病理レビュー 143: 112-115, 2009
23) 森 雅紀: 発熱性好中球減少症の治療にcolony-stimulating factor (CSF) は有効か? 臨床に直結する感染症診療のエビデンス (青木 眞 (監修)), 文光堂, 2008, p230-232

第 II 章

「不明熱」の鑑別診断学（診断推論）
〜疾患リストをみてみよう〜

　いわゆる不明熱には，本来，第 I 章で説明したような定義がある．定義を満たしたものを本物の（古典的）不明熱とすれば，本物の不明熱はそれほど多くない．

　日常の診療で「不明熱」とされているものの多くは，担当医が原因疾患を思いつけない，診断を考えられないだけである．診断に向けてアプローチができなければ，最後まで「不明熱」のままで終わってしまう．こうした原因不明の発熱に対して，何とかして診断をつけようと努力するうえで最も重要なことは，鑑別診断を考えることである．当然ながら，発熱の原因となる疾患の可能性を広く考えていく必要がある．「不明熱診断の要諦は鑑別診断を考えることに尽きる」のである（→本章 3「「不明熱」診断の概略マップ」参照）．

　本章では，原因不明の発熱に対してどのように鑑別診断を考えていくかのアプローチを解説し，鑑別診断を考える材料として，「不明熱」とされやすい疾患，見逃してはいけない疾患，まれではあるがぜひ覚えておきたい疾患をリストアップした．（横江）

1. 「不明熱」の診断推論〜ある程度あたりをつけて検査すべし〜
2. 考える材料をリストアップ！
3. 「不明熱」診断の概略マップ
4. これが不明熱の正体！
　（よく出合う，見逃してはいけない，気になる疾患 20）
5. そんなの知らないよー 〜uncommon？ まさかの不明熱〜

第Ⅱ章 「不明熱」の鑑別診断学（診断推論）〜疾患リストをみてみよう〜

1 「不明熱」の診断推論
〜ある程度あたりをつけて検査すべし〜

　原因不明の発熱（不明熱）に遭遇したとき，どう対処すればよいだろうか．

① 診断はついていないが，抗菌薬を投与して何とか発熱を押さえ込もうとする → NG!

　「発熱＝抗菌薬」，あるいは「C反応性蛋白 C-reactive protein（CRP）上昇＝抗菌薬」というのは，現在でもよく行われるアプローチである．運が良ければ，解熱して治癒することもあるだろう．しかし，この場合，抗菌薬が奏効したのか，自然治癒する疾患であったのがたまたま治る時期が来て解熱したのか，よくわからないことが多く，経験を次の症例に生かせない．原因がわからないまま泥沼化して容態が悪くなることも多い．

② 片っ端から検査をオーダーしてみる → NG!

　これも運が良ければ，特異性のある検査所見が陽性になって診断がつくことがある．しかし，鑑別診断を考えずに，適当に検査をオーダーして結果を並べるだけでは，情報が錯綜して混乱が増すばかりで診断はつかないことが多い（→第Ⅴ章1「ある程度あたりをつけて検査しないと…」参照）．

③ この病気かなとある程度あたりをつけてから，検査をオーダーする → OK!

　ある程度あたりをつけるとは，鑑別診断を考えることである．鑑別診断を考えるときに，自分の知っている疾患しか考えない，逆に，珍しい疾患（シマウマ）ばかり考えるのではうまくいかないのもすぐわかるだろう．だからと言って，鑑別診断をたくさん挙げればそれでよいというものでもない．発熱は極めて非特異的な症状である．実にさまざまな疾患が発熱の原因となる．したがって，発熱自体を問題の中心に据えて鑑別診断を考えようとすると，巨大な鑑別診断のリストを前に途方に暮れることになる．

表1　発熱＋α〜αの考え方

1. 緊急性のある疾患から考える
2. 治療が遅れるとアウトカムが悪い疾患から考える
3. 頻度の高いものから考える
4. リスクのあるところから考える
5. 病歴や身体局所の症状・所見のあるところから考える
6. 局所の症状・所見に乏しいのも一つの手がかり

　例えば，RightDiagnosis.com（http://symptoms.rightdiagnosis.com/cosymptoms/fever.htm）という，症候から鑑別診断を検索できるサイトがあり，発熱の原因疾患として2,094の疾患（病態）が挙げられている［2012年1月現在］．一覧に目を通すのも嫌になるくらいの数である．このリストには聞いたことのない珍しい疾患も含まれていると予想され，まったく実用的ではない．これが何を意味するかというと，「発熱のみに注目していては診断はつかない．発熱以外の手がかりに目を向けないといけない」ということである．つまり，発熱（不明熱）の鑑別診断とは，（発熱＋α）のαの部分に注目して探しながらある程度あたりをつけて鑑別診断を狭めていく作業である．手がかりになるαの考え方にはいろいろある（表1）．

(1) 緊急性のある疾患から考える

　敗血症や細菌性髄膜炎など，重症化，急変しやすい疾患の可能性はないかをまず考える．以下は，頻度は高くないが時間単位で急激に進行して致死的になりうる緊急性の高い病態である．キーワードにして覚えておこう．

❶発熱＋脾摘後（交通事故などで腹部手術の病歴）→劇症敗血症
❷発熱＋咽頭痛＋流涎→急性喉頭蓋炎，深頸部感染症
❸発熱＋糖尿病＋会陰部の疼痛，発赤，腫脹→Fournier壊疽
❹発熱＋肝硬変＋海産物生食（＋水疱性皮疹）→*Vibrio vulnificus* 敗血症
❺発熱＋皮膚の発赤・腫脹＋所見のわりに痛みが強い＋病変が急速に拡大
　→壊死性筋膜炎
❻発熱＋倦怠感＋食欲低下＋悪心・嘔吐→急性副腎不全

(2) 治療が遅れるとアウトカムが悪い疾患から考える

　(1)の疾患ほど切迫しておらず今すぐ治療を始めなくてもよいが，治療

表 2　発熱の原因疾患の頻度

	高頻度	中頻度	低頻度
感染症	感染性心内膜炎 腹腔内/骨盤内膿瘍 腎/腎周囲膿瘍 粟粒結核，腎結核，結核性髄膜炎 （腸チフス）	EBウイルス感染症 サイトメガロウイルス感染症 ネコひっかき病	慢性副鼻腔炎 脊椎骨髄炎 乳頭洞炎 根尖周囲膿瘍 トキソプラズマ感染症 Q熱 レプトスピラ感染症
腫瘍	悪性リンパ腫 腎がん	肝腫瘍 白血病，骨髄増殖性疾患 大腸がん	脳腫瘍 心房粘液腫 膵がん
膠原病	成人発症Still病 高安動脈炎（若年） 側頭動脈炎（高齢） リウマチ性多発筋痛症（高齢）	高齢発症関節リウマチ SLE 顕微鏡的多発血管炎 結節性多発動脈炎（中高年） 偽痛風/痛風	ウェゲナー肉芽腫症 菊池病 家族性地中海熱 サルコイドーシス
その他	薬剤熱 アルコール性肝硬変	Crohn病 亜急性甲状腺炎	肺血栓塞栓症/深部静脈血栓症 周期性好中球減少症 視床下部機能障害 自己炎症性症候群 詐病

SLE：全身性エリテマトーデス systemic lupus erythematosus
肺炎，尿路感染症など，診断が容易な疾患は表に含めていない．

が遅れるとアウトカムが悪くなる疾患を優先的に考えよう．

(3) 頻度の高いものから考える

　頻度の高い疾患ほど遭遇する可能性が高い．頻度の高いものから考えるのは診断の常道である（**表 2**）．

(4) リスクのあるところから考える

　表 3 に特定の疾患にかかりやすくなるリスクファクターを挙げた．これらのリスクを聴取して，存在すれば，罹患しやすい疾患を疑ってみよう．

表3　発熱疾患のリスクファクター

リスクファクター	罹患しやすい疾患
免疫抑制状態 （リンパ腫，HIV/AIDS，ステロイド・免疫抑制薬治療中など）	結核，クリプトコッカス感染症，帯状疱疹，サイトメガロウイルス感染症，ニューモシスティス肺炎，トキソプラズマ感染症
入院患者	第Ⅰ章3「入院患者の「不明熱」」参照
好中球減少症	敗血症（特に好中球数1,000/μL以下で発熱した場合はまず敗血症を疑う），真菌感染症
先天性心疾患（VSD，PDA，大動脈縮窄症），弁膜症，弁置換後	感染性心内膜炎
脾摘後（交通事故などで腹部手術の病歴）	劇症敗血症（特に *Streptococcus pneumoniae*〈肺炎球菌〉，*Haemophilus influenzae*〈インフルエンザ桿菌〉，*Salmonella*）
抗菌薬の使用歴	偽膜性腸炎/*Clostridium difficile*感染症
腹水を伴う肝硬変	特発性細菌性腹膜炎
血管カテーテル，血流シャント，人工血管	血流感染
人工関節	化膿性（感染性）関節炎
人工透析	シャント感染，血流感染，結核
腹膜透析	腹膜炎
VPシャント	髄膜炎
熱帯地方（感染症の流行地域）への渡航	マラリア，腸チフス，デング熱など
肝硬変＋海産物生食	*Vibrio vulnificus*感染症
インフルエンザ罹患後	ブドウ球菌性肺炎
糖尿病	皮膚感染症・足病変（特に下肢蜂窩織炎），尿路感染症，胆囊炎，肺炎，歯肉炎，結核
家族歴	膠原病
既往歴	感染性心内膜炎，深部静脈血栓症/肺血栓塞栓症

HIV：ヒト免疫不全ウイルス human immunodeficiency virus，AIDS：後天性免疫不全症候群 acquired immunodeficiency syndrome，VSD：心室中隔欠損症 ventriculoseptal defect，PDA：動脈管開存症 patent ductus arteriosus，VP：脳室腹腔 ventriculoperitoneal

表4 発熱＋α（病歴から考えられる疾患）

病　歴	疑われる疾患
脊椎の痛み	脊椎骨髄炎，硬膜外膿瘍，椎間板炎
腰痛	心内膜炎，腸腰筋膿瘍
歯科治療	心内膜炎
感染症の流行地域への渡航	マラリア，腸チフス，デング熱
顎・舌の跛行	側頭動脈炎
曝露歴	結核
ペット飼育	ネコひっかき病
多関節痛	感染性心内膜炎，淋菌性関節炎，ウイルス性関節炎，関節リウマチ，SLE
単関節痛	細菌性関節炎，痛風，偽痛風，結核性関節炎
寝汗	感染性心内膜炎，膿瘍，結核，腸チフス

表5 発熱＋α（身体所見から考えられる疾患）

身体所見	疑われる疾患
比較的徐脈	マラリア，腸チフス，レプトスピラ感染症，薬剤熱，悪性リンパ腫など
側頭動脈圧痛，腫脹，拍動消失	側頭動脈炎
結膜充血	レプトスピラ感染症，成人発症Still病
甲状腺圧痛	亜急性甲状腺炎
心雑音	感染性心内膜炎，SLE
Roth斑，Osler's nodes，Janeway lesion	感染性心内膜炎
脊椎の叩打痛	脊椎骨髄炎，硬膜外膿瘍，椎間板炎
しびれ，脱力	多発単神経炎（血管炎）

Osler's nodes：オスラー結節，Janeway lesion：ジェーンウェイ病変

(5) 局所の症状・所見のあるところから考える

随伴症状（発熱以外の局所症状）や身体所見の異常があれば，その症状を呈する原因疾患を鑑別診断のリストに入れて追究しよう（**表4**，**5**）．患

表6 局所の症状・所見が乏しい疾患群

- インフルエンザ
- 伝染性単核球症
- ウイルス性肝炎
- 風疹，麻疹，水痘
- 薬剤熱
- 結核（特に粟粒結核）
- 感染性心内膜炎
- SLE, 結節性多発動脈炎, 成人発症 Still 病
- 大動脈炎症候群，リウマチ性多発筋痛症，側頭動脈炎
- リウマチ熱
- 悪性リンパ腫
- 慢性尿路感染症
- いわゆるかぜ症候群（呼吸器ウイルス感染，消化管ウイルス感染）の一部

者が自発的に話さない症状を聴き出すには系統的レビュー review of systems（ROS）を活用する（→第Ⅲ章6「ROSで押さえるポイント」参照）．

(6) 局所の症状・所見に乏しいのも一つの手がかり

　局所の症状・所見に乏しい慢性消耗性疾患の代表は，感染性心内膜炎，結核，悪性リンパ腫であるが，ほかにも，局所症状が乏しい，あるいは発熱より遅れて症状が出現する疾患として，表6のような疾患がある．発熱以外の症状・所見に乏しいことが逆に特定の疾患を疑う手がかりになることがある．

　(4)〜(6)の手がかりは疾患と1対1に対応しないことに注意する．あれば必ず疾患が存在するとは限らない．手がかりが存在すれば可能性が少し高くなると考え，そこから鑑別診断を絞って確かめていこう．

　鑑別診断を考えるときは，疾患名は具体的に挙げよう．漠然と膠原病，真菌感染症，自分のよく知らない感染症，などと考えるのではなく，膠原病なら SLE なのか，成人発症 Still 病なのか，結節性多発動脈炎なのか，具体的に考える．そうすることによって，患者の病像の特徴が，疑った疾患に当てはまるかどうかわかりやすくなる．

（野口善令）

第Ⅱ章 「不明熱」の鑑別診断学（診断推論）〜疾患リストをみてみよう〜

2 考える材料をリストアップ！

　「不明熱」の原因となる疾患の3大カテゴリーは，感染症，膠原病，悪性腫瘍である．このほかに，薬剤熱，身体表現性障害は比較的多くみられる．当然ではあるが，原因がまったくわからない，手がかりがまったくない，本物の（古典的）不明熱もある．

　まずは，カテゴリーごとに発熱の原因となる疾患をリストアップしてみよう．

① 感染症

　発熱の原因疾患として感染症は非常に頻度が高いため，感染症を鑑別診断の第一に考えるのはリーズナブルである．しかし，肺炎，尿路感染症などいわゆるcommonで診断が容易な疾患や，腹膜炎のように特徴がはっきりした感染症であれば，原因不明とされることなく診断がついていることが多いだろう．原因不明の急性熱性疾患や古典的不明熱とされる場合は，感染巣がわかりにくい（いわゆるフォーカス不明の感染症），病像が非古典的，よく知らないなじみの薄い疾患であるなどの理由がある．

　さらに，ひとくくりにフォーカス不明の感染症といっても，疾患ごとに緊急度の幅は広い．

　敗血症は，初診時に全身状態が悪いことが多く，原因検索をする時間的余裕がないためフォーカス不明とされやすい．速やかに治療を開始しなければ，ショック，播種性血管内凝固 disseminated intravascular coagulation (DIC)，多臓器不全などから死に至ることもある critical な疾患の代表である．感染巣の検索も大事だが，何よりもできるだけ早く，敗血症という認識を持って治療を開始しなければならない．

　一方で，原因不明の急性熱性疾患（時には発熱が長引いて不明熱とされることもある）には，ウイルス感染症が非常に多い．この場合は，全身状態も悪くないことが多く，自然経過で治癒する疾患であるため，最初から

あまり広く検査をすると無駄になるうえ，患者の負担も重くなる．

これだけ幅の広い原因疾患を相手にしなければならないので，診断にはただ感染症というだけでなく，個々の疾患名を思い浮かべて，病像がその疾患と一致するかどうかを考える必要がある．これは，膠原病や悪性腫瘍の場合も同じである．最初は，広く鑑別診断をリストアップするが，可能性の高そうな疾患に絞り込んでいくために，その疾患らしさを探れるかどうかが臨床医のセンスになる．この辺りの見極めができるようになれば，臨床医として一人前と言ってよいだろう．

感染症診療の原則に立てば，「感染臓器と起因菌」を初めに考えることが重要であり，それぞれの臓器に感染しやすい菌を理解しておくことも重要である．あえて不明熱の定義にこだわらず，感染症で発熱する疾患を(1)感染臓器別，(2)病原体別に分けて，リストを提示した．

(1) 感染臓器別リスト

1．呼吸器領域
市中肺炎，異型肺炎，院内肺炎，誤嚥性肺炎，気管支炎，肺結核，ニューモシスティス肺炎，胸膜炎，横隔膜下膿瘍，縦隔炎

2．消化器領域
急性感染性腸炎，赤痢 (*Shigella*)，コレラ，アメーバ赤痢，O-157感染症，ノロウイルス感染症，食道カンジダ，急性A型肝炎，急性B型肝炎，肝膿瘍，肝嚢胞感染，アメーバ性肝膿瘍，急性胆嚢炎，急性胆管炎，脾膿瘍，大腸憩室炎，Fitz-Hugh-Cartis症候群，腸結核，腹膜炎 (消化管穿孔など)，特発性細菌性腹膜炎，虫垂炎，肛門周囲膿瘍，直腸炎，偽膜性腸炎/*Clostridium difficile*感染症

3．循環器領域
感染性心内膜炎，急性心筋炎，感染性動脈瘤，結核性心膜炎，ペースメーカー感染

4．腎臓・泌尿器領域
腎盂腎炎，腎膿瘍，腎周囲膿瘍，腎嚢胞感染，腎結核，急性前立腺炎，慢性前立腺炎，精巣炎，精巣上体炎，淋菌性尿道炎，クラミジア感染症，梅毒

5. 脳神経・頭頸部・耳鼻科・眼科領域

髄膜炎（細菌性，ウイルス性，結核性），脳炎，脳膿瘍，副鼻腔炎，扁桃炎，扁桃周囲膿瘍，急性喉頭蓋炎，中耳炎，耳下腺炎，智歯周囲炎，歯槽膿漏，眼内炎，頸部リンパ節炎，菊池病，結核性リンパ節炎，Lemierre症候群

6. 整形外科領域

化膿性関節炎，腸腰筋膿瘍，腸骨筋膿瘍，骨髄炎，椎間板炎，Pott病（結核性脊椎炎），人工関節感染，筋膜炎

7. 皮膚科領域

蜂窩織炎，脂肪織炎，褥瘡感染，ブドウ球菌感染症（ブドウ球菌性熱傷様皮膚症候群〈SSSS〉など），ツツガムシ病，Lyme病，ロッキー山紅斑熱，日本紅斑熱，リケッチア症，レプトスピラ感染症，野兎病

8. 産婦人科領域

骨盤腹膜炎，腟炎，子宮留膿症，卵巣留膿症

9. 全身性

インフルエンザ，パルボウイルスB19感染症（伝染性紅斑：いわゆるリンゴ病），麻疹，風疹，水痘，ムンプスウイルス感染症，マラリア，デング熱，伝染性単核球症（EBウイルス感染症，サイトメガロウイルス感染症など），急性HIV感染症，播種性淋菌感染症，粟粒結核，深在性真菌症，腸チフス，糞線虫症

10. その他（異物感染など）

カテーテル感染（尿道フォーリーカテーテルなど），ライン感染（末梢静脈，中心静脈など），好中球減少症

SSSS：staphylococcal scalded skin syndrome

(2) 病原体別リスト

1. 細菌感染症

- グラム陽性球菌（黄色ブドウ球菌，メチシリン耐性黄色ブドウ球菌〈MRSA〉，表皮ブドウ球菌，連鎖球菌，腸球菌，肺炎球菌）
- グラム陰性桿菌（大腸菌，緑膿菌，*Proteus*, *Klebsiella*, *Legionella*,

Haemophillus, *Enterobacter*, *Salmonella*, *Shigella*（赤痢菌），*Serratia*, *Yersinia*, *Citrobacter*, *Stenotrophomonas*, *Pasteurella*, *Campylobacter*, *Morganella*, *Acinetobacter*）
- グラム陽性桿菌（*Listeria*）
- グラム陰性球菌（*Neisseria*, *Moraxella*）
- 嫌気性菌（*Bacteroides*, *Clostridium*）
- *Chlamydia*, *Mycoplasma*
- スピロヘータ（*Treponema pallidum*〈梅毒トレポネーマ〉, *Leptospira*）

2．結 核
肺結核，粟粒結核，結核性リンパ節炎，結核性胸膜炎，結核性心膜炎，腎結核，腸結核，Pott 病など

3．ウイルス感染症
インフルエンザ（A，B），麻疹，風疹，水痘，ムンプスウイルス感染症，EB ウイルス感染症，サイトメガロウイルス感染症，急性 HIV 感染症，ヒトパルボウイルス B19 感染症，デング熱，狂犬病，黄熱，ウエストナイル熱，チクングニア熱，A 型肝炎，B 型肝炎，ヘルペスウイルス，アデノウイルス，ライノウイルスなどの感染症

4．原虫・寄生虫感染症
マラリア，アメーバ赤痢，ランブル鞭毛虫症，トキソプラスマ症，糞線虫症，エキノコックス症，肝吸虫症，広東住血吸虫症

MRSA：methicillin-resistant *Staphylococcus aureus*

② 膠原病

　膠原病は，発症とその後の進展が比較的ゆるやかであることが多く，時間が経過した急性熱性疾患か，古典的不明熱になってからの鑑別診断の対象になりやすい．

　「膠原病かも…」と疑いながらも，「膠原病の中のどの病気」というところまで具体的に考えていないため，病像が一致するかどうかわからず，「不明熱」で片づけられている場合が多い．

　非常に似ている疾患がたくさんあるため，区別しにくいのも事実である

が，各疾患の症状や特徴を理解しておくことが重要である．膠原病で発熱する疾患をリストアップした．

- SLE
- 成人発症 Still 病
- 結節性多発動脈炎
- リウマチ性多発筋痛症
- 側頭動脈炎
- 高安動脈炎（大動脈炎症候群）
- 関節リウマチ
- ウェゲナー肉芽腫症
- 抗好中球細胞質抗体（ANCA）関連血管炎
- Behçet 病
- Sjögren 症候群

ANCA：antineutrophil cytoplasmic antibodies

③ 悪性腫瘍

　最近は診断技術の進歩によって，古典的不明熱の中で悪性腫瘍が占める割合は減っているが，それでも時にみられる．悪性腫瘍の中でも，発熱しやすいもの，さらに原発がわかりにくく「不明熱」とされやすいものはある程度絞られてくる．悪性リンパ腫（特に，血管内リンパ腫）である．

　悪性腫瘍を鑑別の対象にする場合も，どの悪性腫瘍が発熱しやすいのかを理解せずに，あたりをつけずに片っ端から全身の検索を行うと，患者の身体的・精神的・経済的負担が大きくなる．患者の年齢，リスクなどの背景からある程度の目星をつけて，検査を組み立てていきたい．そのためには，どのような悪性腫瘍を疑い，どのような順番で検査していくのかを理解することが重要になる．発熱しやすい悪性腫瘍をリストアップした．

1．血液悪性腫瘍
　悪性リンパ腫，Hodgkinリンパ腫，白血病

> ⚠特に，診断しにくく不明熱とされやすいのは悪性リンパ腫（血管内リンパ腫）である．
>
> **2．固形腫瘍**
> 肝がん，転移性肝がん，腎がん，膵がん，心房粘液腫
> ⚠固形腫瘍では，腫瘍サイズが大きくなるほど発熱しやすい傾向がある．

④ 薬剤熱

　薬剤熱は，急性熱性疾患，古典的不明熱の原因として決して少なくない．薬剤熱を疑わずに投与を続ければ，発熱は持続し，新たな薬剤が追加されてますますわからなくなるおそれもある．

　薬剤が関連して発熱する機序にはいろいろあるが，狭義の薬剤熱とは，薬剤を抗原とした免疫反応により発熱するアレルギー機序のものを指し，ほかの機序による発熱は薬剤関連性発熱と総称する．ただし，どの機序に属するのか不明な場合も多い．

> **1．薬剤を抗原とした免疫反応による発熱**
> - Ⅲ型，Ⅳ型アレルギーによる薬剤熱（分類不能のものも多い）
>   ペニシリン系薬，セフェム系薬，サルファ剤，プロカインアミド，ヒドララジンなどによる発熱
> - 薬剤ループス（Ⅲ型アレルギー）
> - 血清病（Ⅲ型アレルギー）
>
> **2．筋活動亢進による高体温**
> - 悪性発熱（ハロセン，サクシニルコリンなど麻酔薬）
> - 悪性症候群（ブチロフェノン系，フェノチアジン系など抗精神病薬，リチウム，MAO阻害薬など）
> - セロトニン症候群（三環系・四環系抗うつ薬，リチウム，MAO阻害薬など）
> - その他（アンフェタミン，コカイン，MDMA，LSD，PCP，イソニアジド，交感神経賦活薬〈テオフィリン，エフェドリン〉など）

3. 代謝亢進による高体温
   - サリチル酸製剤，甲状腺ホルモン製剤，交感神経賦活薬
   - アルコール離脱，鎮静薬・睡眠薬離脱など
4. 体温中枢障害による高体温
   - アルコール，抗精神病薬（フェノチアジン系），吸入・静注麻酔薬など
5. 熱放散障害による高体温
   - 抗コリン薬，筋弛緩薬，抗精神病薬，交感神経賦活薬など
6. その他
   - 溶血による発熱（G6PD欠損症に対するサルファ剤投与など）
   - 薬剤アレルギーとHHV-6再活性化の複合：薬剤性過敏症症候群（DIHS，本章4-④「薬剤熱」参照）

MAO：モノアミン酸化酵素 monoamine oxidase，MDMA：3,4-methylelenedioxy-methamphetamine，LSD：lysergic acid diethylamide，PCP：フェンシクリジン phencyclidine，HHV-6：ヒトヘルペスウイルス6型 human herpesvirus 6，DIHS：drug-induced hypersensitivity syndrome，G6PD：グルコース6リン酸脱水素酵素 glucose-6-phosphate dehydrogenase

⑤ それ以外にも…「意外な原因疾患」

「胸痛」や「呼吸困難」などの症状が主訴であれば診断は容易であるはずの疾患でも，発熱が前面に出る場合は診断が難しいことがある．

「○○が典型的な症状・所見であるが，発熱することもある」といった疾患は，発熱に惑わされて，診断において混乱を招く可能性がある．医師の側にこのような認識がなければ，患者が発熱を訴えて来院したときに，「胸痛がないから」，「呼吸困難がないから」と，その疾患を最初から想起しないこともありうる．非典型例では発熱することもありうる疾患を頭のすみにでも置いておくと，診断の助けになる．

実はこのような知識やちょっとした過去の経験を，うまく診断に結びつけられることがある．非典型例をとった場合に発熱を来しうる疾患をリストアップした．

- 肺血栓塞栓症/深部静脈血栓症
- 甲状腺機能亢進症
- 亜急性甲状腺炎
- 潰瘍性大腸炎，Crohn病
- 急性心筋梗塞
- 急性大動脈解離
- 急性膵炎
- 特発性好酸球増多症
- 脱水

（横江正道）

第Ⅱ章 「不明熱」の鑑別診断学（診断推論）〜疾患リストをみてみよう〜

3 「不明熱」診断の概略マップ

「不明熱」（原因不明の発熱）の診断は以下の流れで行う（図1）．

① 初期評価〜最初にみておくべきこと〜

(1) 全身状態とバイタルサインのチェック
重症度，緊急度を評価する．レッドフラッグサインがないか確認する（→第Ⅰ章表5「重症度の指標となる症状・所見」参照）．原因をはっきりさせてから治療を開始する時間的余裕はあるのか，緊急に治療を始めなければならないかを判断する．

(2) 病歴聴取と身体診察
病歴聴取と身体診察では，特に発熱以外の局所症状や所見に注目する．

(3) リスクファクター
リスクがあれば，局所症状や所見がなくても罹患しやすい対象疾患から除外していく．発熱患者との接触歴，動物との接触歴，薬物歴，海外渡航歴（特に熱帯地方），免疫不全状態，HIV感染のハイリスク行為（買売春行為，同性愛，覚せい剤や麻薬の注射乱用等）などには特に注意する．

(4) ROS（系統的レビュー）
医師が聴き忘れたこと，患者が話し忘れたことや，些細で話す価値がないと考えているような症状を見落とさないために，頭から足の先まで，質問票に沿って系統的に聴取する系統的レビューを行うと，診断の手がかりが得られることがしばしばある．

(5) 基本的検査
初診時からあまりにいろいろな検査を行うのは無駄であることが多い．

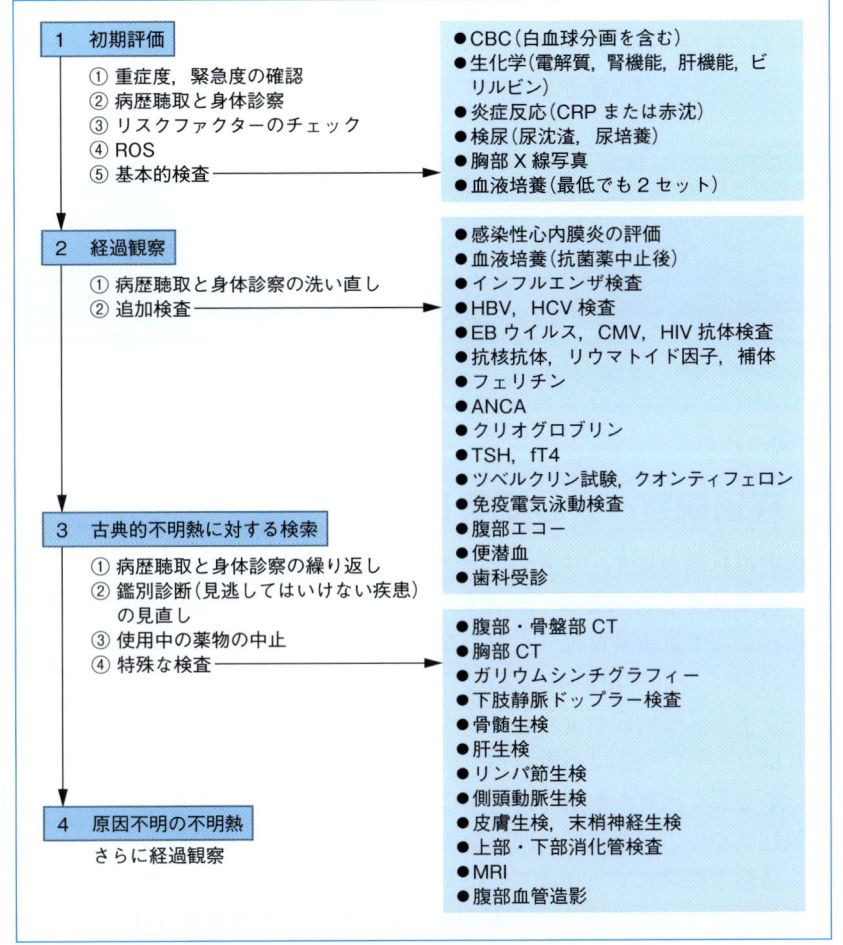

```
┌─────────────────┐      ● CBC（白血球分画を含む）
│ 1  初期評価     │      ● 生化学（電解質，腎機能，肝機能，ビ
└────────┬────────┘        リルビン）
   ① 重症度，緊急度の確認    ● 炎症反応（CRP または赤沈）
   ② 病歴聴取と身体診察      ● 検尿（尿沈渣，尿培養）
   ③ リスクファクターのチェック ● 胸部X線写真
   ④ ROS                    ● 血液培養（最低でも2セット）
   ⑤ 基本的検査 ──────→
         │
         ▼
┌─────────────────┐      ● 感染性心内膜炎の評価
│ 2  経過観察     │      ● 血液培養（抗菌薬中止後）
└────────┬────────┘      ● インフルエンザ検査
   ① 病歴聴取と身体診察の洗い直し ● HBV，HCV 検査
   ② 追加検査 ──────→     ● EB ウイルス，CMV，HIV 抗体検査
                            ● 抗核抗体，リウマトイド因子，補体
                            ● フェリチン
                            ● ANCA
                            ● クリオグロブリン
                            ● TSH，fT4
                            ● ツベルクリン試験，クオンティフェロン
                            ● 免疫電気泳動検査
┌─────────────────┐      ● 腹部エコー
│ 3  古典的不明熱に対する検索 │ ● 便潜血
└────────┬────────┘      ● 歯科受診
   ① 病歴聴取と身体診察の繰り返し
   ② 鑑別診断（見逃してはいけない疾患）
     の見直し
   ③ 使用中の薬物の中止       ● 腹部・骨盤部 CT
   ④ 特殊な検査 ──────→    ● 胸部 CT
         │                  ● ガリウムシンチグラフィー
         ▼                  ● 下肢静脈ドップラー検査
                            ● 骨髄生検
                            ● 肝生検
                            ● リンパ節生検
                            ● 側頭動脈生検
┌─────────────────┐      ● 皮膚生検，末梢神経生検
│ 4  原因不明の不明熱 │      ● 上部・下部消化管検査
└─────────────────┘      ● MRI
   さらに経過観察            ● 腹部血管造影
```

図1　「不明熱」（原因不明の発熱）診断の概略マップ
HBV：B型肝炎ウイルス hepatitis B virus，HCV：C型肝炎ウイルス hepatitis C virus，CMV：サイトメガロウイルス cytomegalovirus，TSH：甲状腺刺激ホルモン thyroid-stimulating hormone，fT4：遊離チロキシン free thyroxine

血液検査 complete blood count（CBC，分画を含む），生化学（肝機能，ビリルビンを含む），炎症反応（CRP または赤血球沈降速度 erythrocyte sedimentation rate〈ESR：赤沈〉），検尿（尿沈渣，尿培養を含む），胸部X線写真，血液培養（抗菌薬開始前が望ましい）などが，初期評価の際に

勧められる検査である．肝機能異常があれば，肝炎ウイルス血清検査を追加する．また，この段階で診断への手がかりが得られれば，手がかりに応じて次のステップの検査を実施する．

> **MEMO　3週間ルール**
>
> Petersdorfらの古典的不明熱の定義（第Ⅰ章表1「Durakの不明熱分類」）には，3週間の観察期間が設けられている．これは，臨床で遭遇する原因不明の熱性疾患の多くは治療しなくても自然経過で治癒する良性疾患であるので，全身状態に問題がなければ，原則的には経過観察する「待ち」の姿勢をとってふるい落とすのが効率的であるためである．これは現在でも有効な戦略で，「待てるものは待つ」ことにより，不必要な侵襲的検査や根拠のない治療を避けることができる．

② 経過観察〜少し観察しよう〜

　患者の状態が良く，リスクファクターとレッドフラッグサインがなければ，検査結果を待ちながら経過観察する．原則は「待てるならば待つ」である．ここで抗菌薬を投与したくなる誘惑に駆られるかもしれないが，確定診断がつくまでは投与しないほうが診断は楽になる．待っている間に多くのウイルス感染症のような良性疾患はふるい落とされ，本当に治療しなければならない疾患は局所症状や所見が顕性化して診断しやすくなる．患者を不必要な検査や治療の副作用にさらすリスクも少なくなる．

　数日間から1週間程度の間隔を置いた再診時にもまだ診断の手がかりがなく発熱が持続していれば，病歴と身体診察の洗い直しが必要となる．

　身体診察では，定期的に体温測定をして患者に熱型表をつけてもらい，本当に発熱しているかどうかのチェックをする．「37℃前後の発熱」の中には病的意義のない習慣性高体温が多く含まれる（→本章5-⑧「原因不明の不明熱〜そのアウトカムは？〜」参照）．何度か診察しても診断のつかない「不明熱」（原因不明の発熱）では，何か新しい所見が出現していないか再診のたびにていねいに順序立てて頭から足まで身体所見をとる．また，発熱の原因がわからないときは，「眼，耳，鼻，口，肛門など，"孔の周り"に注意して診察せよ」という格言がある．これにより，内科の守備範囲から外れているために見逃しやすい疾患の見落としを防ぐことができる．

時間が経過するにつれて自然治癒する疾患の可能性は低くなるので，検査も幅を広げて追加検査から適宜選択して検査する．診断の手がかりとなる局所症状が乏しいか，発熱より遅れて出現する疾患で比較的頻度が高いものには，インフルエンザ，伝染性単核球症，ウイルス性肝炎，結核（特に粟粒結核），感染性心内膜炎，成人発症 Still 病，リウマチ性多発筋痛症，根尖周囲膿瘍，いわゆるかぜ症候群（呼吸器ウイルス感染，消化管ウイルス感染）の一部があり（表6），これらをターゲットとした侵襲性の低い検査がこの段階での追加検査として勧められる．

(1) 感染性心内膜炎の評価

　特徴的な身体所見（Osler's nodes，Janeway lesion，爪下出血，結膜出血，Roth 斑，新たに出現した心雑音など）が現れていないか，診察を繰り返す．

(2) 血液培養

　感染性心内膜炎を疑う場合は最低2セット，できれば時間を空けて3セット以上の採取が勧められる．HACEK 群（*Haemophilus* 属の菌，*Aggregatibacter actinomycetemcomitans*, *Cardiobacterium hominis*, *Eikenella corrodens*, *Kingella kingae* を含むグラム陽性菌群）など，発育の遅い菌を検出するため，2週間以上培養するよう細菌検査室に依頼する．前医で抗菌薬が投与されている場合には，数日から1週間程度抗菌薬を中止してから血液培養を採取し直す．

(3) フェリチン

　鉄過剰症以外では炎症があると上昇する．成人発症 Still 病，血球貪食症候群，リンパ腫骨髄浸潤で異常高値を示すことが多い．

(4) ANCA

　血管炎においてしばしば陽性となる自己抗体の一つである．陽性率は血管炎の病型によって異なり，顕微鏡的多発血管炎 microscopic polyangiitis（MPA），ウェゲナー肉芽腫症，アレルギー性肉芽腫性血管炎 allergic granulomatous angiitis（AGA：Churg-Strauss 症候群〈CSS〉）などでは比

較的陽性率が高い．顕微鏡的多発血管炎の初期には，軽微な尿沈渣異常とANCAしか出現しないことがある．

(5) 自己抗体
　発熱があるからと言って自己抗体検査をたくさんオーダーしてもノイズを拾うだけの結果になる．自己抗体検査は，発熱以外に，ある程度特異的に膠原病を疑う手がかりがある場合にオーダーする（本章4-⑰「全身性エリテマトーデス（SLE）」参照）．

　例　発熱＋関節痛＋顔面蝶形紅斑⇒SLE

③ 古典的不明熱に対する検索
〜それでも発熱が持続したら〜

　特殊な検査（腹部・骨盤部造影CT，ガリウムシンチグラフィー，下肢静脈ドップラー検査，骨髄生検，肝生検，上部・下部消化管検査，末梢神経生検，皮膚生検，腹部血管造影，MRI，その他の侵襲的検査など）をする．

　3週間経過しても発熱が持続し，原因不明の場合は古典的不明熱とされる．このカテゴリーの発熱は，自然治癒する良性疾患ではなく重篤な疾患である可能性が高くなる．鑑別診断は多岐にわたり，鑑別を考えずにやみくもに検査を乱発しても幸運な偶然を除いて診断につながることはない．見逃してはいけない疾患の鑑別診断のリストを見直し，一つ一つ否定していく，あるいは発熱以外の手がかり（発熱＋αの「α」）に注目して鑑別診断を狭めていくなど，複数の視点から戦略的に診断を進める必要がある．

(1) 薬物の中止
　使用中の薬物がある場合，どうしても中止できない薬物以外はすべて中止する．薬剤熱の多くは，中止後24〜72時間以内に解熱する．

(2) 特殊な検査の適応を考慮
　❶腹部・骨盤部造影CT
　前述の経過観察の段階で施行してもよい．症状・所見から手がかりのない不明熱の診断に対しては，腹部・骨盤部造影CTが最も診断に寄与する

可能性が高いとされている．不明熱の原因のうち比較的頻度が高い腹腔内膿瘍やリンパ腫の診断の手がかりとなる．ただし，あまり発症早期に行うと，形態的異常が描出されないことがある．

❷ガリウムシンチグラフィー

炎症または腫瘍の局在を視覚化できることがある．膿瘍，リンパ腫，固形がんの診断の手がかりになる．

❸下肢静脈ドップラー検査

他の症状がはっきりしない深部静脈血栓症・肺塞栓が不明熱の原因となることがあるため，考慮する．

❹骨髄生検，肝生検

それぞれ，血球系（白血球，赤血球，血小板）の異常，肝機能（aspartate aminotransferase〈AST〉，alanine aminotransferase〈ALT〉，alkaline phosphatase〈ALP〉など）の異常があるときに診断に結びつく可能性が高い．血液検査でまったく所見がないときにルーチンに施行すべきかどうかは議論が分かれるところであるが，異常がなくても生検陽性になることもあるため，ケースごとに考慮する．悪性リンパ腫を代表とする悪性腫瘍の浸潤，肉芽腫性病変などが，期待される陽性所見である．血球貪食症候群では骨髄に単球/マクロファージが血球を貪食する像が見られる．結核の検索のために検体の結核菌ポリメラーゼ連鎖反応 polymerase chain reaction（PCR），抗酸菌培養を忘れないようにする．

❺リンパ節生検

リンパ腫，ネコひっかき病，がんのリンパ節転移，時に結核が診断されることがある．

❻側頭動脈生検

側頭動脈炎が疑われるときに施行する．

❼皮膚生検，末梢神経生検

触知できる紫斑 palpable purpura，しびれや末梢神経障害がある場合，組織学的な血管炎所見の陽性率が高くなる．皮疹の生検またはランダム皮膚生検でリンパ腫（特に血管内リンパ腫 intravascular lymphoma）が診断されることがある（→第Ⅴ章 11 COLUMN「The Tissue is the Issue」参照）．

❽上部・下部消化管検査

不明熱の検査としては比較的陽性率が低いと考えられるが，がんや炎症

性腸疾患の除外のため考慮する．

❾ MRI

スクリーニング的な検査の価値は低い．病歴と身体所見から中枢神経系や軟部組織の病変が推定される場合には有用である．

❿ 腹部血管造影

結節性多発動脈炎で多発性の微小動脈瘤を認めることがある．

⓫ その他の部位の生検，腹腔鏡，胸腔鏡，縦隔鏡など

画像診断の発達により，CT や MRI など画像で異常所見のない場合にやみくもに行う侵襲的検査の価値は低下している．画像で異常が認められる場合には検討する．

(3) 診断的治療

不明熱に対する診断的治療として，抗菌薬，抗結核薬，ステロイドが使用されることがあるが，有用性はほとんどないとされる．

感染性心内膜炎，肺外結核（粟粒結核），血球貪食症候群，血管炎症候群などで，疑いがあるが除外も確定もできないときに，「診断的治療」が行われることがあるが，これらの場合は，鑑別診断を想定して治療するいわば empiric therapy であって，もともとの意味の診断的治療ではない．

なお，ニューキノロン系抗菌薬（特にレボフロキサシン〈LVFX〉）は，結核に対して有効性があるため，結核の可能性がある場合に安易に処方すると診断が遅れることがある．

(4) 原因不明の不明熱

適切な検索を行ってもどうしても診断がつかない不明熱は約 30％程度は存在するとされ，「原因不明の不明熱 FUO of unknown etiology」と呼ばれる．これらの症例の生命予後は比較的良いと報告されている．慎重に診察を繰り返しながら経過を観察する．

最後に強調しておきたいのは，不明熱に関してはこれを行えば自動的に診断がつくというような手順（アルゴリズム）は存在しない，ということである．最近は，FDG/PET 検査（^{18}F-2-deoxy-2-fluoro-D-glucose〈FDG〉を用いたポジトロン放射型断層撮影〈PET 検査〉）などの新しい検

査も臨床に導入されているが，これも PET 検査さえ行えば不明熱の診断がつくというような魔法の検査にはなりえないだろう．本稿で示した検索の概略マップはあくまで目安にすぎない．「不明熱診断の要諦は鑑別診断を考えることに尽きる」ということを銘記すべきである．

（野口善令）

第Ⅱ章 「不明熱」の鑑別診断学(診断推論)〜疾患リストをみてみよう〜

4 これが不明熱の正体！
(よく出合う，見逃してはいけない，気になる疾患 20)

　不明熱の中には，症状が「熱だけ」で，呼吸や循環に差し迫った異常がなく，言い方を変えれば，「すぐには死なない」病態も含まれる．

　しかし，緊急性はなくても，診断がつかないため治療ができず，病状が悪化していき生命に危険を及ぼす疾患もある．状況によっては，すぐに手術が必要なもの，今後，重篤な合併症・後遺症を引き起こしうるもの，根治性が乏しいものなど，やはり「熱だけ」であっても，アウトカムの悪い疾患を常に意識して対応しなければならない．

① 感染性心内膜炎

　感染症の鑑別診断を考えるときに，肺炎や髄膜炎はすぐに頭に浮かんでも，感染性心内膜炎 infectious endocarditis (IE) は思いつきにくい，なじみの薄い疾患かもしれない．感染性心内膜炎の本態は，細菌が心臓の弁膜に感染巣を作る感染症である．もともと弁膜に障害があり，細菌が付着しやすいリスクのある患者に，血液内に細菌が侵入するというエピソード(一過性菌血症)が加わって発病する．いったん発病すると，感染巣が直に血流に触れているため，常に細菌が血液に入り込み持続性菌血症になるのが特徴である．

診　断

　病歴では，<u>最近の抜歯歴</u>が発症のリスクとして有名だが，そのほかにも，細菌が血流に侵入しやすい処置(歯科・口腔外科処置，経尿道的前立腺切除術，中心静脈カテーテル留置，血液透析など)のリスクとともに患者側の基礎疾患(人工弁置換術後，感染性心内膜炎の既往，先天性心疾患，弁膜症など)のリスクも聴取する必要がある．

　注目すべき身体所見には，新たに出現した心雑音(特に拡張期雑音)，皮膚粘膜所見(Osler's nodes, Janeway lesion〈→巻頭カラーページ「百聞

表7 感染性心内膜炎のDukeの診断基準

【大基準】
1. 血液培養による陽性
   a. 典型的な心内膜炎の起因菌が2つの別々な血液培養から検出される
      - Streptococcus viridans, *Streptococcus bovis*, HACEK群
      - *Staphylococcus aureus*, *Enterococcus* が検出され，ほかに感染巣がない場合
   b. 検出菌に関わらず，持続的に血液培養が陽性
      - 12時間以上の間隔を空けて採取された血液培養が2回以上陽性
      - 3回の血液培養がすべて，あるいは4回以上の血液培養のほとんどが陽性（最初と最後の採血間隔は1時間以上）
2. 心内膜病変の存在
   a. 心エコーにより以下のいずれかが認められる場合
      - 弁または支持組織，弁逆流ジェットの中，または人工物にみられる解剖学的に説明のできない可動性の心臓内腫瘤
      - 膿瘍
      - 人工弁の新たな部分的裂開
   b. 新たな弁閉鎖不全（既存する心雑音の悪化や変化のみでは十分でない）

【小基準】
1. 素因：素因となる心疾患または静注薬物常用
2. 発熱：38.0℃以上
3. 血管現象：腫瘍動脈塞栓，敗血症性肺梗塞，感染性動脈瘤，頭蓋内出血，結膜出血，Janeway lesion
4. 免疫学的現象：糸球体腎炎，Osler's nodes，Roth斑，リウマトイド因子陽性
5. 微生物学的所見：血液培養陽性であるが大基準を満たさない場合，あるいは感染性心内膜炎として納得できる活動性炎症の血清学的所見
6. 心エコー所見：心エコーでは感染性心内膜炎を疑うが大基準を満たさない場合

確定診断
大基準2項目，または大基準1項目＋小基準3項目，または小基準5項目を満たす場合

可能性大
大基準1項目＋小基準1項目，または小基準3項目を満たす場合

（文献1）より引用）

は一見に如かず！」参照〉，爪下出血，結膜点状出血），眼底所見（Roth斑）などがある．アトラスなどで所見になじんでおこう．

診断には，Duke診断基準が用いられる（表7）．内容を全部覚えなければならないわけではなく，必要に応じて参照すればよいが，診断の2本の柱は以下であることは理解しておくべきである．

❶典型的な心内膜炎の起因菌が，持続的に血液培養陽性となる
❷心エコーによる画像所見（疣贅，弁輪膿瘍など）

血液培養は，2本の柱のうちの1本を構成する重要な検査である．

抗菌薬がすでに投与されている患者では，症状が一時的に改善するものの，抗菌薬を中止すると再度，発熱してくる場合がある．いわゆるpartially treated（中途半端に治療された状態）である．このような場合には，診断をつけ起因菌を検索するために，いちど抗菌薬を中止した後に血液培養をとり直さなければならない．

心エコーで疣贅が見られれば，診断は容易であるが，経胸壁エコーの感度は低い．経食道エコーのほうが感度は高く有用だが，もちろん100％ではないので，所見がないからといって完全には否定できない．

疣贅が存在する場合，脳梗塞などの塞栓症状が合併することもあるので，注意深く患者を診て症候を見逃さないようにする．薬物療法に反応せず，塞栓症が多発する場合も外科的治療の適応になる．

COLUMN 少なからず感染性心内膜炎は見逃されている!?

前医で「風邪」と診断されて，抗菌薬が投与されて帰宅した．
抗菌薬を服用すると熱が下がり，楽になる．なので，もう薬はいらないと自己解釈してのまなくなる．すると，数日してまた発熱する．
患者は「あの薬をのめば，良くなる」という解釈をしているため，また，別の医師に同じ抗菌薬を出してもらう．そうするとまた，ある程度改善する…

あちこちの医療機関にかかりながら感染性心内膜炎と診断されず，抗菌薬で少し良くなり，やめるとまた発熱することを繰り返しているうちに，ある日突然，脳塞栓，感染性動脈瘤破裂による脳出血，弁破壊による急性心不全を発症して倒れる—という患者を時々見かける．当然ながらこの状態になって診断がついても予後は悪い．
どこかで誰かが「感染性心内膜炎かも…？」と気づいたときが，診断のチャンスなのである．発熱があるから風邪だろうと安易な診療に流れないで，感染性心内膜炎の可能性に気づける医師になりたいものである．（横江）

② 敗血症

　敗血症 sepsis とは，感染に起因した全身性炎症反応症候群 systemic inflammatory response syndrome（SIRS：**表8**）と定義されており，敗血症，重症敗血症 severe sepsis，敗血症性ショック septic shock に分類されている[2]．よく混同される言葉に菌血症があるが，これは血液中に細菌が検出される状況である．定義からわかるように，敗血症は必ずしも菌血症を伴う必要はない．しかし，重症感染症では局所病巣から血流中へ微生物が侵入することが多いため，原発病巣から得られる検体だけでなく，血液培養で菌血症の有無を確認することは重要である．血液培養が陽性であれば，起因菌が特定できて治療方針の決定に役立つためである．ただし，初診時に感染臓器を特定して感染の有無を証明するのは容易でないことが多い．一方で，敗血症は，血液培養の結果を待つことなく迅速な対応が必要な病態であるので，「初診の段階でどこまで敗血症を疑うか」は臨床医にとって大きな問題である．

表8　SIRS の診断基準

1. 体温＞38℃あるいは＜36℃
2. 心拍数＞90回/分
3. 呼吸数＞20回/分 あるいは $PaCO_2$＜32 Torr
4. WBC＞12,000/μL あるいは＜4,000/μL，または＞10％未熟顆粒球出現

上記4項目のうち，2項目以上を満たす場合をSIRSと定義する．

(1) 敗血症を疑うきっかけ

　発熱患者で敗血症を疑う第1のポイントは，「悪寒戦慄」である．悪寒戦慄のある高熱は菌血症である可能性が高いと言われている[3]．したがって，問診において，悪寒戦慄があったかどうかを確認することは，敗血症・菌血症を疑ううえで極めて重要である．

> **MEMO　悪寒の程度と菌血症**
>
> 悪寒の程度が強いほど（③＞②＞①），菌血症の可能性が高くなる．
> 　①寒気：上着を羽織りたくなるくらい
> 　②悪寒：分厚い毛布を羽織りたくなるくらい
> 　③悪寒戦慄：分厚い毛布を羽織っていても全身が震えるくらい

表9 敗血症を疑う状態

敗血症を考慮すべき状況[4]	高齢者における 敗血症早期発見のためのサイン[5]
● 説明がつかない意識障害 ● 説明がつかない低血圧 ● 説明がつかない低血糖 ● 説明がつかない白血球増多や減少 ● 代謝性アシドーシス	● 急な精神変化 ● 意識障害 ● 嘔吐 ● 食欲低下 ● ADL低下 ● 全身倦怠感

ADL：日常生活活動 activity of daily living

　次に敗血症を疑うポイントは，SIRSの診断基準にある「心拍数」と「呼吸数」の変化である．熱が高ければ高いほど病状が悪いと考えがちであるが，敗血症の初期徴候として大切なのは，実は心拍数と呼吸数である[4]．グラム陰性桿菌から放出されるエンドトキシンには，呼吸数を上昇させる作用がある．呼吸促迫と呼吸性アルカローシスは，敗血症の初期徴候である．20回/分以上の呼吸数をみたときには，SIRSまたは敗血症を疑うべきである．さらに敗血症が進行すると，末梢循環不全から代謝性アシドーシス（乳酸アシドーシス）となり，代償性に呼吸が速くなる．

(2) 見つけにくい敗血症

　ショック状態であれば，ショックの鑑別を進めるなかで敗血症性ショックも考えるであろうが，高齢者など症状が乏しい患者では，敗血症を想定せずに診療に当たり，結果的に血液培養もとられていなかったという状況が散見される．敗血症を考慮すべき状況[4]と高齢者における敗血症早期発見のための具体的なサイン[5]を**表9**に示す．原因不明の意識障害が，実は敗血症であったということもよく経験する．さらに，非常によくあるケースは，発熱があってすでに前医で抗菌薬が投与されている場合である．このような患者では，抗菌薬投与前に培養検体が採取されないまま紹介受診されるケースが多く，その後血液培養を行っても菌が何も検出されないことが多い．しかも，適切な抗菌薬選択がなされて，適切な量が投与されているとは限らず，partially treatedになっていることもあり得る．このような患者では敗血症，菌血症の診断が難しいことを知っておかなくてはいけない．さらに，糖尿病，肝硬変，ステロイドを使用している患者の発熱

では免疫抑制状態のため，病状が健常者と違う場合もあり，注意が必要である．

このような見つけにくい敗血症に対しては，基礎知識をもとに敗血症を疑って診療するほか対応策はない．その後の診療を少しでもスムーズに進めるためにも，適切な状況下での血液培養が重要なポイントとなる．

(3) 不明熱と敗血症

敗血症は，進行が速く，適切な治療をしなければ死亡してしまうことが多い．したがって，発熱が長引いて古典的不明熱の原因になることは少ないが，初診時に「不明熱」に見えることはある．敗血症の原発感染巣の多くは，肺（肺炎），腎（腎盂腎炎），胆（胆嚢炎・胆管炎），皮膚・軟部組織（蜂窩織炎など）であるので，敗血症と診断したらこれらを念入りにチェックすべきである．ただし，典型的な病像を示さない場合，例えば急性胆管炎でも，腹痛や黄疸がなく発熱のみの場合，診断が難しいことがある．敗血症の原因として頻度の高い感染巣を1つずつ除外していくという作業が必要になる．

(4) **血液培養**はいつとるべきか？（→第Ⅴ章5「血液培養はどう読むか」参照）

敗血症を疑えば，血液培養を2セット以上採取すべきである．しかも，それは抗菌薬投与前でなければ，あまり意味がない．上述したように，前医ですでに抗菌薬が投与されている場合は，状態さえ許すのであれば，わざと抗菌薬を中止して，数日後に血液培養を採取して診断をつけることもまれではない．

もし，入院をさせて経過観察をしているなかで血液培養をとるのであれば，悪寒戦慄出現時が，最も培養検出率が高い[6]と言われている（図2）．しかし，悪寒戦慄が出現したときにタイミング良く血液培養がとれない場合もあるので，発熱時には最低でも2時間以内に採取しておくべきである．

(5) **血液培養**は何セット採取すべきか？（→第Ⅴ章5「血液培養はどう読むか」参照）

Townらによりまとめられた「Guidelines on blood culture」では，10mL

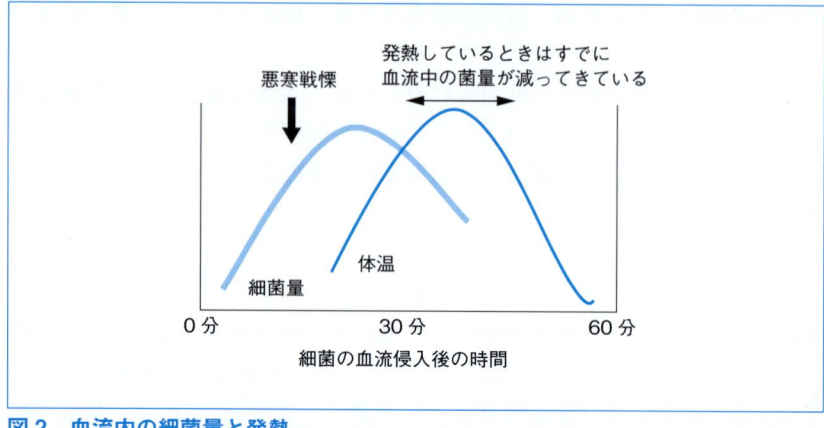

悪寒戦慄　　発熱しているときはすでに
　　　　　　血流中の菌量が減ってきている

体温
細菌量

0分　　30分　　　　60分
細菌の血流侵入後の時間

図2　血流内の細菌量と発熱

ずつ採取した2セット（4本＝40mL）の血液培養検体が適切に採取されていれば，起因菌の特定は90〜95％，さらに1セット（2本）を加えて3セット（6本＝60mL）の血液培養検体であれば95〜99％の確率で特定できる[7]とされている．

　繰り返すが，血液培養は採取本数のみだけでなく，「適切なタイミング」で「適切な検体採取」がなされて初めて，意味のある検査となることを忘れてはならない．

> **COLUMN　surviving sepsis campaign**
>
> 欧米を中心に2001年からsurviving sepsis campaignが展開されている．これは5年間で敗血症による死亡率を25％減少させようというものである（2011年現在，「surviving sepsis campaign guideline 2008」）．この中には，building awareness of sepsis（敗血症と気づかせるためには）とか，improving diagnosis（診断を向上させるためには）といった，敗血症診断の啓発や教育も含まれている．敗血症は早期に疑って，早期に治療を開始することがやはり大原則である．（横江）

③ 急性胆管炎

急性胆管炎 acute cholangitis の臨床所見は，いわゆる「Charcot 3 徴（腹痛，黄疸，発熱）」が有名である．

しかし，腹痛の鑑別診断にはすぐ挙がるが，発熱のときには鑑別に挙がりにくく，発熱だけで腹痛がはっきりしないときには見落としがちな疾患である．

Charcot 3 徴のすべてが揃えば診断は難しくないが，実際には腹痛と黄疸のない急性胆管炎は結構ある．表立った症状は熱のみであるため，その結果，不明熱とされて原因に気づかれないままということも多い．Charcot 3 徴はいつも揃うとは限らない[8]．

急性胆管炎は不明熱と呼ぶにふさわしい病像になる可能性があり，疑わなければ診断に至らないこともある．

急性胆管炎に関しては，『科学的根拠に基づく急性胆管炎・胆嚢炎のガイドライン』[9]が作成されており，診断基準（表10）や重症度判定基準もある．疑った場合にはガイドラインを参考に対応することも必要である．

不明熱の診療の中では，発熱だけの急性胆管炎があるということを知っておかねばならない．発熱に加えて ALP や γ-glutamyl transpeptidase（γ-GTP）が高値である場合に，胆管炎かもと疑うセンスも重要である．

急性胆管炎の発症には，総胆管結石が絡んでいることが多いので，CT やエコーなどの画像診断が鍵になることも多い（図3）．場合によっては

表10　急性胆管炎の診断基準

A.	1. 発熱 2. 腹痛（右季肋部または上腹部） 3. 黄疸
B.	4. ALP，γ-GTP の上昇 5. WBC，CRP の上昇 6. 画像所見（胆管拡張，狭窄，結石）

疑診：A のいずれか＋B の 2 項目を満たすもの
確診：① A のすべてを満たすもの（Charcot 3 徴）
　　　② A のいずれか＋B のすべてを満たすもの

（文献9）より引用）

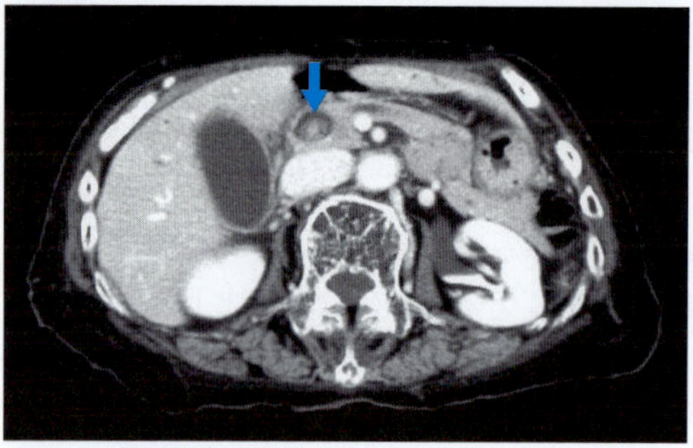

図3 総胆管結石の腹部CT像
拡張した総胆管と総胆管に嵌頓した結石.

MR胆管膵管撮影 magnetic resonance cholangiopancreatography (MRCP) などで評価すべきである.

④ 薬剤熱

　治療のために使っている薬剤が発熱の原因であると想像することは，臨床医の盲点である．しかし，不明熱診療においては，「薬剤熱 drug fever」を疑うことが時によって必要である．薬剤熱の診断は非常に難しい．特異的な所見もなく，厳密な定義もない．薬剤熱の定義は，「診察や検査を十分に行ったにもかかわらず他に原因が見つからず，薬剤投与に関連し，かつ薬剤の中止によって消失する発熱」[10]というのが一般的である．薬剤中止後，48〜72時間で消失するかどうかについては議論が分かれるところであり，消失時間に関する厳密な研究は今のところない[11]．ただし，原因と思われる薬剤を中止すれば解熱するので，不要な検査をせずに済む，入院期間を短縮することができる[12]などの医療経済的な側面も含めて，臨床医はこの病態について理解をしておくべきである．

(1) 薬剤熱を起こす薬剤は？

　どの薬剤が薬剤熱の原因となりやすいのかという知識はあまり知られていない．薬剤熱を起こす代表的薬剤を**表11**[13]に示す．
　薬剤熱の機序の多くはアレルギー（遅延型反応）であるが，他の機序によるものもある．頻用される薬剤のうちで，抗コリン作用のある薬剤（ア

表11 薬剤熱を起こしやすい薬剤（商品名）とその頻度

頻度が高い	中程度	頻度が低い
アトロピン（アトロピン注） アムホテリシンB（ファンギゾン） アスパラギナーゼ（ロイナーゼ） バルビツレート（フェノバールなど） ブレオマイシン（ブレオ） メチルドパ（アルドメット） ペニシリン（ペニシリンG） セファロスポリン系（各種） フェニトイン（アレビアチン） プロカインアミド（アミサリン） キニジン（硫酸キニジン錠） ＊サリチル酸〈大量投与時〉 サルファ剤（バクタなど） インターフェロン（各種）	アロプリノール（アロシトール） アザチオプリン（アザニン） シメチジン（タガメット） ヒドララジン（アプレゾリン） ヨード（複方ヨード・グリセリンなど） イソニアジド（イスコチン） リファンピシン（リファジン） ストレプトマイシン（硫酸ストレプトマイシン） イミペネム（チエナム） バンコマイシン（塩酸バンコマイシン） ニフェジピン（アダラート） NSAIDs（各種） メトクロプラミド（プリンペラン）	＊サリチル酸〈通常用量〉 ステロイド（各種） アミノグリコシド系（各種） マクロライド系（各種） テトラサイクリン系（各種） クリンダマイシン（ダラシン） クロラムフェニコール（クロマイ腟錠） ビタミン剤（各種）

（文献13）より一部改変）

トロピン，イプラトロピウム：アトロベント®，トリヘキシフェニジル：アーテン®，ビペリデン：アキネトン®など）では，発汗低下などの機序で高体温を来すことがある．インターフェロンはサイトカイン産生増加が発熱の原因となる．抗菌薬では死滅した菌からの発熱物質の放出により，抗がん薬では腫瘍細胞の壊死により，発熱を来すことがある[10]．

(2) どのようなときに薬剤熱を疑うか？

発熱はあるものの比較的全身状態が保たれているということは，薬剤熱の特徴的な所見であるとされる．したがって，発熱のわりに元気で身体所見の異常がほとんどないことは薬剤熱を疑うきっかけになる．比較的徐脈，好酸球増多，肝機能障害（肝酵素上昇）などは薬剤熱の典型症状と言われている[14]が，これらが揃う症例は少ない[15]という意見もある．

柏木[11]のまとめによれば，身体所見の出現頻度は表12のごとくである．

WBC，CRPは，上昇する場合もしばしばあるが陰性の場合もあり，決め手にはならない．異型リンパ球が出現することがある．

表12 薬剤熱でみられる身体所見

所　見	頻　度	注意事項
比較的徐脈	11％	β遮断薬使用時，発熱のないときは評価不能
皮疹（典型的には斑状丘疹状皮疹）	不明	体幹・手掌・足底
WBC上昇（10,000〜20,000/μL）	22％	感染と混同しやすい．左方移動を伴うことが多い
CRP上昇（軽度）	不明	軽度の上昇が多いが，陰性もありうる
好酸球上昇（軽度）	22％	正常でも否定できない
赤沈上昇	不明	100 mm/時を超えることもある．多くの症例でみられる
肝酵素上昇（AST, ALT, ALP）	不明	AST優位の上昇

（文献11，12）より一部改変）

　「今までずっと問題なく内服してきた薬剤は薬剤熱（アレルギーも同様）の原因とならない」と理解されていることが多いが，これは誤解である．数ヵ月から数年間服用したものでも，ある時点で感作が成立すればその後は薬剤熱（アレルギー）の原因になる．もちろん，「新たに服用し始めた薬のほうが怪しい」のは確かであるが．

> **MEMO　比較的徐脈**
> 39℃で脈拍が100/分以下，39.5℃では110/分以下，40℃なら120/分以下の場合は，比較的徐脈．

(3) 抗菌薬が薬剤熱の原因だったら？

　感染症を想定して抗菌薬を投与しているのに熱がなかなか下がらない場合は，多くの要因が絡んでおり，即，薬剤熱と考えることはできない．しかし，薬剤の選択，投与量や投与間隔，臓器移行性などの治療失敗につながる要因が除外できた場合には薬剤熱であることも考えなくてはならない．セフェム系抗菌薬は実際に，薬剤熱の原因として多くみられ，抗菌薬

の薬剤熱には特別な注意が必要である[16]．

(4) まれながら考えるべき薬剤関連性発熱性疾患

ここで取り上げる疾患は厳密には薬剤熱には含まれない．

悪性高熱 malignant hyperthermia，悪性症候群 neuroleptic malignant syndrome，セロトニン症候群，G6PD欠損症は宿主の側のアレルギー機序以外の特異体質に起因する薬剤関連性の発熱性疾患である．

❶悪性高熱

ハロタンやサクシニルコリンなどの使用が引き金となって起こることがあり，また吸入麻酔薬でも発症することがある．主に全身麻酔時の発熱であり，日常臨床の不明熱ではあまり内科医が関わることはない．

❷悪性症候群

抗精神病薬（ハロペリドール：セレネース®，リスペリドン：リスパダール®など）や三環系抗うつ薬（アモキサピン：アモキサン®，イミプラミン：トフラニール®，クロミプラミン：アナフラニール®など），抗パーキンソン病薬（アマンタジンなど）の中止や減量によって生じる発熱であり，問診にて，既往歴や内服歴，中止歴・自己中断などを確認することで原因がわかる場合もある．

❸セロトニン症候群（図4）[17]

よく悪性症候群と混同されるが，原因薬剤が異なる．選択的セロトニン

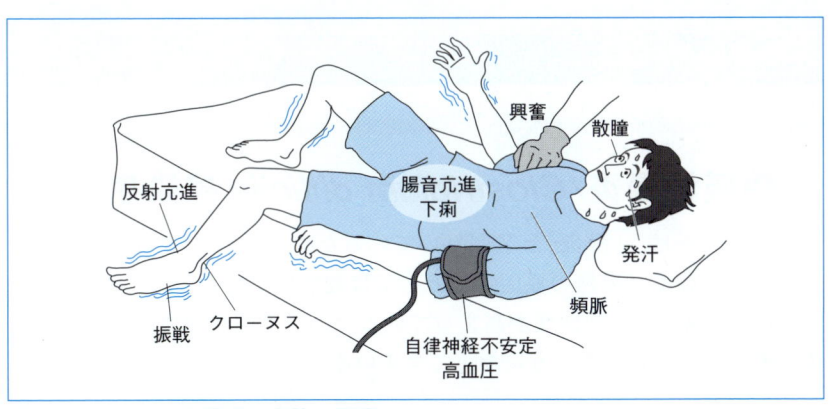

図4　セロトニン症候群の症状・所見
（文献17）より一部改変）

再取り込み阻害薬 serotonin selective reuptake inhibitor（SSRI，フルボキサミン：ルボックス®，パロキセチン：パキシル®，セルトラリン：ジェイゾロフト®）の過量投与や，モノアミン酸化酵素 monoamine oxidase（MAO）阻害薬やセロトニン作動薬（スマトリプタン：イミグラン®，エルゴタミン：ジヒデルゴット®）などと併用した場合に，セロトニンの活動性が異常に高まることで発熱する．

❹ G6PD 欠損症

アフリカ，東地中海，東南アジア起源の先祖を持つ男性において認められることがあり，スルホンアミド，抗マラリア薬，キニジン，クロラムフェニコールの投与で発熱することがある[10]．日本人における G6PD 欠損症の報告例はあるが，薬剤関連性発熱性疾患での報告はない．

> **1 行必殺技**
> WBC・CRP は，高くても低くても，薬剤熱の肯定も否定もできない．

> **MEMO　薬剤性過敏症症候群（DIHS）とは？？？**
> フェノバルビタールやアレビアチンなどの薬剤を使用開始後，2〜6 週経過したところで，HHV-6 の再活性化によって，急速に発熱，発疹の拡大，肝障害，リンパ節腫脹などを来す状態である．全身の発赤がひどく，紅皮症を来すことも多い．治療は原因薬剤の中止であるが，中止しても HHV-6 再活性化によって症状が遷延し，なかなか治らないと言われている．時にステロイドが症状軽減につながることもある．原因薬剤には，カルバマゼピン，フェニトイン，ゾニサミド，サラゾスルファピリジン，メキシレチン，アロプリノール，ミノサイクリンなどがある．

⑤ 偽膜性腸炎/*Clostridium difficile* 感染症

偽膜性腸炎は，「腸炎」と名が付いているため「下痢」をする病気というイメージが強く，発熱の原因疾患としては知名度が低かった．近年は「発熱」する疾患として認知度が高まっているため，不明熱の原因疾患としてよく鑑別に挙げられるようになってきている．

(1) 偽膜性腸炎と *Clostridium difficile* 感染症

偽膜性腸炎/*Clostridium difficile* 感染症 *Clostridium difficile* infection (CDI) は，*Clostridium difficile* が産生する外毒素（トキシン A，B など）によって起こる疾患である．疾患概念の整理が進み，偽膜性腸炎は，CDI の重症型と位置づけられるようになった．具体的には大腸内視鏡検査で偽膜を証明した場合に偽膜性腸炎と診断される．CDI のほとんどの症例には抗菌薬使用の既往があり，症状は消化器症状がほとんどないものから，軟便・下痢，下血，腸閉塞，中毒性巨大結腸症，消化管穿孔のような重篤な病態まで幅が広い．CDI 全体からみると，約 30％程度に発熱がみられるとされる．著明な白血球増多を認めることが比較的多い．

(2) CDI を疑うきっかけ

何らかの感染症の治療として抗菌薬が投与されて，いったん解熱した後に再度発熱した場合や，抗菌薬使用にもかかわらず持続する発熱があり不明熱とされていることが多い．一貫して同じ医師がその患者を診続ける場合には，気づきやすく，診断はそれほど難しくないが，紹介症例や転院症例などでは，気づきにくい場合もある．特に下痢のない CDI は[18]，「不明熱」とされやすい．腹痛も下痢もない場合，CDI を考えるのはなかなか難しいが，抗菌薬の使用歴を聴き出すことがきっかけになる．

(3) 外来患者と入院患者の CDI

外来患者で，発熱と下痢があれば，通常はウイルス，*Salmonella*，*Campylobacter* などによる感染性腸炎を第一に考える．抗菌薬の使用歴があり発熱や下痢がある患者，老人施設などに入所している患者で原因不明の発熱と下痢がある場合には CDI を疑うことになる．

一方，入院後 72 時間以降に院内発症した下痢では，通常の起因菌による感染が起こりにくい環境であるため，CDI の可能性が高くなる．また，CDI は院内感染をすることもあるため，同室に CDI の患者が発生した場合には，手洗いを徹底するなど感染拡大の防止にも注意が必要である．

(4) CDI の診断は？

CDI の診断には，便を採取して CD トキシン A，B をチェックするこ

表13　CDトキシンと病原性

病原性あり	CDトキシンA＋	CDトキシンB＋
	CDトキシンA－	CDトキシンB＋
病原性なし	CDトキシンA－	CDトキシンB－

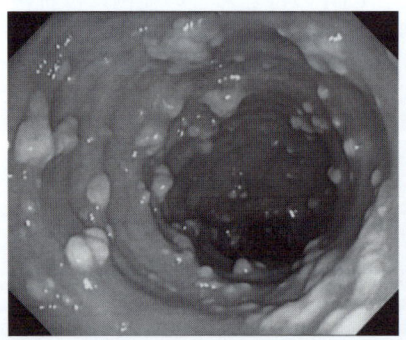

図5　*Clostridium difficile* 感染症（偽膜形成）（巻頭カラー口絵参照）

図6　*Clostridium difficile* 感染症（偽膜：強拡大）（巻頭カラー口絵参照）

とが最も簡便である．CDIを引き起こすトキシンにはCDトキシンAとCDトキシンBがある．CDトキシンAは腸管毒素enterotoxinで，CDトキシンBは細胞毒素cytotoxinである．トキシンBはトキシンAよりも10倍毒性が強いと言われており，臨床上はトキシンBの検出が重要である．病原性があるパターンは，トキシンBが陽性の場合である（表13）．

トキシンAとBを両方診断できるキットが日本でも使用できるようになっており，CDIの診断に有用である．ただし，このCDトキシンの検査は，特異度は93〜99％と高いが，感度が62〜87％と低いことが問題である[19, 20]．つまり，便を1回とって陰性だったからといって，偽膜性腸炎は否定できない．除外するためには，3回くらいのトキシン陰性が必要である．また，検体量（便の量）が少ないと陰性と出やすいため，検査の正確性を高めるために，多めの便（大きめの梅干し大くらい）を提出することが重要である．

大腸ファイバー検査を行って偽膜を視認できれば，診断はほぼ確定的である（図5, 6）．早急に診断をつけたいときなどでは有用な診断ツールで

あるが，侵襲的な検査であり一般的には推奨されていない[21]．

> **1行必殺技**
> CDトキシンは1回陰性であっても偽膜性腸炎がないと判断してはいけない！

（横江正道）

⑥ （粟粒）結核

「不明熱」の中でも診断が非常に難しい疾患の代表であり，「不明熱」の鑑別診断では常に名前をみる，「不明熱」の横綱と言っても過言ではない疾患である．

結核は，日本では欧米先進国と比しまだまだ多く，2010年の結核罹患率は，人口10万対18.2であるが[22]，多くの欧米先進国は10人を切っている．これが日本の不明熱診療において，鑑別診断に結核が欠かせない理由の一つであろう．結核は，二次結核（初感染後約10年以上を経て，宿主の抵抗力低下とともに発症）が多いため，50歳以上の患者が多い傾向が認められる．初感染患者の約5％は感染後2年以内に結核を発症するため，若年者であっても注意が必要である．しかしながら，結核感染患者の約90％は感染が成立しても発症しない．

病因・病態

結核は肺結核以外にも，リンパ節，骨，腎臓，喉頭，腸管，腹膜，また眼，耳，皮膚，生殖器，さらには脳まで病変を認めることがある（肺外結核）．粟粒結核の明確な定義はないが，概略としては，結核菌が血管を通って全身にばらまかれ，2臓器以上に病変を認める状態をいうことが多い．現在では，古典的な肺の粟粒影を伴っていなくてもよいとされている．早期に診断がつけば治療可能な疾患であるが，結核性髄膜炎は治療に難渋し，後遺症が残ってしまうこともあるため，特に注意が必要である．

診 断

日常の診療の際，発熱に加えて（発熱がなくとも）「寝汗をかく」「原因不明の体重減少」「1年以内に塗抹陽性患者と接触」「3週間以上続く咳嗽 subacute cough[23]」を訴える患者をみた際には結核の検査を行うことを勧

める．また，このほかに問診では「BCG接種歴」「ツベルクリン試験歴」「ニューキノロン系抗菌薬内服歴（partially treated状態となりうる）」に注意する．身体所見で結核に特異的なものはない．

胸部単純X線写真でS1，2，6に好発する空洞陰影とその周囲の散布影，粒状影が典型的だが，時にair bronchogramを伴う浸潤影を認めることもある．胸部CTでは，tree-in-bud appearance（粒状影とそれを連結する細気管支の樹枝状陰影）が特徴的である[24]．ただし，不明熱の診療では，前述のように，肺結核だけではなく肺外結核の可能性も念頭に置かなくてはならない．病歴，身体所見で疑わしい部位があれば，詳細に検索を行わなくてはならない．結核の確定診断は，塗抹・培養検査にて結核菌を検出する必要がある．喀痰の出る患者では，日を替えた3回連続の喀痰検査を行う．喀痰が出ない患者では，経鼻胃管を用いて朝食前に胃液を採取する．塗抹検査（Ziehl-Nielsen法，蛍光法），PCR，培養（小川培地，MGIT）等を行う．胃液培養は喀痰培養と同様に比較的陽性率が高い[25]．不明熱の検索で骨髄を検査する際には，結核の検査の必要性も考慮したい．補助的な検査として，ツベルクリン試験，クォンティフェロン®TBゴールドがある．クォンティフェロン®TBゴールドでは，BCG摂取の影響を受けない点，*Mycobacterium avium*-intracellulare complex感染症は陽性とならない点で，ツベルクリン試験よりも使いやすいが，陽性＝活動性結核ではない点には注意が必要である．胸水[26]，腹水，心嚢水貯留のある症例では，これら検体のアデノシンデアミナーゼadenosine deaminase（ADA）値も参考となる．

治療

肺結核の診断がついた場合は，ただちに空気感染隔離を施行する．肺結核を合併しない肺外結核では隔離の必要はない．また，結核と診断した場合，ただちに所轄の保健所へ届け出る必要がある．

治療は，結核菌耐性化を防ぐためにも，少なくとも3剤以上（4剤が望ましい）の抗結核薬を用いて行う．また，治療不全を回避する目的で直接監視下短期化学療法 directly observed treatment, short course（DOTS）を行うこともある．治療の詳細は成書を参照してほしい．

（丹羽一貴）

> **COLUMN** 「不明熱」の横綱
>
> 「不明熱」を診療するうえで，切っても切れない関係にあるのが結核．本当に確定診断をつけるのが難しく，それでいて補助診断（クォンティフェロン®TBゴールド）は「陽性」という症例は非常によく経験する．患者の状態によっては，確定診断よりも先に抗結核薬を先行投与するかどうかの判断に迫られる状況は少なくない．コツはなく，状況に応じて…と言ってしまえば身も蓋もないが，さまざまな所見，検査等で除外診断を行い，かつ検査前確率を上げて…，後は decision making するしかない！（丹羽）

⑦ 肝膿瘍

　肝膿瘍は，感染性心内膜炎と同様に比較的「不明熱」とされやすい疾患である．肝臓は「沈黙の臓器」と言われており，炎症が起きても痛みを自覚しないことが多い．したがって，膿瘍を形成しても腹痛もなく「発熱だけ」ということが往々にしてある．局所症状が乏しい発熱という意味では，まさに不明熱の典型である．

　病歴から肝膿瘍を疑うことはなかなか難しい．身体診察でも，圧痛，叩打痛などが出現しないことが多く，これだけで診断をつけるのは難しい．肝膿瘍と診断するためには，やはり，腹部CTや腹部エコーなど画像検査が必要である．

　画像で肝膿瘍の診断がついた後に原因がアメーバか細菌かを区別するには病歴が有用である．症状としての下痢や，感染経路としての性的接触の有無を確認することが重要である．同性愛や性風俗店への出入りなどのエピソードがあれば，アメーバ感染を疑う．衛生状態の良くない国への渡航歴があり，生水を飲んだ病歴がある場合にも，アメーバ感染の可能性を疑うべきである．

　一方で，何も手がかりがないので，「腹部CTを撮ったら，肝膿瘍が見つかった」というケースは実際のところ多い（図7）．「棚からぼた餅」の印象だが，「不明熱」に対する腹部CTの有用性は文献にも報告されている[27, 28]．「不明熱」の患者で病歴・所見などから手がかりがないときに腹部造影CT

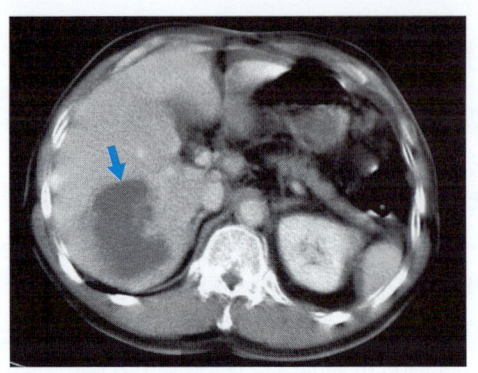

図7　肝膿瘍の腹部造影CT像

を撮ってみると，20％くらいで肝膿瘍に限らず何か診断につながる陽性所見が得られるとも言われている．

治療

アメーバ性肝膿瘍は原則として抗アメーバ薬のみで治癒可能である．細菌性肝膿瘍は抗菌薬に加えて，サイズの大きいもの（>5cm）ではドレナージを考慮する．

> **1行必殺技**
> 手がかりがないときは，いちど，腹部CTを撮ってみるのも価値あり！

（横江正道）

⑧ 深部静脈血栓症/肺血栓塞栓症

不明熱と言えば，感染症，膠原病，悪性腫瘍に加えて，薬剤熱，内分泌疾患と答えられれば，大方はこれらの中に含まれるのかもしれない．しかし！　致死的になるうえに，「不明熱」の原因として忘れがちな疾患に，深部静脈血栓症 deep vein thrombosis（DVT）/肺血栓塞栓症 pulmonary thromboembolism（PE）がある．DVT で熱が出るなんて聞いたことがないかもしれないが，不明熱の6％がDVTであったという報告がある[29]．「発熱の原因にDVT/PEがある」ということを知っていて，かつ適切に診断で

きるどうかで，突然死を含む予後を変えてしまう可能性があるため，ぜひ勉強しておきたい．

病因・病態

DVTとPEは，どちらも静脈血栓塞栓症 venous thromboembolism（VTE）であるため，同じカテゴリーに含められている．

下肢DVTはPEの原因として，9割近くを占めると言われており，非常に重要である．下肢DVTは，ヒラメ筋静脈や腓腹筋静脈に病変を来す遠位型と，膝窩静脈，大腿静脈，腸骨静脈に病変を来す近位型に分類される．近位型DVTは，悪性腫瘍，慢性心不全，呼吸不全，高齢といった慢性疾患・因子に関連するが，遠位型DVTは，手術，不動・運動不足，旅行（乗り物による長時間の移動）といった一過性のリスクファクターとより深く関連している．とりわけ，遠位型DVTはPEによる突然死のほとんどの原因となっており，注意が必要である．DVTは治療さえ行えば，予後は比較的良好な疾患であるため，診断が大事である．

❶リスクファクター

VTEを診断するには，そのリスクファクターを理解することが重要である．そして，そのリスクファクターを有する患者の不明熱では，鑑別診断の中にVTEを含めることを心がけたい．また，リスクファクターは入院患者のVTE発症の予防に関しても重要である．表14[30]にVTEのリスクファクターを示す．

診 断

DVTはPEの原因となりうるが，DVT単独で存在することもある．また，PEはDVT由来ではなく，右心系の感染性心内膜炎やLemierre症候群などの感染性塞栓症の結果として起こることもある．このため，PEを疑った場合は，DVTの検索は後回しにして，まずPEの診断を行う．PEと診断したら，続いてDVTの検索，さらにはその基礎疾患の検索も行う．

病歴としては，DVTでは下肢痛および下肢腫脹，PEでは突然の胸痛，呼吸困難，血痰の喀出が重要である．身体所見は，DVTでは下肢静脈分布に沿った圧痛，PEではショック，頻脈，頻呼吸，肺ラ音がないこともそれぞれを疑う所見となる．Homans徴候（ふくらはぎの把握痛，足関節

表14　VTE のリスクファクター

強いリスクファクター（オッズ比＞10）

〈外科的〉股関節/下肢の骨折，股関節/膝関節置換術，大手術，重症外傷，脊髄損傷

中等度のリスクファクター（オッズ比：2～9）

〈外科的〉膝関節鏡手術，妊娠（産褥）
〈内科的〉中心静脈ライン，化学療法，心不全/呼吸不全，ホルモン療法，悪性腫瘍，経口避妊薬，麻痺性脳卒中，VTE の既往，血栓性素因

弱いリスクファクター（オッズ比＜2）

〈外科的〉膝関節鏡手術，妊娠（産褥），腹腔鏡手術（胆囊摘出術等）
〈内科的〉3 日以上の臥床，坐位での不動（長時間の車や飛行機による旅行），高齢，肥満，妊娠（分娩前），静脈瘤

（文献 30）より一部改変）

表15　D ダイマーの検査特性

	感　度	特異度
DVT に対して		
代表的な ELISA 法	97％	35％
代表的なラテックス凝集法	83％	68％
PE に対して		
代表的な ELISA 法	98％	43％
代表的なラテックス凝集法	92％	55％

を背屈させたときのふくらはぎの不快感）は sensitivity（感度），specificity（特異度）ともに低いとの報告[30]があり，有用ではないかもしれない．

　D ダイマーは，DVT に対して感度の高い検査なので，陰性であれば DVT の可能性はかなり低くなる（**表15**）[31]．ただし，検査前に DVT の疑いがかなり高い場合（検査前確率が高い場合）には，D ダイマーが陰性であっても否定することは難しいこと，D ダイマーは検査キットによって検査特性が異なることに注意しておきたい．例えば，ELISA 法であれば，感度97％であるが，日本でよく使用されているラテックス凝集法では感

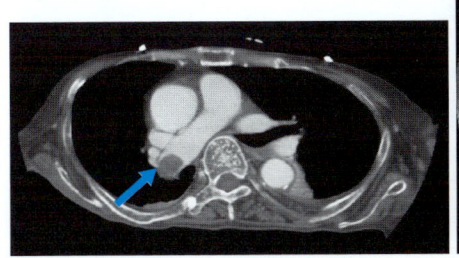

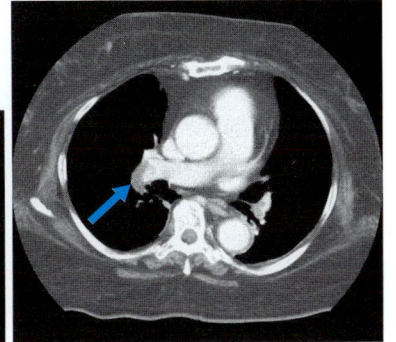

図8　肺血栓塞栓症の造影CT所見
肺動脈内の陰影欠損.

度80％前後なので，これだけでDVTを否定することは難しいかもしれない．DVTを強く疑う場合の確定診断は，下肢静脈エコーや造影CTなどが必要となる．

　PEに対してもDダイマーは有用である．ただし，DVT/PEどちらにも共通するが，Dダイマーは，感度は良好であるが，特異度は高くない検査であるため，確定診断に用いることはできない（表14）．このほか，動脈血液ガス分析（PaO_2低値，$PaCO_2$低値），胸部X線写真（呼吸不全があるのに異常に乏しい，時に透過性亢進や浸潤影を呈することもある），心電図（$S_I Q_{III}$，右脚ブロック，$V_{1〜3}$の陰性T波），下肢静脈エコー，経胸壁心エコー（右室負荷所見）が参考になる．病歴や所見からPEへの可能性を評価する方法として，Wells criteria[32]が有名である．なお，Wells criteriaでは，「PE以外の原因が考えにくい」という項目の得点が高く，何をもってPE以外の原因が考えにくいのか迷うことがあるが，この項目は，心不全，肺炎，喘息，慢性閉塞性肺疾患 chronic obstructive pulmonary disease（COPD）など，呼吸器症状の原因となる common な疾患が考えにくいと解釈するとわかりやすい．確定診断としては，肺動脈造影がゴールドスタンダードとされているが，侵襲的であり，診断目的に施行するのは困難なため，造影CTを用いることが多い（図8）．肺換気血流シンチグラフィーも腎機能低下により造影剤が使用できない場合には考慮するが，肺基礎疾患等の存在下では判断が困難となることもしばしばある．

MEMO　Lemierre症候群

頭頸部，上気道の感染を契機とした内頸静脈の血栓性静脈炎から遠隔臓器の膿瘍，肺塞栓症を合併し，重篤な全身症状を呈する感染症．

MEMO　Wells criteria[33]

症候	スコア
DVTの疑い	3.0
PE以外の原因が考えにくい	3.0
心拍数＞100bpm	1.5
4週間以内の外科手術または臥床	1.5
DVTまたはPEの既往	1.5
血痰	1.0
がん	1.0

スコア合計	PEの確率	リスク評価
0〜2	3.6%	低リスク
3〜6	20.5%	中等度リスク
＞6	66.7%	高リスク

治療

治療は，抗凝固療法のみで治療されるものから，重症例では血栓溶解療法，血栓摘除術を施行されるものまでさまざまである．急性期予後リスクに合わせて専門医による検討が必要となる．

1行必殺技
深部静脈血栓症/肺血栓塞栓症を疑った場合には，Dダイマーが有用！

私たちの経験　せっかく入院時ルーチン検査をやるなら…

研修医時代に肺血栓塞栓症の症例を経験したことを鮮明に覚えている．原

因不明の発熱として救急外来より診察依頼を受け,「不明熱」として病棟へ入院となった症例があった. 入院前に元気がないとのことより, 精神科より多数の内服薬が開始されており, しばらく寝たきりになっていたようである. 腎機能障害を認めたため, 単純 CT のみが施行され, 肺野異常陰影は認めなかった. しかし, 体動時にやや頻呼吸となることが気になっていた. 入院後, ルーチンで検査された心電図をみてハッと気づき, すぐに造影 CT を施行したところ, 肺血栓塞栓症を認めた. 冷や汗ものであったが, 肺血栓塞栓症の診断ができた喜びと, ルーチンの検査を確認する癖をつけたほうが良いなぁという, 2つの気持ちを持てた症例であり, 良い教訓となった. (丹羽)

⑨ 腸腰筋膿瘍

「腸腰筋膿瘍」と疾患名を聞いて, ピンと来る人はどのくらいいるだろうか? 多くの医師にとってまず,「腸腰筋はどこの筋肉?」というところから話は始まるはずである. 腸腰筋は, 大腰筋と腸骨筋の総称で, 第12胸椎から第5腰椎と大腿骨を結ぶ筋肉であり, 主に股関節を屈曲させる働きがある. 腸腰筋膿瘍 iliopsoas abscess とは腸腰筋の筋内に膿瘍を形成する疾患である. 腸腰筋膿瘍に限らず, 多くの膿瘍は, 感染性心内膜炎のような血流感染症に引き続き発症することがあり, 不明熱の原因としては比較的メジャーな鑑別診断となる. 血流感染症を基本的な病態とした感染症は, 不明熱の原因としては非常に重要である. しかし腸腰筋膿瘍は, 血液培養陽性だけでは診断がつかない. もちろん, それは他の感染性心内膜炎や胆管炎等の不明熱となりやすい感染症にも当てはまることではあるが, ことにこの腸腰筋膿瘍に関しては, 画像診断, 特に CT の進歩により, 診断される症例が非常に増えたと考えられている. すなわち, 腸腰筋に異常があることを見つけるためには画像(CT, エコー, MRI 等)が必要ということになる.

病因・病態

腸腰筋膿瘍は, 血流感染やリンパ行性に発症するもの以外に, 周辺臓器

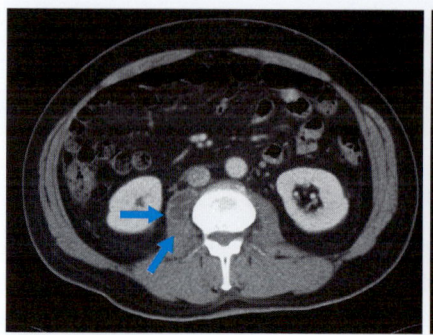

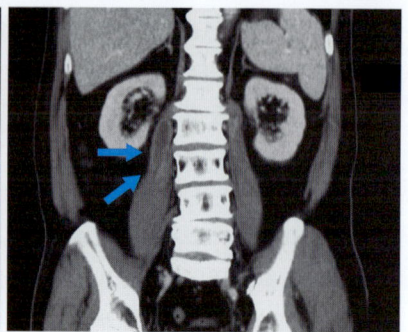

図9 腸腰筋膿瘍の造影CT像
ringed enhancement される low density area.

の感染が直接浸潤するものもある．周辺臓器（組織）には，椎体，腹部大動脈，S状結腸，虫垂，股関節，尿管，リンパ節等が挙げられる．これらの部位への感染症を疑った場合には，腸腰筋膿瘍の合併にも注意をする必要がある．椎体からの浸潤が最も多いと考えられ，実に35%近くを占めるという報告もある[34]．腸腰筋膿瘍を認めた際には，椎間板炎，椎体炎を意識することも必要となるだろう．

症 状

腸腰筋膿瘍に特異的な症状は認めないが，前述の原疾患による症状がみられたり，下肢痛や歩行困難といった症状が出現したりすることもしばしば経験する．身体所見では，psoas sign を認めることもある．

> **MEMO psoas sign**
> 大腿の過伸展により疼痛が誘発される徴候．

診 断

診断の多くは造影CTによって行われるが（図9），造影CTを検討するタイミングとしては，❶細菌感染症を強く疑うが感染巣が明らかでないとき，❷感染巣が明らかとなっており，かつ適切な抗菌薬による治療を行っても改善を認めないとき，❸黄色ブドウ球菌の菌血症を認めたとき，に造

影CTによる腸腰筋膿瘍を含む深部膿瘍の確認を行う必要がある（→第Ⅴ章10「CTはどう読むか？」参照）．

> 治　療

　治療は，適切な抗菌薬投与とドレナージが重要であり，しばしば長期間の抗菌薬使用を余儀なくされることもある．治療効果の判定には，画像による膿瘍の消失，また椎体炎等と同様に，CRPや赤沈といった炎症マーカーも参考となる．

〈丹羽一貴〉

⑩ 特発性細菌性腹膜炎（SBP）

　身体所見の乏しい発熱性疾患として，特発性細菌性腹膜炎 spontaneous bacterial peritonitis（SBP）は特筆すべき存在である．腹膜炎という疾患名であるため，相当に腹痛が強いという印象を医師が持つのは当然である．しかし，特発性細菌性腹膜炎は激しい腹痛はない．むしろ，悪寒戦慄や発熱などの症状を訴えることが多いので，「不明熱」の診療の中では必ず押さえておくべき疾患である．

（1）特発性細菌性腹膜炎とはどんな病気？

　肝硬変などでもともと腹水貯留のある患者に起こる腹膜炎である．原因不明であることが多く，特発性という名にふさわしい．

（2）特発性細菌性腹膜炎を疑うきっかけは？

　既往歴に肝硬変・腹水がある人で発熱，腹痛，意識障害，消化管出血，高窒素血症を来した場合，必ず疑うべきである[35]．発熱は微熱程度のこともある．もともと腹水のある患者が，ここ数日で腹水が急速に増えたという訴えで受診した場合，新たに腹水が出現した場合も特発性細菌性腹膜炎を鑑別診断に入れるべきである[36]．中には，微熱，倦怠感，食欲がない，ボーとしているなど，何ともつかみどころがない症状で発症することもある．このような状況では，特発性細菌性腹膜炎を疑って鑑別診断に挙げないかぎり，絶対に診断には辿りつかない．腹痛がないという理由で腹膜炎はないと除外してはならない．

表16 特発性細菌性腹膜炎における自覚症状・身体所見の感度・特異度と尤度比

症状・所見	感度(%)	特異度(%)	LR+	LR−
発熱	35.3	81.1	1.9	0.8
悪心・嘔吐	29.4	74.2	1.1	1.0
消化管出血	17.7	89.7	1.7	0.9
体温＞38℃	17.7	90.1	1.8	0.9
体温＜36℃	5.9	93.4	0.9	1.0
HR≧100	56.3	47.9	1.1	0.9
SBP＜90	5.9	93.4	0.9	1.0
意識障害	11.8	95.3	2.5	0.9
腹痛・圧痛なし	5.9	85.0	0.4	1.1
軽い腹痛・圧痛	52.9	38.1	0.9	1.2
強い腹痛・圧痛	41.2	77.0	1.8	0.8
腹痛*・圧痛あり	94.1	15.1	1.1	0.4

＊：軽い腹痛と強い腹痛を合わせたもの．
SBP：収縮期血圧 systolic blood pressure
（文献37）より一部改変）

(3) 診断方法は？

　確定診断は腹水穿刺による．腹水中 WBC＞250/μL，腹水培養陽性，腹水グラム染色陽性のいずれかがあれば診断できる．肝硬変では門脈圧亢進による肝内シャントなどで血流感染を起こしていることも多く，血液培養陽性例もあるため，血液培養も必ず採取する．

　救急外来における特発性細菌性腹膜炎の症状・身体所見の診断特性は感度76.5％，特異度34.3％と低く，症状・身体所見の診断特性では除外できない[37]という報告がある．個々の自覚症状・身体所見の診断特性を表16[37]に挙げた．

　このように，程度によらず腹痛があることは，特発性細菌性腹膜炎を疑うきっかけにはなっても特発性細菌性腹膜炎の可能性をあまり高めることはできず，むしろ，発熱や意識障害があることで特発性細菌性腹膜炎と確定診断に近づくことになる．このような腹膜炎らしくない腹膜炎に気づけ

るか否かが診断の分かれ目になる．気づいて腹水穿刺を行えば診断できる．

> **1行必殺技**
> 肝硬変・腹水患者が発熱したら，特発性細菌性腹膜炎は必ず考える．疑ったら腹水穿刺＋ボトル培養，血液培養！（穿刺した腹水を血液培養のボトルに入れて培養することで培養陽性率が上がる[38]という報告がある）

（横江正道）

⑪ 化膿性関節炎

　化膿性関節炎 suppurative arthritis は，関節破壊を起こし重篤な機能障害を来し，敗血症の併発により致死的となることもあるため，血液培養を最低2セットおよび関節液採取のうえ，可能なかぎり早急に抗菌薬投与を開始する必要がある．

病因・病態

　主たる感染経路として血行性があり，その頻度は72％という報告もある．そのほかに関節穿刺や外傷からの直接的な感染もある．近年は手術，関節穿刺などの医療行為に伴う医原性の化膿性関節炎が増加しており，40％を占めるという報告もある．起因菌としては黄色ブドウ球菌，連鎖球菌，淋菌などが特に重要である（表17）[39]．

　注意したいこととして，化膿性関節炎が感染性心内膜炎（血流感染）の一症状である場合があることが挙げられる．特に黄色ブドウ球菌，腸球

表17　化膿性関節炎の起因菌（淋菌を除く）

細　菌	頻　度
黄色ブドウ球菌	42.6％
連鎖球菌	18.0％
表皮ブドウ球菌	11.5％
グラム陰性桿菌	5.5％
培養陰性	15.3％

（文献39）より一部改変）

表18　化膿性関節炎のリスクファクター

- 80歳以上
- 糖尿病
- 関節リウマチ
- 人工関節
- 最近の関節手術
- 皮膚感染，皮膚潰瘍
- 薬物常用，アルコール多飲
- 関節内ステロイド注射

（文献40）より一部改変）

菌，連鎖球菌の場合には感染性心内膜炎があるかないかの評価が必要になる．

リスクファクターとして，**表18**のものが挙げられる[40]．

症状

化膿性関節炎の症状として，関節痛，関節腫脹，熱感，可動域制限などが78〜85％の患者で認められる[41]．身体所見をとるときに，化膿性関節炎を念頭に置いて関節の診察をしないと見逃されてしまうことがある．不明熱をみたときには関節の所見をとることも忘れないようにしたい．また，通常は急性の単関節の関節痛，関節腫脹を訴えることが多い．特に膝関節を侵すことが多く，その頻度は50％を超えるが，手関節，足関節，股関節もよく侵される．また20％の患者では少数もしくは多関節炎を来すが，通常は2〜3個の関節にとどまることが多い（寡関節炎）[41]．鑑別診断としては痛風，偽痛風などがある．

診断

診断のためには関節穿刺が必須である．関節液分析，関節液グラム染色，関節液培養を行い，さらに感染性心内膜炎合併の可能性も考慮し血液培養などを行う．

関節液分析ではWBCが重要である．通常は50,000〜150,000/μLを示すことが多いが，痛風でも同様の数値を示すこともあり，逆に化膿性関節炎であっても50,000/μL以下であったとの報告もある．抗菌薬投与がなされていない状態でもグラム染色の特異度は非常に高いが，感度は50〜

70％との報告があり[42]，陰性であっても否定できないことに注意が必要である．関節液の培養は感度75〜95％，特異度90％との報告[42]があるが，他の細菌感染症同様，先行する抗菌薬投与があれば陰性となるため，注意が必要である．

また，特殊な化膿性関節炎として淋菌性化膿性関節炎がある．淋菌感染後に菌血症を来し，化膿性関節炎を起こす病態である．性感染症 sexually transmitted infection (STI) のリスクがあり淋菌性の化膿性関節炎を疑えば，上記検査に加え尿道分泌物や子宮頸部の培養を追加する必要がある．

淋菌性の関節炎の場合，関節液のグラム染色の感度は1％未満であり，培養の感度も10〜50％と言われる[42]．

治療

治療の基本はドレナージおよび抗菌薬投与である．患者背景やグラム染色の結果から菌を想定し，抗菌薬を選択する．詳細は感染症の教科書に譲るが，一例を以下に示す[41, 43]．

> **1. 関節液グラム染色でグラム陽性球菌を認めた場合**
> 　黄色ブドウ球菌をターゲットに，セファゾリン2gを8時間ごと
> 　MRSAのカバーが必要であれば，バンコマイシン1gを12時間ごと
> **2. 関節液グラム染色でグラム陰性球菌を認めた場合**
> 　淋菌をターゲットに，セフトリアキソン2g
> **3. 関節液グラム染色でグラム陰性桿菌を認めた場合（免疫不全者に多い）**
> 　セフトリアキソン2g，またはセフタジジム2gを8時間ごと
> 　緑膿菌を疑う場合には，セフタジジムに加えゲンタマイシン併用が勧められる．
> （文献41, 43）より一部改変）

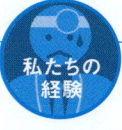

私たちの経験　身体所見の重要性

総合内科では，救急外来から不明熱（？）のコンサルトを受けることが多

い．不明熱とされたある症例で呼ばれ，診察に行った．救急外来で患者の靴下を脱がせたところ，足関節の腫脹，発赤，熱感を認め，化膿性関節炎が疑われた（他の鑑別診断としては，結晶誘発性関節炎がある→⑫「痛風，偽痛風」参照）．「不明熱」の原因として化膿性関節炎がありうることと，全身の所見をしっかりとること，靴下を脱がせることの重要性を再認識させられた一例であった（→第Ⅳ章6 COLUMN「パンツと靴下」参照）．（吉見）

⑫ 痛風，偽痛風（結晶誘発性関節炎）

　痛風 gout や偽痛風 pseudogout でも発熱をするのは，あまり認識されていないことであるが，時には高熱にもなる．関節が腫れた，関節が痛いという訴えの場合はわかりやすいが，実際に「不明熱」として私たちの前に現れてくるのは，意思の疎通が十分できない高齢者であることが多い．そのような場合には，鑑別診断に痛風，偽痛風を挙げてていねいに関節の所見をとることが診断するうえで必要である．また，関節炎としては単関節炎であることが多いが，多関節炎であることもある．化膿性関節炎との鑑別は身体所見からのみでは困難である．

(1) 痛　風

病因・病態

　高尿酸血症がリスクファクターとなる．高尿酸血症が持続した結果，関節内に尿酸結晶が析出し，関節炎が誘発される．徐々に関節炎を繰り返すようになり，最終的には慢性的な関節痛や痛風結節を来す[44]．

症　状

　関節の激しい痛み，発赤，腫脹が急速に進行する．しかし，無治療であっても数週間で改善する．80％は単関節で発症し，母指中足指節関節 metatarsophalangeal joint（MTP関節）や膝を侵すことが多い．また，20％未満ではあるが多関節炎で発症する例もある（→巻頭カラーページ「百聞は一見に如かず！」参照）．

表19　痛風診断のための臨床スコア

	clinical score
男性	2.0
関節炎の既往	2.0
症状が完成するまでが1日以内	0.5
関節の発赤	1.0
母指MTP関節の疼痛，腫脹	2.5
高血圧または1つ以上の心血管病変	1.5
尿酸値5.88mg/dL以上	3.5

【診断（合計最大スコア13.0）】
合計スコア8以上であれば，80%以上の確率で痛風と診断．
合計スコア4以下であれば，ほぼ100%痛風を除外．
（文献46）より一部改変）

診　断

　最も確実な診断法は関節穿刺を行い，偏光顕微鏡にて関節液内に白血球による尿酸結晶の貪食像を証明することである[45]．しかし誰もが関節穿刺を施行できるわけではなく，全例に施行するのも手間がかかる．状況によっては臨床的に診断することも必要であり，それは可能と言われている．具体的には表19[46]の方法がある．

　また誘発因子も重要で診断の助けになる．外傷，手術，飢餓，高脂肪食，脱水，尿酸値に影響を与える薬（アロプリノール，サイアザイド系・ループ利尿薬），低用量アスピリンなどが誘因となりうるので，このような病歴には注意をしたい．また，痛風発作の急性期は，43%の患者で血清尿酸値は正常もしくは低値という報告があり，急性期の尿酸低値は痛風発作を否定できないという点には注意が必要である．

治　療

　発作期の治療はNSAIDsを用いる．コルヒチンも発作予防や前兆期に使用されることがある[44]．詳細は成書に譲るが，発作期に高尿酸血症の治療を開始することは症状の増悪を来す可能性があるため，行ってはならない．

(2) 偽痛風

病因・病態

　ピロリン酸カルシウム二水和物 calcium pyrophosphate dihydrate（CPPD）の沈着により引き起こされる関節炎である．高齢者に多く，甲状腺機能低下症，副甲状腺機能亢進症，低マグネシウム血症などの基礎疾患[47]があることもある．また変形性関節症があると発症しやすいと言われる．誘発因子としては外傷，手術，肺炎，心筋梗塞などがあり，入院中の患者の不明熱の原因としては頻度が高い．

症　状

　単関節炎が多いが，多関節炎になることもある．

診　断

　スクリーニングとして，罹患関節を含め，両側手関節正面，骨盤正面，両側膝関節正面のX線写真を撮影する．そのうえで関節内の石灰化を確認できれば可能性は高まる（図10）．ただし，確定診断としてはCPPDの確認が必要なことと，化膿性関節炎の除外が必要なことから，関節穿刺も施行したい．

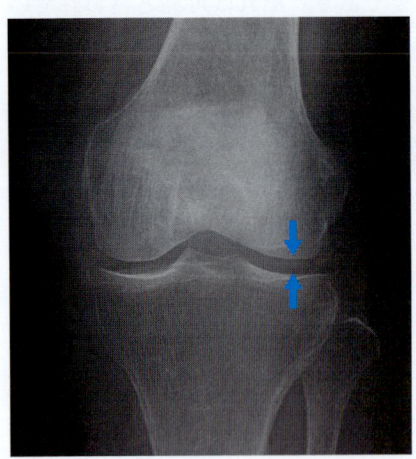

図10　膝関節石灰化

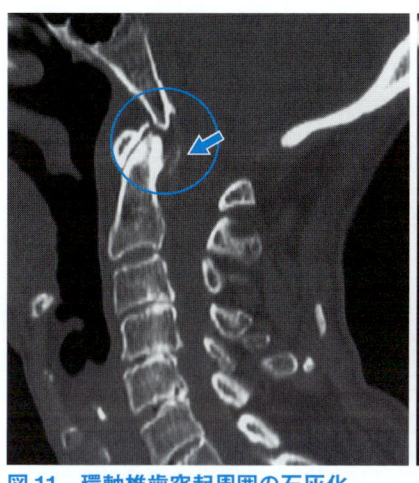

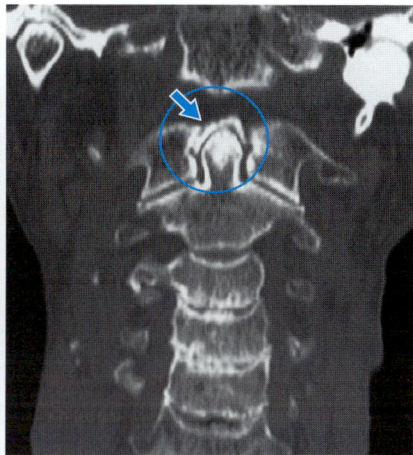

図 11　環軸椎歯突起周囲の石灰化

> 治　療

基本的には NSAIDs が有効である．副作用等により使用できない場合はステロイド内服が行われることもある[44]．

> MEMO　crowned dens syndrome（CDS）
>
> 環軸椎歯突起周囲に起こった偽痛風のことである．環軸椎歯突起周囲に CPPD が沈着することで反応性に炎症を起こし，頸部痛と発熱を来すことがあり crowned dens syndrome（CDS）と呼ばれる．発熱，頸部痛などからリウマチ性多発筋痛症，髄膜炎などと間違われることもある．反応の鈍いリウマチ性多発筋痛症をみたときには CDS の可能性も考え直す必要がある．診断は頸椎 CT で環軸椎歯突起周囲の石灰化を確認することで行われる（図 11）．

> MEMO　慢性関節炎
>
> 慢性経過の（特に）単関節炎は，結核性関節炎も考慮する．滑膜生検および，その培養・組織診断が有用とされる．慢性の（単）関節炎をみた場合には必ず鑑別診断に加えなければならない．

（吉見祐輔）

⑬ 成人発症 Still 病

成人発症 Still 病は，「不明熱」の診療においてしばしば見かける疾患の

一つである．成人発症 Still 病はどのような疾患かと問うと，「サーモンピンク疹を呈する疾患」と答える研修医が圧倒的に多いのは国家試験の影響なのだろうか．もちろんまったく間違いではないが，発熱時以外には認めないという特徴があり，この皮疹のみを頼りに診断することは難しい．発熱以外にも多彩な症状をとり，そのどれもがこの疾患に特異的でないため，感染症や悪性腫瘍，他の膠原病を除外することにより診断に至る．

病因・病態

若年女性にやや多いとされるが，SLE ほどの性差はなく，また高齢者での発症も報告されており，全患者において注意が必要である．基本的に予後の良い疾患であるが，時に急性呼吸促迫症候群 acute respiratory distress syndrome（ARDS）や DIC を合併し，死に至ることもある．

症状

発熱は，しばしば 1 日に 1〜2 回の高熱とその後，自然に解熱する spiking fever の熱型をとることが知られているが，平熱とならず高熱が持続することもある．そのほか，発熱時の前胸部を中心とした体幹，四肢（時に手掌，足底部）に出現するサーモンピンク疹と呼ばれる紅斑（時に丘疹状紅斑），Köbner 現象，少関節性で，大関節に多い関節炎，咽頭痛，肝機能障害，リンパ節腫脹，脾腫，心膜炎，胸水貯留，筋肉痛，時に血球貪食症候群や DIC といった血液学的異常を認める（**表 20**[48]，巻頭カラーページ「百聞は一見に如かず！」参照）．

表 20　成人発症 Still 病の臨床所見と頻度

発　熱	82〜100％	リンパ節腫脹	32〜74％
皮　疹	51〜94％	脾　腫	14〜65％
関節痛	0〜100％	胸膜炎	12〜53％
関節炎	68〜100％	心膜炎	10〜37％
咽頭痛	35〜92％	筋肉痛	12〜84％

（文献 48）より一部改変）

> **MEMO** 血球貪食症候群（HPS）
>
> 原因不明であるが，何らかの原因により血球が活性化された組織球に貪食される症候群．有名なものとして EB ウイルス等による VAHS があるが，感染症，悪性腫瘍，膠原病等，さまざまな疾患で起こることが知られている（→本章 5-①「血球貪食症候群」参照）．

> **MEMO** Köbner 現象
>
> 正常な皮膚に物理的刺激を与えるとその部分に発疹が出現する現象．

診 断

　検査所見としては，好中球優位の白血球増多，赤沈，CRP 上昇，AST/ALT 上昇が認められるが，成人発症 Still 病が疑われているにもかかわらず血球減少を認める場合には，血球貪食症候群の合併を疑う．また，血清フェリチン上昇は非常に参考となり，特に 3,000 ng/mL 以上の場合は診断に有用である[49]．診断においてのみでなく，疾患活動性を反映し，治療反応の目安ともなりうる．

　最も頻用される分類基準として，Yamaguchi criteria[50]が有名であり，診断の参考となる（表 21）．

表 21　Yamaguchi criteria

【major criteria】
① 発熱（39℃以上，1 週間以上持続）
② 関節痛もしくは関節炎（2 週間以上持続）
③ 典型的皮疹：サーモンピンク様の紅斑もしくは丘疹状紅斑．非瘙痒性，発熱時出現，解熱時消退
④ 白血球増多（10,000/μL 以上，好中球 80％以上）
【minor criteria】
① 咽頭痛
② リンパ節腫脹もしくは脾腫
③ 肝機能障害
④ リウマトイド因子陰性，抗核抗体陰性
【除外項目】
感染症，悪性腫瘍（特に悪性リンパ腫），他のリウマチ性疾患

major criteria 2 項目以上を含む 5 項目以上を満たすこと（感度 96.2％，特異度 92.1％）．
血清フェリチンの異常高値は診断の参考とする．
（文献 50）より引用）

治療

治療は，まず NSAIDs を試してみる．10〜20％の症例では有効と言われているが，効果が乏しい場合は，ステロイド，免疫抑制薬が必要となる．

> **1行必殺技**
> 血清フェリチンの異常高値をみたら，成人発症 Still 病，血球貪食症候群，悪性リンパ腫を疑え！

⑭ 血管炎

血管炎という疾患は，名前は聞いたことがあるが，実際にはよくわからない疾患の代表ではないだろうか．かくいう筆者も，研修医時代にはどんな疾患であるのかすらわからず，初めて自分で診断し，治療に至ったときは非常にうれしかったことを記憶している．

病因・病態

血管炎は，読んで字のごとく，血管壁を主な炎症の場とする疾患の総称であり，肺，腎，皮膚症状をはじめとする多彩な症状を来す，診断の難しい疾患である．不明熱に占める膠原病の割合は 20％くらいであり[51]，その中で血管炎は 10％程度と言われている．頻度は高くないが，診断が遅れると重篤な転帰をとる可能性があるため，早期に診断したい．血管炎は臨床では血管のサイズによる分類が広く用いられる[52]（図 12）[53]．

診断

一般に，発熱を診るときは，発熱以外の病歴や症状に注目して診断を進めていく．例えば，下気道症状であれば肺炎，腹痛であれば虫垂炎であるが，血管炎では症状が多彩であるために，1つの特徴的な病歴や症状から診断に近づくことは難しいだろう．実際は，比較的全身状態が悪く，発熱，食思不振，体重減少，関節痛を伴っており，これらに加えて，咳，血痰，鼻閉感，喘息，触知できる紫斑，しびれ等があれば疑うこととなる．言わば，「症状の組み合わせ」に気づくことが大事である．診察は言うまでもなく全身をくまなく診なければならない．中でも，診断に直結することもある皮膚所見は非常に重要である．また，血液検査にて赤沈亢進，

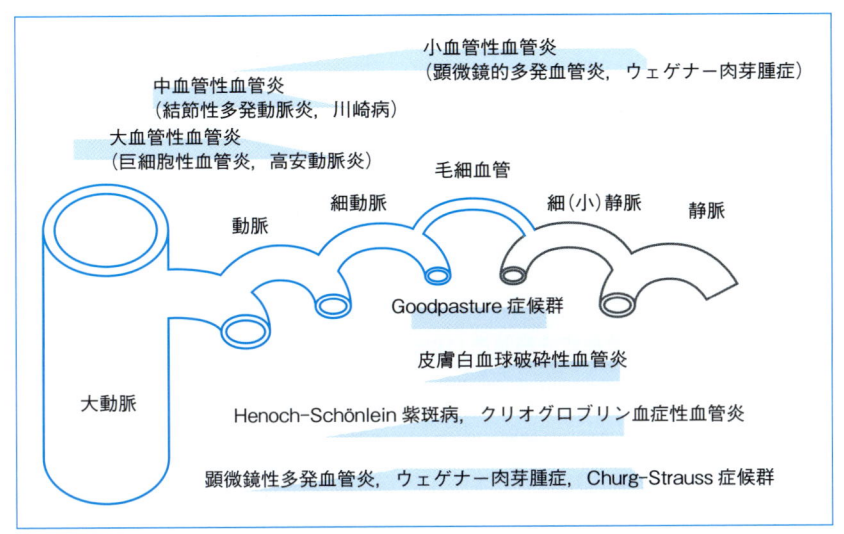

図12 血管サイズによる血管炎の分類
(文献53)より引用)

　CRP高値，血液尿素窒素 blood urea nitrogen (BUN) およびクレアチニン creatinine (Cre) 上昇，血尿，蛋白尿も，より詳細な検索を行ううえで参考所見となるだろう．

　いちど血管炎を疑えば，全身に症状の出る疾患であることからも，全身くまなく検索していくこととなる．一般的な血液，尿検査，胸部Ｘ線単純写真に加え，抗核抗体，補体，ANCA，肝炎ウイルス血清検査，胸部CT，眼科検査を施行する．もちろん，除外診断目的に血液培養等を行うことも重要である．確定診断は，皮膚，上気道，腎臓，肺等の生検によって行われる．**表22**[54]，**23**[55]）に，血管炎，中でも血液検査も参考になる点で，比較的診断しやすいANCA関連血管炎である Churg-Strauss 症候群，ウェゲナー肉芽腫症の，米国リウマチ学会 (ACR) の criteria for classification を示す．他の血管炎については，成書を参照してほしい．

治療

　治療は中等量から高用量ステロイド（プレドニゾロン1mg/kg）で開始し，徐々に漸減していくが，反応が不良であれば，アザチオプリンやシク

表 22　Churg-Strauss 症候群分類基準 (1990)

1. 喘息
2. 末梢血好酸球数＞10％
3. 単神経炎，多神経炎
4. （胸部 X 線単純写真にて）移動性，もしくは一過性浸潤影
5. 副鼻腔の異常
6. （生検にて）血管外の好酸球浸潤

診断には，上記 6 項目中 4 項目以上が必要．感度 85.0％，特異度 99.7％．
（文献 54）より引用）

表 23　ウェゲナー肉芽腫症分類基準 (1990)

1. 鼻腔内，もしくは口腔内の炎症（有痛性，もしくは無痛性潰瘍，化膿性，もしくは血性鼻分泌液）
2. 胸部 X 線単純写真異常（結節影，固定した浸潤影，空洞形成）
3. 血尿（＞5/HPF），もしくは尿沈渣で赤血球円柱
4. （生検にて）肉芽腫性炎症

HPF：強拡大 high-power field (microscope)
診断には，上記 4 項目中 2 項目以上が必要．感度 88.2％，特異度 92.0％．
（文献 55）より引用）

ロホスファミドといった免疫抑制薬も併用する．

（丹羽一貴）

⑮ サルコイドーシス

病因・病態

　サルコイドーシス sarcoidosis は原因不明の非乾酪性肉芽腫による多臓器疾患である．すべての人種，すべての年齢で発症しうるが，50 歳以前での発症が多く，特に 20〜39 歳の間にピークがみられる．地域差もあり，北ヨーロッパで最も多く，10 万人当たり 5〜40 人との報告もあるが，日本では 10 万人当たり 1〜2 人と言われる．何らかのアレルゲンに対する反応とも言われるが確定したものはない．

臨床症状

　サルコイドーシスは肺病変を起こすことが最も多く，咳，呼吸困難，胸痛などの症状を来す．肺以外に多い病変部位は眼と皮膚である．いかなる臓器にも症状を起こしうるが，90％以上の確率で縦隔リンパ節腫脹，肺

病変，皮膚病変，眼病変のいずれかを伴う[56]．基本的には無熱性で，発熱があるのはブドウ膜耳下腺炎という亜型のとき，結節性紅斑，巨大肝肉芽腫，頭蓋底髄膜炎を合併したときと言われる．特に不明熱となりやすいのは多臓器に病変があるとき，悪性リンパ腫を合併したときとの報告もある[57]．

❶肺病変[56]

肺病変は90％以上の確率で認められ，症状としては呼吸困難，咳，胸部不快感，喘鳴などがある．胸部単純X線写真では4つのステージに分類される．

Ⅰ期：両側肺門リンパ節腫脹のみ見られるもの
Ⅱ期：両側肺門リンパ節腫脹＋浸潤影が見られるもの
Ⅲ期：浸潤影のみ見られるもの
Ⅳ期：ブラ，fibrotic band，hilar retraction，気管支拡張が見られるもの

❷皮膚病変[56]（→巻頭カラーページ「百聞は一見に如かず！」参照）

皮膚病変はサルコイドーシスにおいてよくある症状であり，20〜35％で認められる．しかしさまざまな形態をとるために誤診される可能性がある．斑，丘疹，plaque（局面）などの皮膚病変があり，通常，首筋，上背部，四肢，体幹にみられる．結節性紅斑もサルコイドーシスの患者の10％にみられるが，生検を行っても非特異的な中隔性脂肪織炎を示し，それだけでは確定診断には至らない．しかし，結節性紅斑様と呼ばれる，組織学的に類上皮肉芽腫を認めるものもあるため，どのような皮膚病変であれ生検は有用である．

❸眼病変[56]

眼病変はサルコイドーシスにおいて25〜80％で認められ，ルーチンでのスリットランプおよび眼底鏡によるチェックは必須である．前ブドウ膜炎が最も多く，眼病変のある患者のうち65％に認められるが，後ブドウ膜炎，網膜血管炎なども来す．急性のブドウ膜炎よりも緩徐に進行し，緑内障から視野欠損を伴う慢性のブドウ膜炎を来すことが多い．

❹心病変[56]

剖検ではサルコイドーシス患者の25％において心臓に肉芽腫を認めるが，臨床的には5％程度である．肉芽腫が起きる場所は左室自由壁が最も

多く，次いで心室中隔であり，しばしば刺激伝導障害を伴う．心サルコイドーシスは，心筋症，頻脈性不整脈，徐脈性不整脈を来し，失神を来すことや死に至ることもある．心内膜心筋生検は通常右室で行われるが，病変は左室もしくは心室中隔に多いため診断率は低い．心臓の造影MRIや陽電子放射型断層撮影 positron emission tomography（PET）が診断に役立つと言われている．突然死が心サルコイドーシスの初発症状になることもあり，刺激伝導障害を検出するために，心電図は心サルコイドーシスが疑われた場合には必須である．

❺肝病変，脾病変[56]

サルコイドーシスの患者のうち10％がAST/ALTおよびALPの上昇を認める．進行すれば瘙痒感，黄疸，肝不全が出現することもあるが，通常であれば症状は乏しい．CTで肝臓もしくは脾臓の病変を認める割合は5〜15％と言われる．肝病変による症状がある患者のうち60％では，発熱，寝汗，食思不振，体重減少を認める．

❻神経病変[56]

剖検ではサルコイドーシス患者の25％に中枢神経病変が認められるが，臨床的には神経症状を来した患者の10％程度に認められるのみである．具体的な症状としては，脳神経障害，頭痛，運動失調，認知機能異常，脱力，痙攣などがある．髄液の所見としては，非特異的なリンパ球優位の炎症を認めるのみである．

❼高カルシウム尿症・血症と腎病変[56]

高カルシウム尿症はサルコイドーシス患者の40％，高カルシウム血症は11％，腎結石は10％にみられる．したがって24時間尿中カルシウムの測定が必要である．腎内カルシウム沈着は腎不全の原因になるため注意が必要であるが，肉芽腫そのものによる腎不全はまれである．

診 断

組織診断群と臨床診断群に分けて診断する（表24〜26）．詳細は「サルコイドーシス診断基準と診断の手引き」[58]を参照のこと．

不明熱診療としては，発熱に伴い，肺病変，皮膚病変，眼病変などあればサルコイドーシスも鑑別に挙げ，上記症状のチェックを行う必要がある．またサルコイドーシスは死に至ることもある疾患ではあるが，ステロ

表24 サルコイドーシスの診断基準

組織診断群

1つの臓器に非乾酪性類上皮肉芽腫を認め，かつ下記の①〜③のいずれかを認める．
　①他の臓器に非乾酪性類上皮肉芽腫を認める
　②他の臓器で「サルコイドーシス病変を強く示唆する臨床所見（表25）」がある
　③表26（全身反応を示す検査所見）に示す検査所見6項目中2項目以上を認める

臨床診断群

非乾酪性類上皮肉芽腫は証明されていないが，2つ以上の臓器において「サルコイドーシス病変を強く示唆する臨床所見（表25）」があり，表26（全身反応を示す検査所見）のうち2項目以上を認めたもの

表25 サルコイドーシス病変を強く示唆する臨床所見

1. 呼吸器病変：BHL，画像的異常所見
2. 眼病変：前ブドウ膜炎等
3. 心病変：房室ブロック，心室中隔基部の菲薄化，左室収縮不全（EF＜50％），ガリウムシンチグラフィーの心臓への集積等
4. 皮膚病変：結節型，局面型，びまん浸潤型，皮下型等
5. 神経・筋病変：さまざま
6. その他：肝，脾，腎，消化管，リンパ節，甲状腺，骨，関節などに認められる

BHL：両側性肺門リンパ節腫脹 bilateral hilar lymphadenopathy
EF：駆出率 ejection fraction

表26 全身反応を示す検査所見

1. 両側肺門リンパ節腫脹
2. 血清ACE高値
3. ツベルクリン試験陰性
4. ガリウムシンチグラフィーにおける著明な集積所見
5. 気管支肺胞洗浄液でリンパ球増加またはCD4/CD8比高値
6. 血清あるいは尿中カルシウム高値

ACE：アンジオテンシン変換酵素 angiotensin-converting enzyme

イドに対する反応性が良く，その点からも診断をつける価値が高い．

〈吉見祐輔〉

⑯ 毒素性ショック症候群（TSS）

　毒素性ショック症候群 toxic shock syndrome（TSS）は経過の遅い，いわ

ゆる古典的不明熱ではなく，原因不明の発熱，皮疹を伴い，急速にショックに至る救急疾患として受診することが多く，原因不明のショックや急速に進行する多臓器不全の鑑別診断として重要である[59]．ゆっくりと鑑別診断を，と言っている時間はなく，ただちに呼吸循環動態の支持を行いつつ，原因検索，治療を並行して行わなければならない緊急疾患である．

病因・病態

TSSは黄色ブドウ球菌感染症の一つであるが，その本態は黄色ブドウ球菌の外毒素であるtoxic shock syndrome toxin 1（TSST-1）等の毒素によって引き起こされる症候群である．黄色ブドウ球菌性TSSの場合は，誘因としてタンポン使用といった月経関連のものや，手術部位感染症に関連したものがあり，病歴上重要である．黄色ブドウ球菌のほかにも，連鎖球菌等によるTSSも報告されている．連鎖球菌性TSSは，単独菌種（A群連鎖球菌）によるⅡ型壊死性筋膜炎の約50％に合併すると言われている[60]．また，ブドウ球菌性TSSに比して，死亡率は5倍以上と言われている．

症状

突然発症の高熱，意識障害，悪寒戦慄，筋痛，咽頭痛，悪心・嘔吐，下痢といった症状に加え，びまん性の紅斑を伴う場合，TSSを疑う（→巻頭カラーページ「百聞は一見に如かず！」参照）．

診断

診断は，Centers for Disease Control and Prevention（CDC）の診断基準（**表27，28**）[61]による．ブドウ球菌性TSSでは，血液培養陽性率は5％程度という報告がある[62]が，連鎖球菌性TSSでは約60％で陽性となる．

治療

TSSを疑った場合，呼吸循環動態の支持を行い，抗菌薬としては，ブドウ球菌性ならセファゾリン，バンコマイシンに加えてクリンダマイシンを投与する．連鎖球菌性なら，ペニシリンGに加えてクリンダマイシンを投与する．クリンダマイシンは毒素産生を抑制すると言われている[63]．

表27　ブドウ球菌性TSSの診断基準（1997年）

【臨床所見】
1. 発熱：38.9℃以上
2. 皮疹：びまん性の斑状紅斑
3. 落屑：発症より1〜2週間後，特に手掌，足底部
4. 低血圧：収縮期血圧90mmHg以下，または15mmHg以上の起立性低血圧・失神・めまい
5. 多臓器障害（以下より3項目以上）
    ① 消化管：嘔吐もしくは下痢
    ② 筋肉：筋痛もしくはCPKが正常上限の2倍以上
    ③ 粘膜：腟，口腔咽頭，結膜の充血
    ④ 腎臓：BUN，Creが正常上限の2倍以上もしくは尿路感染症でない膿尿
    ⑤ 肝臓：総ビリルビン，ASTもしくはALTが正常上限の2倍以上
    ⑥ 血液：血小板数100,000/μL以下
    ⑦ 中枢神経：見当識障害，もしくは発熱，低血圧がない際の巣症状を伴わない意識状態の変容

【検査基準】
（もし得られれば）以下の陰性所見
1. 血液，咽頭，髄液培養（血液培養は黄色ブドウ球菌が陽性となるかもしれない）
2. ロッキー山紅斑熱，レプトスピラ感染症，麻疹の血清診断

【診断】
検査基準を認めた症例で，臨床所見の5項目陽性で確診，4項目陽性で疑診．

CPK：クレアチンホスホキナーゼ creatine phosphokinase
（文献61）より一部改変）

表28　連鎖球菌性TSSの診断基準（2010年）

【臨床所見】
1. 低血圧：収縮期血圧90mmHg以下
2. 多臓器障害（以下より2項目以上）
    ① 腎臓：Creが2mg/dL以上，もしくは年齢ごとの正常上限の2倍以上．以前より腎機能障害がある場合は，基礎値より2倍以上の上昇
    ② 血液：血小板数100,000/μL以下，もしくはDIC
    ③ 肝臓：総ビリルビン，ASTもしくはALTが正常上限の2倍以上．以前より肝機能障害がある場合は，基礎値より2倍以上の上昇
    ④ ARDS
    ⑤ びまん性斑状紅斑：落屑を伴うかもしれない
    ⑥ 軟部組織壊死：壊死性筋膜炎，筋炎，壊疽を含む

【検査基準】
Group A *Streptococcus* の検出

【診断】
臨床所見を満たし，かつ通常無菌な部位よりGroup A *Streptococcus* を検出すれば，確診．

（文献61）より一部改変）

⑰ 全身性エリテマトーデス（SLE）

　感冒の患者とは違い，患者自身が「多分膠原病だと思います」と言って病院を受診することはほとんどないだろう．では，膠原病はどうやって診断するのだろう．

　症例検討を行うと，発熱の原因がわからない際に，鑑別診断として「膠原病」を挙げているのをよく見かける．しかし，膠原病とひと言で言っても，それは関節リウマチや全身性エリテマトーデス systemic lupus erythematosus（SLE）や皮膚筋炎等，さまざまな疾患の総称である．確定診断を得るためには，「膠原病」ではなく，「SLE」のように，特異的診断名を挙げて考えるほうが適切な診療につながることが多い．

病因・病態

　SLE は日本での有病率は 10 万人当たり 10～100 人程度と推測されている．女性に多い疾患であり，20～40 歳代で発症することも多い．

　SLE の患者は，発熱，全身倦怠感，体重減少等の全身症状を訴えて来院する場合もあるが，Raynaud 現象や口腔内潰瘍や光線過敏症のような，より SLE を示唆する症状を主訴とする場合や，血球減少，腎障害等の検査値異常にて近医から病院を紹介受診することもしばしば経験する．非常に多彩な症状を認めることより，なかなか診断への糸口をつかみづらいとも言える．

診　断

　まずは ACR の分類基準（表29）[64, 65]を参考にすることが診断への近道であろう．この基準の 11 項目のうち，項目 1～5，8 については病歴，身体所見からわかる項目であり，発熱に伴ってこれらの所見を認めた場合には，鑑別診断として SLE を考えてよいだろう．そして，SLE を疑ったら，まず外来でもすぐに結果のわかる血液検査，尿検査を確認する．すると，この時点で 11 項目中の 9 項目までが確認できてしまう．ここまでで 3 項目以上を認めた場合には，項目 10，11 の抗核抗体や免疫学的異常の検査によって SLE の診断に近づくことができる．

　ここで，注意点がある．これら 11 項目は診断基準ではなく，分類基準

表29　criteria for classification of SLE（1997年改訂）

1. 頬部蝶形紅斑（図13）
2. 円板状紅斑
3. 光線過敏症：患者病歴もしくは医師の観察にて
4. 口腔内潰瘍：通常無痛性，医師の観察にて
5. 非びらん性関節炎：2つ以上の末梢関節
6. 胸膜炎もしくは心膜炎
7. 腎障害
   1) 0.5g/日以上もしくは3+以上の持続性蛋白尿
   2) 細胞性円柱：赤血球・顆粒・尿細管性円柱
8. 神経障害
   1) 痙攣
   2) 精神障害
9. 血液学的異常
   1) 溶血性貧血
   2) 白血球減少症：4,000/μL未満が2回以上
   3) リンパ球減少症：1,500/μL未満が2回以上
   4) 血小板減少症：100,000/μL未満
10. 免疫学的異常
    1) 抗DNA抗体：native DNAに対する抗体の異常高値
    2) 抗Sm抗体の存在
    3) 抗リン脂質抗体陽性：抗カルジオリピン抗体，ループスアンチコアグラント陽性，梅毒血清反応偽陽性
11. 抗核抗体陽性

観察期間中，経時的もしくは同時に11項目中4項目以上存在すればSLEと分類する．
（文献64, 65）より一部改変）

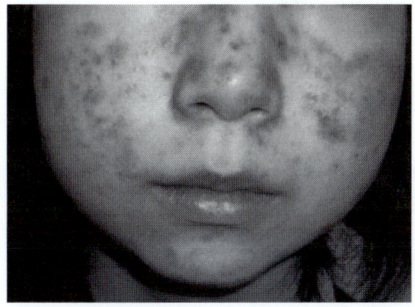

図13　頬部蝶形紅斑（巻頭カラー口絵参照）

であり，SLE以外の疾患でも4項目以上を満たしてしまうことがある．さらに，抗核抗体は正常人でも陽性となることがあり，特に60歳以上で

は20％以上で偽陽性となることもある．抗核抗体をむやみに検査しても診断にはつながらないことや，「抗核抗体陽性＝膠原病」と考えるべきではないことも知っておくとよいだろう．

治療

いちど診断がつけば，膠原病内科，地域によっては腎臓内科等への紹介が必要となる．腎障害を認める場合には，腎生検が必要となることもしばしば認められる．治療はステロイドや免疫抑制薬の投与が中心となる．

（丹羽一貴）

⑱ マラリア

マラリアはハマダラカを介して伝播する，熱帯地方を中心とした世界最大級の感染症である．年間3億人が発症し100万人が死亡する．したがって，ハマダラカのいない日本には存在しないかというと，そのようなことはまったくない．海外渡航者の増加によって今でも年間に国内で50～100例の報告がある[66]．決して学生時代の医動物学教室での講義にしか出てこない疾患ではないのだ．潜伏期間は通常9～40日だが，熱帯熱マラリア以外のマラリアでは数ヵ月から数年となることもあり，不明熱として扱われることがある．

症状

すべてのマラリアの特徴は発熱である．それ以外の初期症状は，頭痛，上気道症状，関節痛，全身倦怠感（「インフルエンザ様」と表現される）や悪心・嘔吐，腹痛，下痢といった非特異的なものばかりである．ところが，特に熱帯熱マラリアは短期間のうちに致死的となりうる病態である．感染性心内膜炎と同様に，頭に浮かぶかどうかが大きな分かれ目となる．

❗疑うきっかけ

疑う決め手は，何と言っても「流行地域への渡航歴」である．マラリア流行地域（アフリカ，中近東，南米，アジア）からの帰国者が発熱をしたら，そうではないとわかるまではマラリアである（というつもりで対処をしないと重篤な結末になることがある）．

冬場の忙しい救急外来．たくさんの感冒，インフルエンザ患者があふれ

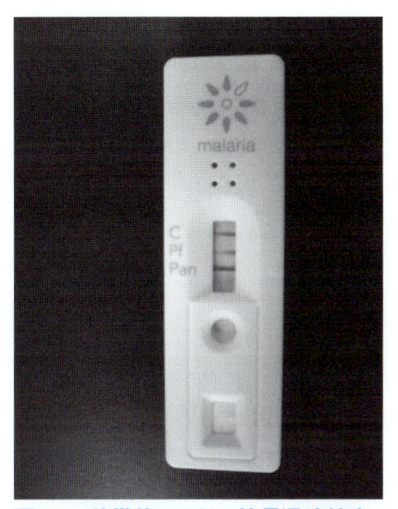

図14 熱帯熱マラリア簡易迅速検査試薬（Vision Biotech 社）
C：コントロール，Pf：熱帯熱マラリア，Pan：その他のマラリア．本図は混合感染症例．

る中，ひょっこりアフリカ帰りの患者が同様の主訴で紛れ込んでいると，不十分な問診ではつい見逃してしまうかもしれない．

診 断

　診断は，ギムザ染色での末梢血塗抹標本の鏡検で，赤血球内のマラリア原虫を見つけることである．経験のある検査技師であれば5〜10感染赤血球/μL という少ない数でも，十分な感度が得られるとされている[67]．三日熱，四日熱，卵形マラリアの場合は，いつの時点でもさまざまな形態のマラリア原虫が見られるために採血検査はいつでもよい．ところが，最も頻度が高く最も重篤化しやすい熱帯熱マラリアは，発熱のピーク時以外ではマラリア原虫は毛細血管に取り込まれて末梢血からいなくなってしまう．そのため，マラリアを除外するためには，最低でも末梢血塗抹標本を連続して3日間，できれば48時間までに6〜12時間ごとに調べる[68]．

　また，最近は簡易迅速検査試薬もあり，酵素抗体法で熱帯熱マラリアとその他のマラリアを定性的に判定することができる（図14）．

治療

治療については成書に譲るが，治療薬は通常の医療機関には常備されていない．そのため，厚生労働科学研究費補助金・創薬基盤推進研究事業「国内未承認薬の使用も含めた熱帯病・寄生虫症の最適な診療体制の確立」に関する研究班（略称：熱帯病治療薬研究班）のホームページ[69]に掲載されている．薬剤使用機関（2012年1月現在，全国25ヵ所）への問い合わせが必要になる．

（髙松悠樹）

私たちの経験　マラリアは common disease?

マラリア流行地域に居住している人たちは，場合によっては生涯に複数回のマラリア感染を経験することとなる．その際には免疫が完成しているため，本当にただの風邪くらいの症状しか現れないことも多い．

「しばらく帰省して，日本に帰ってきてから微熱が出た．たぶんマラリアだと思うから調べてほしい」—．こんな主訴で初診外来を受診され，本当にマラリアだったアフリカ出身の方を何人か診察した．採血検査も，末梢血塗抹標本でマラリア原虫に感染した赤血球が見られるのみで，マラリアによくある貧血や肝腎不全徴候もまったくない．いずれの方も，入院を勧めるも「いつものことだから」と外来治療で完結してしまった．

逆に小児や旅行者は初感染で重症化しやすく，病歴が聴取できないと原因不明の敗血症性ショックと多臓器不全に陥ってしまうことがある．（髙松）

---

⑲ 腎がん

発熱を来す悪性腫瘍と問われると，どんな疾患を思い浮かべるだろうか．悪性リンパ腫はB症状（発熱，体重減少，寝汗）が有名であるため，すぐに名前が挙がるだろう．そのほかはどうだろうか．急性白血病も腫瘍熱として，また易感染性による感染症の合併として発熱を起こしやすい疾患としてよく知られている．ここでは，発熱を来す悪性腫瘍と問われても，あ

まり名前が出てこないであろう腎［細胞］がん renall［cell］carcinoma について解説する．

まず，不明熱の原因を大きく分類すると，本章2「考える材料をリストアップ！」でも述べたように，感染症，膠原病，悪性腫瘍と大別され，さらに薬剤性や内分泌疾患等を加えて考えることがある．しかし，この中の悪性腫瘍については，今日では，他の感染症や膠原病に比して頻度が低くなってきており，全体の7％程度としている文献もある[70]．悪性腫瘍による腫瘍熱は，不明熱の中では，どちらかというと感染症や膠原病を否定して，そのうえでの診断となることが多い．

診 断

では，腎がんはどのように診断されるのだろうか．腎がんの80～85％は原発性であり，腎皮質より発生する．残念なことに，多くの患者は病状が進行しなければ明らかな症状を呈しないことが多く，約25％の症例は，診断時に遠隔転移か局所的に進行した状態となっているとの報告もある．したがって，偶然に診断がつくこともしばしばある．症状がある場合，血尿，腹部腫瘤，側腹部痛が古典的3徴で最も一般的であるが，多くても9％程度の症例にしか認めないと言われている[71]．このほか，遠隔転移を認めれば，転移部の疼痛や，傍腫瘍症候群としての貧血（進行例の29～88％に認めるとの報告あり），肝機能障害，高カルシウム血症（約15％），赤血球増多，血小板増多，AAアミロイドーシス，筋痛等を認めることもある．発熱も傍腫瘍症候群の一症状として約20％程度に認められ，しばしば寝汗，食思不振，体重減少，全身倦怠感を伴うと言われている[72]．この辺りが悪性リンパ腫とも共通する部分である．腎がんを疑った場合は，エコーや造影CT検査が有用である．造影CT検査では，病期を決定するための病変の広がりも確認することができる（図15）．エコー，造影CT検査で診断ができなかった症例や，アレルギー等にて造影CT検査を施行できない症例ではMRIが有効なこともある．このほかにも，病変の広がりはPETを用いて検索することも可能である．腎がんの遺伝に関連するvon Hippel-Lindau症候群や結節性硬化症や多囊胞腎等の家族歴のある患者や末期腎不全の患者，また腎への放射線治療の経験のある患者では，定期的な画像検査が推奨される．

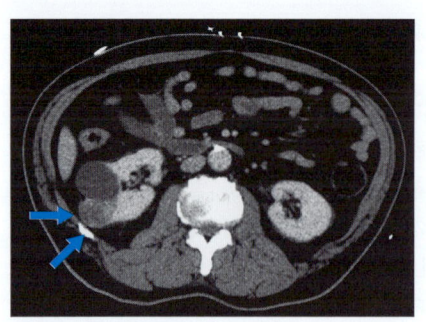

図15 腎がんの造影CT像

治療

治療は，早期で切除可能であれば手術を，進行している場合はインターフェロンやインターロイキン（IL-2）といった免疫療法が中心となり，抗がん薬は効果が期待できない．分子標的薬による治療も登場しており，今後はその治療効果に期待したいところである．

> **1行必殺技**
> 腎がんは悪性リンパ腫のB症状様の症状を伴うことがある！

（丹羽一貴）

⑳ 血管内リンパ腫

　悪性リンパ腫は，「不明熱」の診療の中では比較的よくみられる疾患である．
　B症状と呼ばれる発熱，体重減少，寝汗といった全身症状はよく知られている．頸部，腋窩，鼠径部などの表在リンパ節腫脹を伴う場合には，腫脹したリンパ節の生検により診断が確定する．
　しかし，本稿で述べる「血管内リンパ腫」は，明らかな血管外病変，リンパ節腫脹，血液像目視検査で腫瘍細胞を認めないため，診断に苦慮することが多く，「不明熱」の原因とされることが多い．
　悪性リンパ腫と結核は，否定することが非常に困難な「不明熱」の原因疾患である．極端な言い方をすると，悪性リンパ腫と結核は最後まで「不

明熱」の鑑別として立ちはだかる疾患でもある．

(1) 血管内リンパ腫はどんな病気？

血管内リンパ腫 intravascular lymphoma とはその名のとおり，リンパ腫細胞が小血管内腔，特に毛細血管内腔内で異常増殖する悪性リンパ腫のまれな節外型病型である．多くはB細胞性由来であり，びまん性大細胞型B細胞性リンパ腫の一種とも考えられている．

臨床症状は，発熱をはじめB症状が比較的よくみられる．そのほかにも障害臓器による呼吸障害，副腎不全，神経症状，皮疹と多彩な症状を呈する．また，アジア地域においては欧米と比較して骨髄，脾臓，肝臓への腫瘍細胞の浸潤例が多く，血球貪食症候群を合併することも多い[73]（→本章5-①「血球貪食症候群」参照）．

検査結果では，高LDH（乳酸脱水素酵素 lactate dehydrogenase）血症，高β_2ミクログロブリン血症，貧血，赤沈亢進，低アルブミン血症など，炎症反応を反映した検査値異常が現れるが，いずれも非特異的である．血球貪食症候群を合併すれば，汎血球減少や高フェリチン血症（通常は数万 ng/mL）を呈する．また肝臓に浸潤した腫瘍細胞により肝機能不全となり，広範なサイトカイン・ストームやDICを合併して急激な多臓器不全に至る．

(2) 血管内リンパ腫を疑うきっかけは？

いまだ血管内リンパ腫の標準的診断方法は確立されていない．症状が多彩で非特異的であるため診断は難しい．想起できるかどうかが診断できるかどうかの分かれ目になる．かつては病理解剖によってのみ診断されることが多かった疾患でもある．「**病気を知っていて思いつかなければ絶対に診断できない**」疾患の一つである．

(3) 診断方法は？

他の悪性リンパ腫と同様に，生検によってリンパ腫細胞を見つけることである．ある報告によれば，血管内リンパ腫と診断された96例中のうち，生体で組織生検により血管内リンパ腫と診断された81例で，診断が得られた部位は**表30**のようであった[74]．

表 30　血管内リンパ腫 81 例における確定診断された生検部位

生検部位	症例数	生検部位	症例数
骨髄	54（66.7%）	ワルダイエル咽頭輪	1（1.2%）
肝臓	14（17.3%）	腸腰筋	1（1.2%）
脾臓	13（16.0%）	子宮	1（1.2%）
皮膚	6（7.4%）	甲状腺	1（1.2%）
肺	5（6.2%）	精巣	1（1.2%）
リンパ節	3（3.7%）	副鼻腔	1（1.2%）
副腎	2（2.5%）	尿管	1（1.2%）
脳	2（2.5%）	小腸	1（1.2%）
腎臓	2（2.5%）		

（文献 74）より引用）

　骨髄生検はクロット標本を作製することが重要で，血球貪食像や浸潤した腫瘍細胞を見つけることができれば診断は確定する．その中でも，ランダム皮膚生検が有用である．原因不明の発熱，意識障害，高 LDH 血症，高可溶性 IL-2 受容体（sIL-2R）血症，貧血，血小板減少，リンパ節腫脹を伴わない脾腫，低酸素血症を来すような，血管内リンパ腫が疑わしい症例に対してランダム皮膚生検を行った報告では，全例で皮膚から腫瘍細胞が見つかったという[75]．

　侵襲的な処置ができない状況下でも，皮膚生検ならば比較的重大な合併症もなく行うことができるかもしれない．ただしその際には，小血管内腔が多く検体として含まれるように，皮下組織深部まで十分な深さまで組織を採取する（パンチ生検よりも皮膚切採する）ことが重要である．血管腫の部位は血管が集簇しており，生検部位として好ましい．

（髙松悠樹）

第Ⅱ章 「不明熱」の鑑別診断学(診断推論)～疾患リストをみてみよう～

5 そんなの知らないよー
~uncommon? まさかの不明熱~

① 血球貪食症候群

　「不明熱」の診療において，血液検査上，白血球・赤血球・血小板のいずれもが低下して汎血球減少を来しているケースに遭遇することがある．汎血球減少はSLE，悪性リンパ腫などの血液悪性腫瘍，敗血症などの重症感染症，一部のウイルス感染症などでも起こりうる（表31）[76]．だが，高熱と肝機能障害と汎血球減少などを来しているときは，血球貪食症候群 hemophagocytic syndrome（HPS）も考慮しなくてはならない．

　血球貪食症候群では，汎血球減少に加えて発熱や肝機能障害，出血傾向などが出現する．NSAIDsなどの解熱薬がなかなか効かないというのも特徴である．これらの強い症状を引き起こす背景として，活性化T細胞によって，過剰なサイトカインが産生・放出されて，それによって活性化されたマクロファージ（貪食細胞）が血球を貪食し，また新たなサイトカインを産生・放出していると考えられている[77]．

(1) 血球貪食症候群の臨床診断
　原因不明の発熱が1週間以上続き，貧血や白血球，血小板の減少，肝機

表31 汎血球減少の代表的鑑別診断

再生不良性貧血	SLE	結核
骨髄異形成症候群	脾機能亢進症	リーシュマニア
血球貪食症候群	急性リンパ性白血病	ビタミンB_{12}欠乏症
Q熱	悪性リンパ腫	葉酸欠乏症
レジオネラ感染症	発作性夜間血色素尿症	アルコール多飲
神経性食思不振症	骨髄線維症	ブルセラ症
抗酸菌感染	ヘアリー細胞白血病	サルコイドーシス
その他，重篤な感染症		

（文献75）より一部改変）

表32　成人の血球貪食症候群の診断基準

1. 1週間以上持続する高熱
2. 原因不明の進行性の少なくとも2系統以上の血球減少
3. 骨髄中の成熟組織球の増加（有核細胞の3％以上，あるいは2,500細胞/μL以上で，著明な血球貪食像を伴う）あるいは肝臓，脾臓，リンパ節の血球貪食細胞の増加

（文献78）より一部改変）

表33　血球貪食症候群の分類

原発性	家族性血球貪食リンパ組織球症 familial hemophagocytic lymphohistiocytosis（FHL）
感染症 　ウイルス性 　細菌性 　その他	infection-associated hemophagocytic syndrome（IAHS） 　virus-associated hemophagocytic syndrome（VAHS） 　bacteria-associated hemophagocytic syndrome（BAHS） 　リケッチア，真菌，原虫
悪性腫瘍 　リンパ腫	malignancy-associated hemophagocytic syndrome（MAHS） 　lymphoma-associated hemophagocytic syndrome（LAHS）
膠原病関連	autoimmune-associated hemophagocytic syndrome（AAHS） ：SLE，関節リウマチなど
薬剤性	drug-induced hemophagocytic syndrome フェニトインなど

能障害，出血傾向が特徴的である（**表32**）[78]．骨髄検査を行い，血球を貪食したマクロファージの増加がみられたら，血球貪食症候群と診断できる．

(2) 診断のきっかけは？

　検査上，血清フェリチンが上昇していることが多い．3桁後半から，時には4桁まで上昇するときは，かなり疑いが強くなる．そのほか，LDHやトリグリセリドなどが著増することがあるが，成人の血球貪食症候群，特にウイルス性（virus-associated hemophagocytic syndrome〈VAHS〉）では必ずしも高トリグリセリド血症になるわけではない[79]．

(3) 血球貪食症候群の分類

　原因によって分類されている[80]（**表33**）．

血球貪食症候群の原因として最も多いのはウイルス感染（VAHS）である．原因ウイルスとしては，EBウイルス，サイトメガロウイルス，風疹ウイルス，HHV-6，パルボウイルスB19，麻疹ウイルス，HIVなどが報告されている．EBウイルスによる血球貪食症候群は，「EB-VAHS」とわざわざ呼ばれるくらいに一般的に予後不良[77]とされているので，EBウイルス抗体価を調べておくことは予後予測のうえで重要である．

（横江正道）

> **COLUMN　結構やってくれるフェリチン**
>
> 血清フェリチンは不明熱診断の中で，血球貪食症候群や成人発症Still病などを診断するうえで，非常に有用なツールである．ただ，この事実はあまり知られていない．ぜひ，フェリチンは鉄欠乏性貧血の貯蔵鉄量だけを調べるだけのものではないと認識して，不明熱診療に組み込んでいただきたい．（横江）

② 感染性動脈瘤

　世の中広しと言えども，「不明熱」の鑑別診断に感染性動脈瘤 mycotic aneurysm を最初から考えるスーパードクター（和製英語…？　ちょっと皮肉？）はいないのではないだろうか．むしろ考えてしまっている場合は，ちょっと行きすぎ，考えすぎなのかもしれない．ともあれ，感染性動脈瘤は致死的な疾患であることより，この疾患自体を知っている必要があることは言うまでもない．だが，感染性動脈瘤は非常にまれな疾患なのである．2,585例の手術を行った動脈瘤症例のうち，感染性動脈瘤はたった22例（0.9％）であったとの報告もある[81]．また，いくらかの症例は剖検で見つかることもある．

病因・病態

　感染性動脈瘤は，感染による血管壁の破壊によって，局所的に血管径が通常の1.5倍以上に拡張したものと定義される[82]．感染性動脈瘤は，血管壁への感染を契機に新規に動脈瘤を形成する場合と，すでに存在していた

動脈瘤に二次性に感染が起こる場合の2通りがある．大動脈，頭蓋内，腹部，四肢の血管と全身どこにでも起こりうる．一般的に，発熱以外に特異的な症状はないが，感染性心内膜炎と同様に，塞栓症を引き起こしたり，動脈瘤の拡張により虚血の原因となる病態が生じたり，動脈瘤が破裂すれば，局所症状が出現したりする．突然の原因不明の塞栓症状をみた際には，血栓だけではなく，感染性塞栓も疑う癖をつけるとよいだろう．

診 断

病歴上重要な事項は，感染性心内膜炎のそれに類似するが，細菌の侵入門戸となりうる病変，血管を傷つけるような注射薬の頻回使用や外傷，免疫不全(糖尿病，アルコール多飲歴，ステロイド使用歴，抗がん薬使用歴，悪性腫瘍)の有無，また日本では発熱に対して内服抗菌薬が容易に使用されていることがあるため，念入りに抗菌薬使用の有無を聴取する必要がある．このほか，最近の血管カテーテルの使用がないかも確認する必要がある．

英語ではmycotic aneurysmと呼ばれるが，「mycotic：真菌の」という名前に反して，細菌性のものが多い．基本的には感染性心内膜炎と同様に，血液培養検査にて持続血流感染を証明しなければ，診断することはできない．有効であると判明している抗菌薬を投与しているにもかかわらず，血液培養陽性が持続する場合で，かつ感染性心内膜炎を認めない場合や，抗菌薬投与時には解熱するものの，中止すると発熱が出現してしまう場合には疑う必要がある．血液培養陽性に加え，造影CT，MRI，血管造影，ガリウムシンチグラフィー等の画像検索を行わなければ，この疾患を「発見する」ことは難しい（図16）．万が一，画像所見等で感染性動脈瘤を疑うも，血液培養未採血での抗菌薬使用により血液培養がとられていな

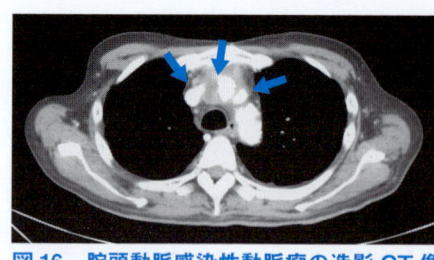

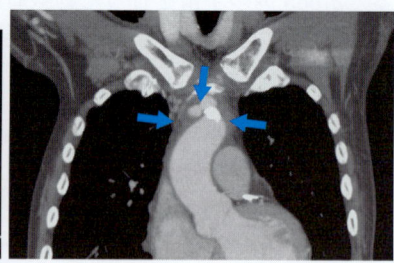

図16　腕頭動脈感染性動脈瘤の造影CT像

い，または血液培養陰性の場合，全身状態が落ち着いていれば，抗菌薬を中止して再検することも考慮しなければならない．

治 療

これまでの検索にて幸いにも感染性動脈瘤を「発見」できた場合には，当然のことながら，病原体に合わせた適切な抗菌薬投与に加えて，手術を考慮する必要がある．手術を行った場合，動脈瘤から採取した検体にて細菌検査を行うことも忘れてはならない．抗菌薬の投与期間についてもさまざまな意見があるが，少なくとも4〜6週間の経静脈的投与が必要であると思われ，また，終生経口投与を検討する場合もある．CRPや赤沈を用いて経過をみる方法も提案されている[83]．

(丹羽一貴)

私たちの経験

医師は無数の悩みを背負っていく

感染性動脈瘤の忘れられない症例がある．繰り返す *Klebsiella pneumoniae* 菌血症を呈した維持透析患者の中年男性の症例で，筆者が診察する前にすでに経食道心エコーからガリウムシンチグラフィーまであらゆる検索がなされていた．抗菌薬投与中，発熱は改善し，ほかの症状は何も認めないが，抗菌薬を中止するとしばらくして発熱，全身倦怠感，悪寒戦慄，血液培養陽性となるため，他院より紹介入院となった．感染巣を突き止めようと，抗菌薬を中止して経過をみること約10日間，一向に発熱も，ほかの症状も，血液培養や造影CTを含む検査結果異常も認めず，いったん退院となった．しかしその数日後，悪寒戦慄を伴った発熱を呈し，再度入院となり，その際の造影CTにて，これまで認めなかった胸部大動脈弓部に感染性動脈瘤を形成しているのが見つかった．前回撮影した造影CTより1週間も経たないうちの結果であった．その後，動脈瘤破裂のおそれもあったため，緊急手術となり，抗菌薬の継続投与も行ったが，最終的には亡くなられた．大腿動脈にも感染瘤を形成していた．適切な治療を行うために確定診断を求めることも重要であるが，「抗菌薬を終生継続する」という決断も必要だったのかもしれない．

もちろん，抗菌薬を継続していたとしても，結果はどうであったかわからない．患者，家族，医療者が一体となり，そのときにできるかぎりの治療を行ったにもかかわらず，良い結果が得られず，非常に残念である．（丹羽）

③ Castleman 病

　不明熱の中には，臨床医が「ただ知らないだけ」で不明とされている「不明熱」も少なからずある．診る人が診ればわかるというのも，「不明熱」の診療の難しいところである．およそ，大学の講義で名前だけは聞いたことがあるけど，その本質を知らないことも多い．

　決して多くはないが，知ってさえいればアプローチができる病気として，Castleman 病は押さえておきたい．

(1) Castleman 病はどんな病気？

　1954 年に Castleman [84] が報告した，良性のリンパ節過形成に特徴づけられる疾患である．

　症状発現には，IL-6 が大きく関与していると言われている [85]．近年，Castleman 病の成因として，ヒトヘルペスウイルス 8（HHV-8）のリンパ節での慢性感染との関連性も指摘されている．Castleman 病は腫脹するリンパ節の個数で，病態が分かれている．

　局所に孤発する（1ヵ所のリンパ節が腫れる）ヒアリン血管型と，複数箇所にリンパ節が多発する形質細胞型があるが，不明熱として現れるのは全身性に症状を及ぼす形質細胞型である．形質細胞型は腫脹したリンパ節から IL-6 が大量に体内に放出されて，発熱や全身倦怠感，食思不振，体重減少，貧血，CRP 上昇などの非特異的な症状・所見を呈する．炎症性サイトカインが引き起こす症状であるため，Castleman 病としての特徴的な所見が少ないことが，診断を難しくしている．

(2) Castleman 病を疑うきっかけは？

　特徴的な発熱のパターンをとるわけでもなく，全身倦怠感や食思不振などのありふれた訴えが多く，最初から Castleman 病と思いつくことはま

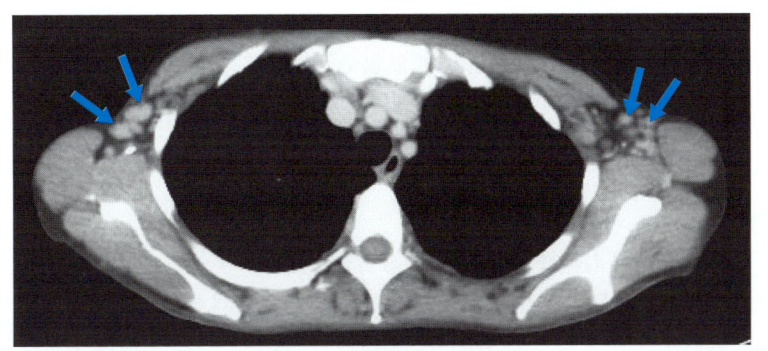

図17 Castleman病：腋窩リンパ節腫脹

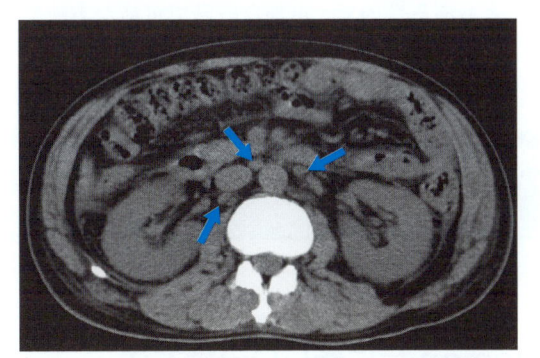

図18 Castleman病：傍大動脈リンパ節腫脹

ずできない．発熱にリンパ節腫脹を伴うような病気の鑑別診断は非常に多く，単なる感冒から悪性リンパ腫，結核性リンパ節炎までありうる．

ただ，Castleman病の側から考えてみれば，リンパ節腫脹と発熱が診断のゲートウェイと言うことはできる．例えば，発熱があって，表在リンパ節や胸腔や腹腔のリンパ節が多数，腫脹していることをCTなどで確認できる場合には，悪性疾患とともにCastleman病を強く疑う状況である（図17, 18）．

また，発熱とCRP上昇から感染症だと考えて，抗菌薬投与で治療開始しても解熱しないときには，ほかの原因を考えることになる．ここで，よくとられる戦略は，膠原病や悪性腫瘍に鑑別の方向をシフトすることであるが，リンパ節腫脹などが顕著なときは，Castleman病も考えるべきであ

る．ただし，Castleman 病ではステロイドを使用すると抗炎症作用から一時的に改善することがあり，ほかの膠原病でステロイドが効く病態と混同してしまうことがあり，注意が必要である．原因のわからない腎障害や肺炎なども疑うきっかけとなる．

(3) 確定診断は？

リンパ節生検が最も確実な診断を得る方法である．ただし，いつでも，採取できる場所に腫脹したリンパ節があるとは限らない．Castleman 病では血小板数低下を呈することもあり，出血のリスクを考慮せねばならない．ただし，穿刺細胞診は検査精度が低くなり，悪性腫瘍・悪性リンパ腫などとの区別がつかなくなることもある[86]ので，可能な段階で可能な方法で組織診断をすべきである．死後，剖検でわかった例も筆者は経験している．

> **1 行必殺技**
> 不明熱で，胸腔や腹腔などを含む全身のあまり大きくないリンパ節腫脹を認めるときには Castleman 病も考える！（もちろん，悪性リンパ腫の除外診断が先になる）

> **COLUMN Castleman 病に新しい治療方法**
>
> 対症療法としてステロイド，免疫抑制薬などが用いられる．近年は抗 IL-6 製剤（トシリズマブ：アクテムラ®）が使用可能になり，Castleman 病の症状改善に有用である．（横江）

④ 菊池病

(1) 菊池病はどんな病気？

正式には，組織球性壊死性リンパ節炎 histiocytic necrotizing lymphadenitis（HNL）といい，リンパ節腫脹と発熱を来す疾患である．比較的若い女性に多く，頸部リンパ節の腫脹と痛み，38℃台の不規則な発熱が特徴的である．時に，発熱は 1 ヵ月以上続き，「不明熱」とされることがある．

表34 菊池病の特徴

自覚症状		身体所見		検査値異常	
発熱	35％	リンパ節腫脹	100％	WBC減少	43％
倦怠感	7％	皮疹	10％	赤沈亢進	40％
関節痛	7％	関節炎	7％	貧血	23％
		肝脾腫	3％		

(文献88)より一部改変)

良性疾患であり，自然軽快する．

リンパ節生検の組織像で組織球性壊死性リンパ節炎が認められる．つまり病理所見が疾患名になっている．1972年にこの疾患を発見・報告した日本の病理学者の名前をとって，菊池病もしくは，菊池・藤本病と呼ばれている．したがって，菊池病と確定診断するためには，リンパ節生検を行って病理学的に診断する必要がある．

(2) 菊池病を疑うきっかけは？

発熱と扁桃腫脹から始まり，その後，頸部リンパ節腫脹を来すため，疑いを持って診なければ，ウイルス性上気道炎による反応性リンパ節腫脹で済ましてしまう可能性もある．悪性リンパ腫と診断を誤るケースもある[87]．発熱は1週間近く継続することが多く，中には1ヵ月ほど持続する症例もある．既往歴のない比較的若い女性に多いと言われているが，男性でも起こりうる．原因は不明であるが，ウイルス感染の関与が指摘されている．頸部リンパ節は強く腫脹し，自発痛や圧痛を伴っていることが多い．症状・所見の出現頻度を**表34**[88]に示す．

(3) 鑑別診断は？

SLE，伝染性単核球症，悪性リンパ腫，結核性リンパ節炎，ネコひっかき病，野兎病などが鑑別に挙がる[89]が，実際には反応性リンパ節腫脹との区別で悩むことが多い．

(4) 確定診断は？

リンパ節生検による病理組織診を行うことで確定診断される．ただし，

菊池病は自然軽快する疾患であるので，菊池病自体のために生検を行う意義は乏しい．多くの場合，悪性リンパ腫や結核性リンパ節炎など他疾患を除外したいための生検という位置づけになる．

〈横江正道〉

⑤ 眼内炎

非常にまれではあるが，失明のリスクを考慮すると，眼内炎 endophthalmitis について知っておく必要がある．

まず初めに，眼内炎のみでは，多くの場合に「不明熱」とはならないことを断っておく．

(1) 眼内炎はどんな病気？

眼内炎とは，水晶体（＋房水）への細菌もしくは真菌感染症を指すことが一般的である．ウイルスや原虫等によるブドウ膜炎は，眼内炎とは呼ばないことが慣習となっている．眼内炎は多くの場合，眼科術後や外傷後，もしくは角膜炎等に続発する．いずれの場合にも，症状は急激に出現することが多く，術後であれば数日以内に，多くの場合，約1週間以内に疼痛や視力障害などの症状を来し，発熱を認める症例は20％以下と少ない．

内因性眼内炎 endogenous endophthalmitis は，眼以外の感染巣を由来とする原因微生物が血流により眼内に播種して発症する．内因性眼内炎はまれな疾患であるが，原因不明の発熱を来すことがある．本稿では，血流感染症に伴う内因性眼内炎について述べる．

(2) 眼内炎を疑うきっかけは？

まず，血流感染の原因としては，感染性心内膜炎やカテーテル関連血流感染が重要となる．万が一，手術歴や外傷歴，眼疾患の存在を認めない状況で，眼痛や視力障害を来した場合には，血流感染による播種を考慮することも重要である．また，前房蓄膿の所見も重要である．内因性眼内炎の場合は，両眼に症状が出ることが多いことも知っておくとよい．

発熱＋視力障害であれば，このほかにも血管炎やサルコイドーシスやBehçet病といった膠原病類縁疾患，原田病も鑑別診断に挙がるが，これ

らの疾患では眼内炎は認めない．

血流感染からの播種による眼内炎は非常にまれであり，ある文献では，眼科専門病院と隣接した急性期病院における10年間の調査で，眼内炎はわずか28例しか認めていない[90]．

(3) 診断方法は？

前述の文献によると，内因性眼内炎の原因は，感染性心内膜炎が40%で最多であった．このほかに，腸管からの播種もあるようである．眼内炎が疑われた場合には，内科医としては，血液培養の提出を行うが，眼科医は可能なかぎり硝子体，房水の塗抹，培養検査を行うことが必要となる．内因性眼内炎の原因菌は，*Streptococcus* sp. が30〜50%，*Staphylococcus aureus* が25%，次いでグラム陰性桿菌が30%程度と言われている．東アジア地域では，*Klebsiella pneumoniae* による肝膿瘍患者で，眼内炎を合併することが多く[91]，注意が必要である．このほか，血液培養陽性時に特に注意が必要なものに，*Candida* sp. が挙げられる．*Candida* sp. による眼内炎は，中心静脈カテーテル，中心静脈栄養，広域抗菌薬使用，腹部手術後，好中球減少，ステロイド使用歴がリスクとなりうる．カンジダ血症candidemia を来した場合には，眼内炎だけでなく，脈絡網膜炎を合併することがある．早期に眼科医へのコンサルトを考慮しよう．

(4) 治療は？

治療は，抗菌薬の硝子体内注入を行う．抗菌薬の全身投与や硝子体切除を行うこともある．抗菌薬は髄液移行性の良い第3世代セフェム系，フルオロキノロン系が選択されることが一般的であるが，まずは治療方針について眼科医に早急に相談することが重要であろう．

血流感染の患者，もしくは不明熱患者を診る際に，眼症状の訴えがあれば，ただちに眼科医の診察を依頼することが，最も重要な点であることを強調しておきたい．

（丹羽一貴）

⑥ Pott病

　Pott病は，結核性脊椎炎の別称，すなわち肺外結核の一病型である．

　結核の確定診断は病変部から採取した検体の塗抹・培養検査によるが，肺外結核の場合には呼吸器症状がないことが多く，疑わないと適切な検体が採取されず診断に至らないことも多い．

(1) Pott病はどんな病気？

　結核は，リンパ節結核，尿路結核，椎体結核，中枢神経結核（結核性髄膜炎），腸結核，結核性心外膜炎，粟粒結核など，全身の臓器に病変を起こしうる．

　骨結核は肺外結核の10〜35％に生じる．そのうち約50％が脊椎炎を引き起こす．病変部の組織検査では肉芽腫性病変がみられるが，真菌感染症，サルコイドーシスなどでも認められる非特異的な所見である．ランゲルハンス巨細胞の出現は結核性肉芽腫を示唆するが，結核性もしくは非結核性抗酸菌症の区別はできない．PCR検査は有効なこともあるが，検体が塗抹陽性の場合のみ信頼性がある[92]．悪性リンパ腫と同様に最後まで診断に難渋する疾患である．

(2) Pott病を疑うきっかけは？

　結核性脊椎炎の最も多い症状は局所の神経症状を欠く労作時の腰痛と可動域制限である．発熱，体重減少，寝汗などの全身症状を示すものは40％未満である．多くが下部胸椎から上部腰椎に発生する．頸椎から上部胸椎病変は10％程度と言われているが，重症化しやすい[93]．

　椎体前方からの椎体破壊と椎間板への進展から始まり，隣接する椎体へと波及する（**図19**）[94]．腸腰筋膿瘍へと進展することもある（**図20**）[94]．脆弱化した椎体に圧迫骨折が生じ，それによって初めて椎体病変に気づかれることもある[94]．

(3) 診断方法は？

　胸部単純X線写真が正常であることから，結核が鑑別として考えられず，診断までに時間を要することが多い．診断のためには穿刺吸引や組織

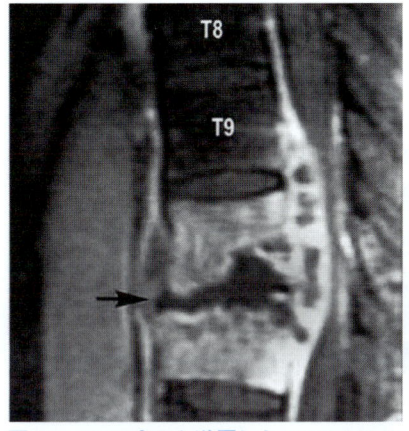

図19 Pott 病から進展した Th10/11 の結核性骨髄炎，椎間板炎の MRI 像
(文献 94) より転載)

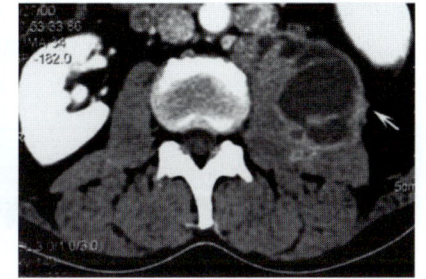

図20 Pott 病から進展した Th12/L1/2 の結核性骨髄炎に伴う左腸腰筋膿瘍の CT 像
(文献 94) より転載)

　生検で得られた検体の抗酸菌培養が必要である．ドレナージをした際の検体培養から細菌や真菌が汚染(コンタミネーション)菌として検出され，結核菌感染が見過ごされてしまうこともある．
　椎体の単純 X 線写真では骨や周辺の軟部組織の硬化像がみられることがあるが，特異的な所見ではない．CT や脊髄造影は，診断のためというよりは生検部位を探す目的としての活用が有用である．^{99m}Tc 骨シンチグラフィー，ガリウムシンチグラフィーはあまり有用ではない．椎体や軟部組織病変の評価には MRI が有用である[93, 94]．

(髙松悠樹)

COLUMN　結核，その問診テクニック

　結核の診断は，何よりもまず疑うことから始まる．
　そのためには本人の結核の既往歴はもちろん，家族歴，曝露歴，出身地(結核の蔓延地域)，接触歴などの問診が重要である．「不特定多数の人が

閉鎖空間に集まる」という点では，ゲームセンター，サウナ，カプセルホテル，パチンコ店などへの頻繁な出入りという社会歴も，時として手がかりになることがある．
かつて肺結核は非常に多く，戦前から戦後間もない頃までは，「肋膜」「肺浸潤」という呼び方をされていた．高齢者には「結核」と言っても伝わらないことがある．（髙松）

⑦ 身体表現性障害，虚偽性障害

不明熱とされている発熱の中には，器質的な原因がなく，精神的要素が原因となっているものがある．これら精神的要素が原因となる発熱には，本来，病的な発熱ではない高体温を症状として訴える場合（身体表現性障害），発熱を意図的に作り出している場合（虚偽性障害），ストレスにより高体温を呈する場合（心因性熱）がある．

いきなり精神的要因による発熱であると診断することは難しく，初めは一般的な不明熱の診断アプローチと同様に，器質的な原因から鑑別診断を考えていく．身体化障害（後述）の患者が器質的疾患を発症することもあり，また，虚偽性障害の患者は自分で致死的な器質的疾患を作り出すこともまれではないため，これは有効なアプローチである．器質的疾患が見つからない場合，それぞれの疾患を疑わせる特徴に気づくことが診断の糸口になる．

(1) 身体表現性障害

身体表現性障害 somatoform disorders とは，身体症状の訴えがあり，日常生活の妨げになっているが，それを説明できるような器質的身体疾患，薬物の影響，ほかの精神疾患などが認められず，心理社会的要因によって説明される障害である．身体表現性障害には，**表35**[95]のような疾患が含まれるが，発熱が問題になるのは，身体化障害である．

身体化障害の患者は，多数の身体的愁訴が長年にわたって持続し，複数の医師から同時に治療を求める「ドクターショッピング」をしていることも多い．あらゆる臓器系統の異常を訴えるが，訴えには相互に医学的な関連性がない[96]．

表35 身体表現性障害の分類

診　断	主な臨床的特徴
身体化障害	反復性で慢性の多臓器の症状（4つの疼痛症状，2つの胃腸症状，1つの性的症状，1つの偽神経学的症状）を認める
転換性障害	主に急性．心理的要因に関連して，身体機能が無意識に変化あるいは制限される．神経疾患やその他の身体疾患に類似している
心気症	何の疾患にも罹患していないにもかかわらず，重大な疾患に罹患しているのではないかという恐怖，または罹患しているという確信を持っている
身体醜形障害	身体のすべてや一部の外見について欠陥があるのではないかとの信念（妄想ではない）を持っている
疼痛性障害	疼痛の強さを説明できる身体疾患がないのに疼痛にとらわれる．疼痛は神経解剖学的な部位に一致しない．心理的要因が疼痛の程度に関係している

（文献95）より引用）

　発熱を訴える場合，微熱であることが多く，38℃を超えるような発熱は少ない．訴えは多くても，発熱の原因に結びつく特異的な症状や所見が乏しいのが特徴である．「自分は平熱が35℃台なので，37℃を超えると体がつらい，しんどい」などのあいまいな訴えも多い．習慣性高体温（→第Ⅰ章1-③「微熱」，本章5-⑧-（4）「診断は不明のまま発熱が持続するが…」参照）も広い意味では身体化障害に含まれる疾患かもしれない．
　器質的な発熱の原因を探っても，典型的な病像は呈さず，症状を説明できる検査所見もないことから，診断がはっきりせず，診療する医師はストレスを強く感じることが多い．
　医学的に脈絡のない多彩な訴えがしつこくある場合，以前に聴いた病歴と整合性のない部分などがたくさん出てきた場合には，身体化障害を疑うきっかけになる．症状から診断しようとすると混乱するので，身体所見の異常に焦点を合わせて診断を考えるのがコツである．
　対処の仕方は，発熱やいろいろな症状はあっても，身体的，器質的な問題はなさそうであることを伝える．症状があることは認め，「大変つらいですね」と共感する．症状の消失を目標にせず，症状と共存して日常生活を送れるようになることを目標にする．

表 36　虚偽性障害，詐熱を疑わせる特徴
- 患者の体に触れた場合に熱感がない
- 菌血症・軟部組織感染症を繰り返し再発する
- 頻脈を伴わない
- 診断書をしきりに要求する
- 41℃を超えるような体温
- 既往歴・手術歴が非常に多い
- 複数菌での菌血症
- 医療従事者の立ち会い下や鼓膜温計で高体温が認められない

(文献 97) より引用)

(2) 虚偽性障害，詐病

過去には，虚偽性障害 factitious disorders と詐病は混同されていたが，最近は区別されるようになった．

詐病とは，刑罰の軽減や保険金をもらうなどの経済的利益，法的責任の回避などを目的として意識的に病気を装うことである．発熱に関連する場合は詐熱と呼ばれ，実際には熱がないのに，わざと体温計を温めたり，不要な薬をのむなどして，自分が発熱しているという事実を作り出して受診する．学校や会社を休める，保険金や保証金などを受け取れるなどの特定の利益を得るための目的が見え隠れすることが特徴である[96,97]．

虚偽性障害は，意図的に症状を作り出す点は同じであるが，病人として医師や看護師などから大切にされる，他人の関心をひきたいという欲求が中心である点が詐病とは異なる[96]．注射器で汚染されたものを体内に注入するといった非常に手の込んだ手口で症状を作り出し，敗血症から死に至る場合もある[98]．また，侵襲的な検査や手術などを積極的に希望してくるようなケースもある．虚偽性障害，詐熱を疑わせる特徴を**表 36** にまとめた[97]．

(3) 心因性熱

確立された疾患概念ではないが，器質的な原因の見つからない高体温でストレスの関与が示唆されるものである．小児に多いとされる．急性の心因性熱は明確なストレス因子があり，時に 39℃を超えることもある．慢性の心因性熱は，環境因子などによるストレスが継続的にかかり，微熱が続く．心因性熱を疑わせる特徴を**表 37** に示す[95]．

表37　心因性熱を疑わせる特徴

- 炎症反応の上昇を伴わない
- 不眠を訴える
- NSAIDsが無効である
- 食欲と体温上昇が無関係である
- 悪寒を伴わない
- 重症感がない
- 手掌発汗が著明である
- 抑うつ的である

(文献95)より引用)

> **1行必殺技**
> 問診のたびに主訴が違う，経過が違う，やたらと入院したがる，やたらと手術や検査を希望するという患者は要注意である！

(横江正道)

⑧ 原因不明の不明熱～そのアウトカムは？～

　不明熱のすべてで診断がつくわけではない．適切に検索を行ってもどうしても原因がわからない症例もある．このような診断のつかない「原因不明の不明熱 FUO of unknown etiology」のアウトカムは，以下の4つのカテゴリーに分かれる（表38）．筆者が見聞した症例の中で印象深いものを例に挙げて解説する．

表38　「原因不明の不明熱」のアウトカム

1. 原因疾患の進行とととともに，発熱以外の症状がはっきりしてきて診断がつく
2. 診断は不明のまま，(予期しない)合併症のため死亡する
3. 診断は不明のまま発熱が持続し，徐々に状態が悪くなり，死亡する
4. 診断は不明のままで発熱が持続するが，全身状態が悪くならずに長期間経過する

(1) 原因疾患の進行とととともに，発熱以外の症状，所見がはっきりしてきて診断がつく

　悪性腫瘍による発熱がこの臨床経過をとる代表である．

> **症例1**
>
> 　70歳代の男性．多発性嚢胞腎による腎不全で透析中．37℃台の微熱が持続し，38℃前半の発熱が数日続いては元へ戻るというエピソードが3ヵ月以上持続している．CRPが2〜5mg/dL程度の範囲で変動する以外は，血液検査に異常所見なし．感染性心内膜炎，結核，悪性腫瘍などを疑ったが，血液培養は複数回陰性，クオンティフェロン陰性，ツベルクリン試験弱陽性，造影腹部CTも所見なし．ガリウムシンチグラフィーで集積なし．発熱の原因は不明であったが，全身状態が良いのでフォローアップしていたところ，3ヵ月後のCTで右腎に実質性の小腫瘤が発見された．腎がんの疑いで腎摘出が行われ，病理組織で確定診断がついた（→本章4-⑲「腎がん」参照）．

> **症例2**
>
> 　70歳代後半の女性．40℃近くの発熱があり，1日で解熱するというエピソードを繰り返す．発熱には，嘔吐，軟便など消化器症状を随伴することが多いが，咳や痰はなし．そのほかに，随伴症状，身体所見の異常なし．当初は，過敏性肺臓炎が疑われたが，特定の場所と発熱の間に関係がなく，呼吸器症状もなく，胸部CTでも過敏性肺臓炎に一致する所見が出現せず否定的であった．ツベルクリン試験中等度陽性，クオンティフェロン陽性．経過中，血液培養，誘発痰，胃液の結核菌検査などを繰り返したが陰性であった．
>
> 　このような発熱のエピソードを月に数回ずつ繰り返しながら，2年近く経過した後に，肺に浸潤影が出現．胃液から結核菌が培養され，肺結核の診断が確定した．

> **症例3**
>
> 　40歳代前半の男性．Crohn病の既往があるが，5-ASAの服用により活動性なくコントロールされている．2〜3ヵ月前から，午後〜夕方に38℃程度の発熱が出現するようになった．同時期から発汗が

少なくなり，運動後に「発熱」しやすいという自覚はあるが，そのほかの症状はなし．身体所見，血液検査所見も異常なし．発汗異常による高体温が疑われ，大学病院の皮膚科に紹介された．温熱発汗試験で，全身の発汗障害と40℃に達する体温上昇が認められ，後天性特発性無汗症と診断された．

(2) 診断は不明のまま，(予期しない) 合併症のため死亡する

症例4

60歳代前半の男性．37.5～38.5℃程度の発熱が1ヵ月以上持続していた．経口抗菌薬を断続的に使用し，服用中は解熱傾向になり中断すると再び発熱するという経過が2ヵ月続いた後に，突然，意識障害を発症し，昏睡状態となって入院した．CTでクモ膜下出血と脳実質内出血が認められ，その後，死亡した．剖検の結果，僧帽弁，大動脈弁の疣贅と感染性脳動脈瘤が認められた (→本章4-①「感染性心内膜炎」，5-②「感染性動脈瘤」参照)．

感染性心内膜炎が適切に治療されずに原因不明のまま遷延した場合にこの経過をとるのが代表である．感染性動脈瘤破裂による脳出血，クモ膜下出血，疣贅塞栓による多発脳塞栓など，突発する合併症を起こして死亡する．

(3) 診断は不明のまま発熱が持続し，徐々に全身状態が悪くなり，死亡する

症例5

1ヵ月前から，感冒症状 (37℃台の発熱，倦怠感，咽頭痛，軽度腹痛，悪心) が出現した．腹痛，悪心は次第に増悪し，38～39℃台の発熱，咳，呼吸困難が出現して入院となった．経過中に，肺病変 (間質性肺炎)，肝障害，CRP高値，赤沈の亢進，高γグロブリン血症，低アルブミン血症，胸水・腹水，DIC，腎障害・腎不全が出現した．腹部CTで傍大動脈周囲のリンパ節腫脹を認めたが，出血傾向のため生検はで

きず，状態が悪化し，死亡した．剖検結果は multicentric Castleman 病であった（→本章 5-③「Castleman 病」参照）．

いつまでも診断がつかず，適切な介入ができないと死亡する．感染性心内膜炎，結核，悪性リンパ腫，血管炎症候群などが代表的疾患である．

(4) 診断は不明のまま発熱が持続するが，全身状態は悪くならないまま長期間持続する

この経過の不明熱は，発熱が切れ目なく持続するというよりは，しばらく発熱してその後平熱期間があり，また発熱する recurrent fever となることが多い．古典的な不明熱の 3 大カテゴリーに属する感染症，膠原病，悪性腫瘍は，上述の (1) ～ (3) の経過をとることが多いが，この経過に含まれる疾患には，まれな疾患や疾患概念が確立されていない雑多な疾患が多くなる（表 39）[99]．

しかるべき手順を踏んだ検索の後も原因不明である発熱は，（特に短期的な）アウトカムは比較的良いとされている[100]．それでも，経過とともに陽性所見が現れないかどうか，全身状態が悪化しないかどうか，病歴聴

表 39 繰り返す不明熱 recurrent FUO の原因疾患・病態

- 薬剤熱
- 詐熱
- 習慣性高体温
- 過敏性肺臓炎
- 痛風/偽痛風
- 肺塞栓
- 溶血性貧血
- Addison 病
- Crohn 病
- 菊池病
- 血球貪食症候群
- Castleman 病
- リンパ節の炎症性偽腫瘍
- 大顆粒リンパ球症候群
- 周期性好中球減少症
- 肥満細胞症
- 家族性感冒自己炎症性症候群（家族性地中海熱など）
- 大動脈腸管瘻
- コレステロール塞栓症
- 慢性疲労症候群
- Fabry 病
- Gaucher 病
- 視床下部性下垂体機能低下症
- 牛乳蛋白アレルギー
- 変温症
- ポリマーヒューム熱
- 金属ヒューム熱
- けいれん後の体温上昇
- 体温調節障害（Parkinson 病，多系統萎縮症，無汗症など）

（文献 99）より一部改変）

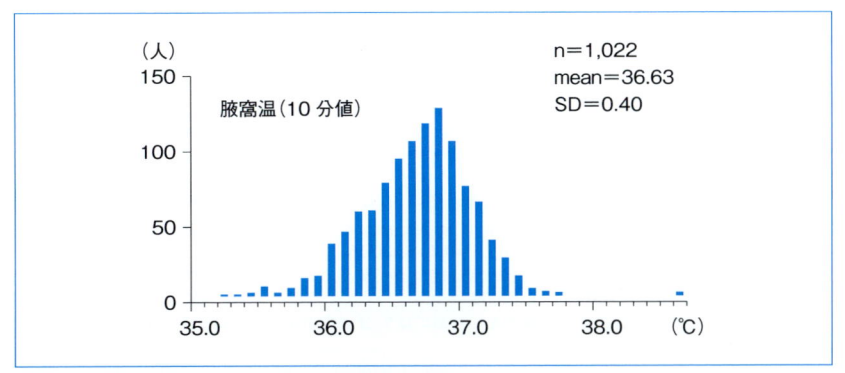

図21 健常日本人1,022人の体温（腋窩温）
(文献101)より引用)

取，身体診察を繰り返しながらフォローアップする必要がある．症例1や2のように，時に感染症，膠原病，悪性腫瘍がこの経過をとることがあり，長期の経過観察中に原因がわかることがある．

このカテゴリーの発熱性疾患と混同されやすい病態に，習慣性高体温 habitual hyperthermia がある．若年女性に多くみられる．典型的な例では，午前中は体温は低めで，午後になると37.0〜38.0℃前後の高体温が出現するというパターンを毎日繰り返す．身体所見の異常はなく，WBC増多やCRP上昇などの炎症反応も認めない．その他の検査でも明らかな器質的異常を認めない．

習慣性高体温の本態は，病的な発熱ではなく正常範囲内の体温（平熱）の変動と考えられる．健常人が随時に測定した体温の最頻値は36.9〜37.0℃付近にあるが，1/3程度は37.0℃を超える（**図21**)[101]．通常はこの高体温は自覚されることはないが，不安や身体感覚の不調があると「高体温」を病的な「発熱」と解釈して医療機関を受診する．

習慣性高体温の「高体温」は38.3℃に達せず，古典的不明熱の基準は満たさないことが多い．実は，Petersdorfらが不明熱の定義を決めたときに，習慣性高体温を除外するために38.3℃のカットオフを採用したと言われている．

〈野口善令〉

文献

4 これが不明熱の正体!（よく出合う，見逃してはいけない，気になる疾患20）
①感染性心内膜炎
1) Durack DT, Lukes AS, Bright DK: New criteria for diagnosis of infective endocarditis: utilization of specific echocardiographic findings. Duke Endocarditis Service. Am J Med 96 (3): 200-209, 1994

②敗血症
2) 真弓俊彦: 敗血症での診療手順と必要な手技は？ レジデントノート 11 (8): 1122-1129, 2009
3) Tokuda Y, Miyasato H, Stain HG, et al: The degree of chills for risk of bacteremia in acute febrile illness. Am J Med 118 (12): 1417e1-1417e6, 2005
4) 岸田直樹, 大曲貴夫: 救急外来や病棟で敗血症に早く気づくには？ コツを教えてください. レジデントノート 11 (8): 1130-1135, 2009
5) 岩田充永: 高齢者の敗血症を見逃さないためには？ 3つのポイント. レジデントノート 11 (8): 1136-1138, 2009
6) Principles and Procedures for Blood Cultures; Approved Guideline. CLSI 2007 Cumitech Blood Cultures Ⅳ, Clinical and Laboratory Standards Institute, 2005
7) Towns ML, Jarvis WR, Hsueh PR: Guidelines on blood cultures. J Microbiol Immunol Infect 43 (4): 347-349, 2010

③急性胆管炎
8) Eskelinen M, Ikonen J, Lipponen P: Diagnostic approaches in acute cholecystitis; a prospective study of 1333 patients with acute abdominal pain. Theor Surg 8: 15-20, 1993
9) 急性胆道炎の診療ガイドライン作成出版委員会: 科学的根拠に基づく急性胆管炎・胆嚢炎の診療ガイドライン, 医学図書出版, 2005

④薬剤熱
10) 瀧澤泰伸, 猪熊茂子: 薬剤性発熱. 診断と治療 95 (7): 1061-1066, 2007
11) 柏木秀行: 不明熱とされやすいアレルギー 薬剤性を中心に. レジデントノート 12 (4): 647-652, 2010
12) Johnson DH, Cunha BA: Drug fever. Infect Dis Clin North Am 10 (1): 85-91, 1996
13) Mackowiak PA: Drug fever: mechanisms, maxims and misconceptions. Am J Med Sci 294 (4): 275-286, 1987
14) 岡田正人: 薬物アレルギー. レジデントのためのアレルギー疾患診療マニュアル, 医学書院, 2006, p189-272
15) Mackowiak PA, LeMaistre CF: Drug fever: a critical appraisal of conventional concepts. An analysis of 51 episodes in two Dallas hospitals and 97 episodes reported in the English literature. Ann Intern Med 106 (5): 728-733, 1987
16) Patel RA, Gallagher JC: Drug fever. Pharmacotherapy 30 (1): 57-69, 2010
17) Boyer EW, Shannon M: The serotonin syndrome. N Engl J Med 352 (11): 1112-1120, 2005

⑤偽膜性腸炎/*Clostridium difficile* 感染症
18) Roth AR, Basello GM: Approach to the adult patient with fever of unknown origin. Am Fam Physician 68 (11): 2223-2228, 2003
19) Vargas SO, Horensky D, Onderdonk AB: Evaluation of a new enzyme immunoassay for Clostridium difficile toxin A. J Clin Pathol 50 (12): 996-1000
20) De Girolami PC, Hanff PA, Eichelberger K, et al: Multicenter evaluation of a new enzyme immunoassay for detection of Clostridium difficile enterotoxin A. J Clin Microbiol 30 (5): 1085-1088, 1992
21) Fekety R: Guidelines for the diagnosis and management of Clostridium difficile- associated diarrhea and colitis. American College of Gastroenterology and Practice Parameters Committee. Am J Gastroenterol 92 (5): 739-750, 1997

⑥（粟粒）結核
22) 結核予防会結核研究所疫学情報センター: 2010年結核年報速報, 2011.8
23) Irwin RS, Baumann MH, Bolser DC, et al: Diagnosis and management of cough executive summary: ACCP evidence-based clinical practice guidelines. Chest 129 (1 Suppl): 1S-23S, 2006

24) 中田　肇, 伊藤春海 (編): 胸部CT読影と診断のテキスト, 第3版, 秀潤社, 2001
25) Maartens G, Willcox PA, Benatar SR: Miliary tuberculosis: rapid diagnosis, hematologic abnormalities, and outcome in 109 treated adults. Am J Med 89 (3): 291-296, 1990
26) Valdés L, Alvarez D, San Jose E, et al: Tuberculous pleurisy: a study of 254 patients. Arch Intern Med 158 (18): 2017-2021, 1998

⑦肝膿瘍
27) Mourad O, Palda V, Detsky AS: A comprehensive evidence-based approach to fever of unknown origin. Arch Intern Med 163 (5): 545-551, 2003
28) Quinn MJ, Sheedy PF 2nd, Stephens DH, et al: Computed tomography of the abdomen in evaluation of patients with fever of unknown origin. Radiology 136 (2): 407-411, 1980

⑧深部静脈血栓症/肺血栓塞栓症
29) AbuRahma AF, Saiedy S, Robinson PA, et al: Role of venous duplex imaging of the lower extremities in patients with fever of unknown origin. Surgery 121 (4): 366-371, 1997
30) O'Donnell TF Jr, Abbott WM, Athanasoulis CA, et al: Diagnosis of deep venous thrombosis in the outpatient by venography. Surg Gynecol Obstet 150 (1): 69-74, 1980
31) Bounameaux H, de Moerloose P, Perrier A, et al: Plasma measurement of D-dimer as diagnostic aid in suspected venous thromboembolism: an overview. Thromb Haemost 71 (1): 1-6, 1994
32) Wells PS, Anderson DR, Rodger M, et al: Derivation of a simple clinical model to categorize patients probability of pulmonary embolism: increasing the models utility with the SimpliRED D-dimer. Thromb Haemost 83 (3): 416-420, 2000
33) Wells PS, Ginsberg JS, Anderson DR, et al: Use of a clinical model for safe management of patients with suspected pulmonary embolism. Ann Intern Med 129 (12): 997-1005, 1998

⑨腸腰筋膿瘍
34) Navarro López V, Ramos JM, Meseguer V, et al: Microbiology and outcome of iliopsoas abscess in 124 patients. Medicine (Baltimore) 88 (2): 120-130, 2009

⑩特発性細菌性腹膜炎 (SBP)
35) Hou W, Sanyal AJ: Ascites: diagnosis and management. Med Clin North Am 93 (4): 801-817, vii, 2009
36) Ginès P, Cárdenas A, Arroyo V, et al: Management of cirrhosis and ascites. N Engl J Med 350: 1646-1654, 2004
37) Chinnock B, Afarian H, Minnigan H, et al: Physician clinical impression does not rule out spontaneous bacterial peritonitis in patients undergoing emergency department paracentesis. Ann Emerg Med 52 (3): 268-273, 2008
38) Wong CL, Holroyd-Leduc J, Thorpe KE, et al: Does this patient have bacterial peritonitis or portal hypertension? How do I perform a paracentesis and analyze the results? JAMA 299 (10): 1166-1178, 2008

⑪化膿性関節炎
39) Geirsson AJ, Statkevicius S, Vikingsson A: Septic arthritis in Iceland 1990-2002: increasing incidence due to iatrogenic infections. Ann Rheum Dis 67 (5): 638-643, 2008
40) Mathews CJ, Coakley G: Septic arthritis: current diagnostic and therapeutic algorithm. Curr Opin Rheumatol 20 (4): 457-462, 2008
41) Don LG, Daniel JS: Septic arthritis in adults. UpToDate online 19.1
42) Swan A, Amer H, Dieppe P: The value of synovial fluid assays in the diagnosis of joint disease: a literature survey. Ann Rheum Dis 61 (6): 493-498, 2002
43) 岸本暢将: すぐに使えるリウマチ・膠原病診療マニュアル, 羊土社, 2009

⑫痛風, 偽痛風 (結晶誘発性関節炎)
44) 岸本暢将: すぐに使えるリウマチ・膠原病診療マニュアル, 羊土社, 2009
45) Michael A: Clinical manifestations and diagnosis of gout. UpToDate online 19.1
46) Janssens HJ, Fransen J, van de Lisdonk EH, et al: A diagnostic rule for acute gouty arthritis in primary care without joint fluid analysis. Arch Intern Med 170 (13): 1120, 2010
47) Jones AC, Chuck AJ, Arie EA, et al: Diseases associated with calcium pyrophosphate deposition disease. Semin Arthritis Rheum 22 (3): 188-20, 1992

⑬成人発症 Still 病
48) Pouchot J, Sampalis JS, Beaudet F, et al: Adult Still's disease: manifestations, disease course, and outcome in 62 patients. Medicine (Baltimore) 70 (2): 118-136, 1991
49) Coffernils M, Soupart A, Pradier O, et al: Hyperferritinemia in adult onset Still's disease and the hemophagocytic syndrome. J Rheumatol 19 (9): 1425-1427, 1992
50) Yamaguchi M, Ohta A, Tsunematsu T, et al: Preliminary criteria for classification of adult Still's disease. J Rheumatol 19 (3): 424-430, 1992

⑭血管炎
51) Mourad O, Palda V, Detsky AS: A comprehensive evidence-based approach to fever of unknown origin. Arch Intern Med 163 (5): 545-551, 2003
52) Jennette JC, Falk RJ, Andrassy K, et al: Nomenclature of systemic vasculitides. Proposal of an international consensus conference. Arthritis Rheum 37 (2): 187-192, 1994
53) Jennette JC, Falk RJ: Small-vessel vasculitis. N Engl J Med 337 (21): 1512-1523, 1997
54) Masi AT, Hunder GG, Lie JT, et al: The American College of Rheumatology 1990 criteria for the classification of Churg-Strauss syndrome (allergic granulomatosis and angiitis). Arthritis Rheum 33 (8): 1094-1100, 1990
55) Leavitt RY, Fauci AS, Bloch DA, et al: The American College of Rheumatology 1990 criteria for the classification of Wegener's granulomatosis. Arthritis Rheum 33 (8): 1101-1107, 1990

⑮サルコイドーシス
56) Iannuzzi MC, Rybicki BA, Teirstein AS: Sarcoidosis. N Engl J Med 357 (21): 2153-2165, 2007
57) Cunha BA: Fever of unknown origin: clinical overview of classic and current concepts. Infect Dis Clin North Am 21 (4): 867-915, 2007
58) サルコイドーシス診断基準改訂委員会: サルコイドーシス診断基準と診断の手引き―2006. 日本サルコイドーシス/肉芽腫性疾患学会雑誌 27 (1): 89-102, 2007

⑯毒素性ショック症候群 (TSS)
59) Stevens DL: The toxic shock syndromes. Infect Dis Clin North Am 10 (4): 727-746, 1996
60) Bisno AL, Stevens DL: Streptococcal infections of skin and soft tissues. N Engl J Med 334 (4): 240-245, 1996
61) Centers for Disease Control and Prevention (CDC): http://www.cdc.gov/ncphi/disss/nndss/phs/infdis.htm [accessed 2011-10]
62) Reingold AL, Dan BB, Shands KN, et al: Toxic-shock syndrome not associated with menstruation. A review of 54 cases. Lancet 1 (8262): 1-4, 1982
63) Lappin E, Ferguson AJ: Gram-positive toxic shock syndromes. Lancet Infect Dis 9 (5): 281-290, 2009

⑰全身性エリテマトーデス (SLE)
64) Tan EM, Cohen AS, Fries JF, et al: The 1982 revised criteria for the classification of systemic lupus erythematosus. Arthritis Rheum 25 (11): 1271-1277, 1982
65) Hochberg MC: Updating the American College of Rheumatology revised criteria for the classification of systemic lupus erythematosus [letter]. Arthritis Rheum 40 (9): 1725, 1997

⑱マラリア
66) 国立感染症研究所 感染症情報センター:
67) Moody A: Rapid diagnostic tests for malaria parasites. Clin Microbiol Rev 15 (1): 66-78, 2002
68) White NJ: The treatment of malaria. N Engl J Med 335 (11): 800-806, 1996
69) 厚生労働科学研究費補助金・創薬基盤推進研究事業「国内未承認薬の使用も含めた熱帯病・寄生虫症の最適な診療体制の確立」に関する研究班: http://www.med.miyazaki-u.ac.jp/parasitology/orphan/index.html [accessed 2011-11]

⑲腎がん
70) Bleeker-Rovers CP, Vos FJ, de Kleijn EM, et al: A prospective multicenter study on fever of unknown origin: the yield of a structured diagnostic protocol. Medicine (Baltimore) 86 (1): 26-38, 2007
71) Skinner DG, Colvin RB, Vermillion CD, et al: Diagnosis and management of renal cell carcinoma. A clinical and pathologic study of 309 cases. Cancer 28 (5): 1165, 1971

72) Gold PJ, Fefer A, Thompson JA：Paraneoplastic manifestations of renal cell carcinoma. Semin Urol Oncol 14(4)：216-222, 1996

⑳血管内リンパ腫

73) Murase T, Nakamura S, Kawauchi K, et al：An Asian variant of intravascular large B-cell lymphoma：clinical, pathological and cytogenetic approaches to diffuse large B-cell lymphoma associated with haemophagocytic syndrome. Br J Haematol 111(3)：826-834, 2000
74) Murase T, Yamaguchi M, Suzuki R, et al：Intravascular large B-cell lymphoma(IVLBCL)：a clinicopathologic study of 96 cases with special reference to the immunophenotypic heterogeneity of CD5. Blood 109(2)：478-485, 2007
75) Matsue K, Asada N, Odawara J, et al：Random skin biopsy and bone marrow biopsy for diagnosis of intravascular large B cell lymphoma. Ann Hematol 90(4)：417-421, 2011

5 そんなの知らないよー～uncommon？ まさかの不明熱～

①血球貪食症候群

76) Fauci AS, Braunwald E, Kasper DL, et al：Harrison's Principles of Internal Medicine, 17th ed, 2008, p663
77) 津田弘之：ウイルス関連血球貪食症候群．ウイルス 52(2)：233-238, 2002
78) Tsuda H：Hemophagocytic syndrome (HPS) in children and adults. Int J Hematol 65(3)：215-226, 1997
79) Tsuda H, Shirono K：Serum lipids in adult patients with hemophagocytic syndromes. Am J Hematol 53(4)：285, 1996
80) 髙橋直人, 三浦 亮：血球貪食症候群．診断と治療 90(8)：1309-1312, 2002

②感染性動脈瘤

81) Chan FY, Crawford ES, Coselli JS, et al：In situ prosthetic graft replacement for mycotic aneurysm of the aorta. Ann Thorac Surg 47(2)：193-203, 1989
82) Schwartz SI, Shires GT, Spencer FC, et al (eds)：Principles of Surgery, 7th ed, McGraw-Hill, 1999
83) Cinà CS, Arena GO, Fiture AO, et al：Ruptured mycotic thoracoabdominal aortic aneurysms：a report of three cases and a systematic review. J Vasc Surg 33(4)：861-867, 2001

③**Castleman病**

84) Castleman B：Case report of the Massachusetts General Hospital. N Engl J Med 250：26-30, 1954
85) Peterson BA, Frizzera G：Multicentric Castleman's disease. Semin Oncol 20(6)：633-647, 1993
86) 真船健一, 本郷久美子, 下山省二, 他：胸腔鏡補助下に摘出した気管分岐部Castleman病の1例．日本外科系連合学会誌 32(4)：648-653, 2007

④菊池病

87) Dorfman RF, Berry GJ：Kikuchi's histiocytic necrotizing lymphadenitis：an analysis of 108 cases with emphasis on differential diagnosis. Semin Diagn Pathol 5(4)：329-345, 1988
88) Kucukardali Y, Solmazgul E, Kunter E, et al：Kikuchi-Fujimoto Disease：analysis of 244 cases. Clin Rheumatol 26(1)：50-54, 2007
89) Knockaert DC：Recurrent fevers of unknown origin. Infect Dis Clin North Am 21(4)：1189-1211, 2007

⑤眼内炎

90) Okada AA, Johnson RP, Liles WC, et al：Endogenous bacterial endophthalmitis. Report of a ten-year retrospective study. Ophthalmology 101(5)：832-838, 1994
91) Wong JS, Chan TK, Lee HM, et al：Endogenous bacterial endophthalmitis：an east Asian experience and a reappraisal of a severe ocular affliction. Ophthalmology 107(8)：1483-1491, 2000

⑥**Pott病**

92) Fanning A：Tuberculosis：6. Extrapulmonary disease. CMAJ 160(11)：1597-1603, 1999
93) Nussbaum ES, Rockswold GL, Bergman TA, et al：Spinal tuberculosis：a diagnostic and management challenge. J Neurosurg 83(2)：243-247, 1995
94) Golden MP, Vikram HR：Extrapulmonary tuberculosis：an overview. Am Fam Physician 72(9)：1761-1718, 2005

⑦ **身体表現性障害，虚偽性障害**
 95) 宮武良輔：身体症状を主訴とした精神疾患：パニック障害など．レジデント 3 (10)：75-81，2010
 96) 井出広幸，内藤　宏（監訳）：ACP 内科医のための「こころの診かた」，丸善，2009
 97) 稲田修士，吉内一浩：心因性熱と詐熱．診断と治療 95 (7)：1074-1078，2007
 98) Anderson JC, Ewan PW, Compston ND：Haemorrhage and fever in the Munchausen syndrome. Postgrad Med J 48 (561)：445-447，1972

⑧ **原因不明の不明熱〜そのアウトカムは？〜**
 99) Knockaert DC：Recurrent fevers of unknown origin. Infect Dis Clin North Am 21 (4)：1189-1211, xi, 2007
 100) Knockaert DC, Dujardin KS, Bobbaers HJ：Longterm follow-up of patients with undiagnosed fever of unknown origin. Arch Intern Med 156 (6)：618-620，1996
 101) 入來正躬，土家　清，金野郁雄，他：健常日本人の口腔温．日本生気象学会雑誌 25 (3)：163-171，1988

第III章

「不明熱」診断の病歴学
（発熱＋αのαを探すための問診テクニック）

　どのような疾患であれ，診断をつける第一歩は「問診」である．
　特に不明熱に関しては，訴えや症状が表面上は「発熱だけ」ということが多く，その問診に際しては，疑うべき疾患を念頭に置いて病歴を引き出さなければならない．
　たくさんの疾患を評価するという点では，検査も重要ではあるが，すべての疾患を想定して検査をするわけにはいかない．いかに，問診や身体所見を通して，患者の「検査前確率」を高められるかが，効率的な診断を進めるファーストステップである．
　本章では，不明熱の診断に向けて，どのような問診をすべきかを解説する．（横江）

1. 現病歴で押さえるポイント
2. 家族歴で押さえるポイント
3. 既往歴で押さえるポイント
4. 生活歴で押さえるポイント
5. 服薬歴で押さえるポイント
6. ROSで押さえるポイント

第Ⅲ章 「不明熱」診断の病歴学（発熱＋αのαを探すための問診テクニック）

1 現病歴で押さえるポイント

> **聴き出すキーワード**
> - ☐ 1. いつ，始まりましたか？
> - ☐ 2. 熱以外の症状はありませんか？
> - ☐ 3. 患者背景は？（既往歴は？ のんでいる薬は？）
> - ☐ 4. 何かいつもと違うことをしませんでしたか？
> - ☐ 5. 普段の生活は？

① いつ，始まりましたか？

　当然ながら，「いつから」発熱が始まったのかは非常に重要な問診事項である．昨日から始まった発熱と，3週間前から始まった発熱とでは，当然ながら，考えるべき疾患が違う．この事実だけでも鑑別診断が変わるはずである．

　「発熱時に何をしていたのか」も重要な確認事項である．「いつ」「どこで」「何をしていたとき」に発熱したのかを確認する．もしくは，「何かをした後に熱が出たのか」などを確認することは，特殊状況下での発熱に関して，診断の手がかりとなることがある．

　実際のところ，発熱は痛みとは違い，「何となく熱っぽい」「体が熱い」とか，「寒気がした」くらいのエピソードが多い．ただ，悪寒戦慄があったかどうかなどは，一時的な菌血症やウイルス血症を起こしたことを推察させる問診事項であり，極めて重要である．

② 熱以外の症状はありませんか？

　問診上の最重要事項は，発熱以外の随伴症状である．本当に「発熱だけ」なのか，それとも「発熱＋α」のαがあるのかないのか．

「発熱だけ」だからこそ不明熱とされるのであるが，聴けていない他の症状を聴き出すのが診断につながる最大の鍵である．つまり，「α」を見つけ出せるか，聴き出せるかどうかが，不明熱診断の成否に最も影響を与える．感染症であれば，感染臓器の特定にもつながる可能性がある．

(1) 咳や痰があるのか？
　これは当然，肺炎などの呼吸器疾患を探る問診である．

(2) 頭痛や嘔吐，めまいなどがあるか？
　あまり特異的ではないが，髄膜炎・脳炎を探る問診である．

(3) 腹痛や嘔吐，下痢などはあるか？
　発熱に腹痛を伴うということは非常に大きな情報である．腹痛の部位が右なのか左なのか，上腹部なのか下腹部なのか，この情報だけでも考える疾患は随分違ってくる．腹痛でなく違和感程度であってもきちんと評価すべきである．

(4) 手足の関節痛や腰痛などはないか？
　関節痛と発熱がつながっているとは思わない医師も多いはずである．単に風邪やインフルエンザであっても関節痛はありうるが，化膿性関節炎だってありうる．整形外科医の協力が必要な場合もあるが，関節痛を伴う発熱には，注意を要する．

(5) 視力障害や聴力障害はないか？
　よもや，目や耳の病気で発熱するとは思わないかもしれないが，これが意外と盲点である．中耳炎や眼内炎を考えるかどうかであるが，盲点であるからこそ不明熱とされやすい．鑑別診断に入れなければ，見逃してしまう可能性が高く，失明や聴力低下にもつながる．患者のQOLを著しく損なう可能性が高いので要注意である．

(6) 濃厚な鼻汁がたくさん出ないか？　おでこや頬の辺りは痛くないか？
　副鼻腔炎を引っかけるための問診である．発熱の原因が副鼻腔炎で，な

かなか治りが悪いことに気づかれずに，不明熱とされていることも多い．

「α」がないとされていることは多い．だが，「聴いたうえで症状や所見がない」のか，「単に聴いていない」だけなのか，そこには大きな違いがある．問診の上手下手は，このようにポイントを押さえているかどうかである．

③ 患者背景は？（既往歴は？ のんでいる薬は？）
（→本章 3「既往歴で押さえるポイント」，5「服薬歴で押さえるポイント」参照）

(1) 既往歴

症状の次は「既往歴」である．現在，治療中の病気もあれば，すでに完治したものもあるであろう．過去にいちどかかった病気が再燃するということはよくある話である．

ただし，既往歴を聴き出したところで，発熱の原因とすべて関連づけられるかどうかはまた別問題である．ここは想像力の世界というか，パターン認識も必要になる．

例えば，アトピー性皮膚炎を持っている患者では，かゆくてかきむしってしまうことで，表皮剝脱が起こり，その部分から皮膚常在菌が感染して菌血症を起こしていることもよくある話である．また，血糖コントロールの悪い糖尿病患者では易感染状態にあり，重篤な敗血症になっていることもある．さらに，HIVに感染している人はニューモシスティス肺炎や，サイトメガロウイルス感染症なども起こしうる．どこまで聴くかは難しいところだが，問診したうえで適切に評価することが重要である．

(2) 服薬歴

既往歴とともに「内服薬」の情報は非常に重要である．

悪意があって処方されているわけではないが，処方されてのんでいる薬そのものが結果的に発熱を引き起こしている場合もある．これこそが薬剤熱である．

熱を下げるために出された非ステロイド性抗炎症薬 nonsteroidal antiinflammatory drugs（NSAIDs）や感染症だろうと考えて処方された抗菌薬が発熱の原因になっていることもある．また，抗菌薬を使っているかどうかは，その後の各種培養検査の評価に多大な影響を及ぼすので，絶対に聴

く必要がある．「いつから」「何を」「どれだけ」のんだか，また，「いつまで」のんでいたかを聴く必要がある．患者がわからなければ，前医に問い合わせてでも把握する必要がある．

薬を服用することで症状が改善したかどうかも確認すべきである．増悪・緩解因子の把握はきちんとすべきであり，その薬剤が効果があるのかないのかを判断することも重要である．

抗菌薬が少し前から処方されて，その後下痢や発熱が生じているのであれば，薬剤熱ではなく，*Clostridium difficile* 感染症による発熱や抗菌薬関連下痢症を考えるべきである．

アレルギーもまた発熱の原因である．最近出された薬，のみ始めた薬がないかを確認しなくてはならない．あるとしたらいつ始まったのか，その薬は何かを確実に把握しなくてはならない．薬以外のアレルギー歴の確認も当然ながら重要である．

④ 何かいつもと違うことをしませんでしたか？

寝たきりでもないかぎり，人間は必ず何らかの活動をしており，そこには疾患と関連する行動がある場合もある．仕事，遊び，旅行，食事など，患者自身が，自分の行動と発熱に関連があると考える場合には話してもらえるが，関連性などないと考えていれば，口に出されることはまずない．医師の側から聴き出さないかぎり，得られない情報は相当に多いと考えるべきである．答えは患者の中にあることを忘れてはならない．

(1) 最近，海外に行きましたか？

輸入感染症を引っかけるための問診である．海外旅行にリスクがあるかどうかは別として，どんなときでも確認すべきである．

もしも，最近，海外に行っているなら，「**どこに，何の目的で行ったのか**」を聴くべきである．ハワイに新婚旅行という場合もあれば，仕事でアフリカの奥地ということもある．渡航先で流行している疾患，罹患するきっかけがあるか，特有の地方病があるかが問題である．先進国には先進国の，途上国には途上国なりのよくある疾患があるはずである．その点で，国・地域別の状況は知っておくとよいだろう．

COLUMN 流行の最先端は New York から !?

1999年にアメリカ・ニューヨークでウエストナイル熱が流行したことがある．アメリカにおけるウエストナイル熱の流行は拡大し，2007年までに27,000人以上の患者が報告されている[1]．日本国内での発生例はないが，アメリカ渡航者の輸入症例が2005年に報告されている．アメリカは先進国だから，ニューヨークは都会だから感染症がないと思ったら大間違いである．海外から帰国した発熱患者を診る医師としては，現地での流行疾患の情報は必ず調べられるように準備しておくべきである．「ニューヨークで蚊に刺されませんでしたか？」という問診は，極めて奥の深い質問である．（横江）

(2) 海外で蚊に刺されませんでしたか？

この質問は極めて重要である．マラリアやデング熱，チクングニア熱は不明熱の中では決して珍しい病気ではないが，日本国内で罹患することがまずないので，必ず確認しなくてはならない．これらの病気は，疑ってかからないかぎり，「何かよくわからないウイルス感染」で片づけられていることもある．知らず知らずのうちに治ったのであればまだ良いが，「熱帯熱マラリア」や「デング出血熱」は，時に死に至る．見逃してはいけないcriticalな疾患はいつでも見つけ出さなくてはいけない．海外からの帰国者にはどんな状況であれ，この質問をしなくてはいけない．グローバル化が進み，いろいろな国の人々が世界を行き交うなかで，マラリアやデング熱は異国の病気などと認識していたら大間違いである．

(3) 海外ばかりが問題ではない！

国内旅行に行ったかどうかも重要である．沖縄の糞線虫症や東北地方のツツガムシ病，八重山諸島のレプトスピラ感染症など，その地域特有の病気はチェックしなくてはならない．知っていれば診断がつくが，知らなければ診断にはつながらないものもたくさんある．まさに臨床医の実力とも言える部分である．どのような人がどのようなところに行くとどのような

病気になる可能性があるのか？　渡航歴などを聴き出した後は，それが疾患につながるのかどうかを吟味することが重要である．

⑤ 普段の生活は？

(1) 職業は何ですか？

　患者の職業は意外に把握されていない．質問しても，プライバシーの観点からあまり詳しく答えてもらえないことも多い．「事務員」としか答えてもらえないこともある．しかし，このくらいで引き下がってはいけない．

　同じ事務員でも「銀行の事務員」の場合もあれば「老人ホームの事務員」の場合もある．老人ホームには結核を持った入所者がいるかもしれない．もちろん，銀行にだって結核にかかった客が来店することもある．しかし，それがどちらにいる可能性が高く，どちらが濃厚に接触するだろうか？　不明熱診療においては，常に，患者の生活から罹患しやすさを考えなくてはならない．その点で，病気らしい人との接触（sick contact）は極めて重要である．職業の確認は，この第一歩とも言える問診事項である．

　仕事はしていないと答えるかもしれないが，「主婦」もまた特有の病気にかかっている場合がある．子どもが幼稚園児や小学生の場合，子どもの間で流行している病気を母親が拾っていることもある．インフルエンザなどはわかりやすいが，パルボウイルス B19 感染症（伝染性紅斑：いわゆるリンゴ病）などは，子どもからの感染が多い．この事実を知っていれば診断は早くつけられる．インフルエンザについては，流行情報がニュースなどでも取り上げられるが，パルボウイルス B19 感染症の流行状況はわからないことが多い．20〜30 歳代の女性で，幼少時にリンゴ病に罹患していなければ，感染の可能性がある．これは，麻疹や風疹でも同じである．小さな子どもがいる場合，「**周囲で流行している病気があるか？**」「**周りにリンゴ病やはしか，おたふくかぜで休んでいる子どもはいないか？**」といった質問を行うべきである．

(2) 動植物との接触はありますか？

　ペットについても絶対に聴いておかなくてはならない．ただ，ペットがいるだけでは，およそ熱との関連性は見出せない．ひっかかれたり，咬まれたりしたという事実を確認すべきである．世に知れた「**ネコひっかき病**」

はまさにこの類である．レプトスピラ感染症などはネズミの尿中に含まれた Spirochaetales の *Leptospira* に感染することにより発症するので，し尿処理などが適切に行われているかも重要な質問である．

　自宅のペットに限らず，動物の飼育員や，検疫所で輸入動物と接している人が発熱を来して外来を受診する場合もあるため，人畜共通感染症などの知識も必要になる．「ペットはいますか？」ではなく，「動物と接触することはありますか？」という質問をしないと意味のある答えが出てこない場合もあるので，質問の仕方はやはり重要である．

　動物の次は植物である．植物が原因で熱が出るということはあまりないが，園芸作業をしているときにケガをした場合には，土壌菌などが侵入して感染したというケースもある．破傷風などはこのようにして感染することがある．

　また，季節によってはアレルギーで発熱を来す患者もいる．日常生活の把握は，いろいろな意味で重要である．

〈横江正道〉

第Ⅲ章 「不明熱」診断の病歴学（発熱＋αのαを探すための問診テクニック）

2 家族歴で押さえるポイント

> **聴き出すキーワード**
> ☐ 1. 今，同居している人はいますか？
> ☐ 2. 両親・兄弟に遺伝性疾患の患者はいませんか？
> ☐ 3. 両親・兄弟でがんを患った方はいませんか？

　家族歴を確認する目的は，遺伝する疾患，家庭内で感染する疾患，家族や同居人との生活において生じうる原因を探ることである．

① 今，同居している人はいますか？

　家族歴を聴く前に，現在の生活状況を聴くべきである．家庭内で飛沫感染，接触感染する疾患が発生していれば，同居者の感染リスクは高いはずである．家族と同居していなくても，施設で家族以外と同居している高齢者もいれば，ルームシェアリングをする大学生もいるので，居住状況や同居者の状況の確認は重要である．

　「同居者の中に高齢者がいるか」「小学生以下の子どもがいるか」は必ず確認すべきである．高齢者については結核の有無を，子どもについては幼稚園や学校で流行している病気の有無を確認する．パルボウイルスB19感染症は，子どもでは頬部が赤くなるだけのこともあるが，未感染の成人が感染すると発熱の原因となる．

　たとえ本人の子どもが元気であっても，近所づきあいしている子どもから感染することもあるので，近隣の学校や幼稚園，近所づきあいしている子どもなどで，このような患者がいないかどうかも問診で確認すべきである．

　可能であれば，麻疹，風疹，流行性耳下腺炎（おたふくかぜ）やパルボ

ウイルス B19 感染症（リンゴ病）などは，具体的に疾患名を挙げて確認しておくべきである．

② 両親・兄弟に遺伝性疾患の患者はいませんか？

遺伝性疾患といっても，糖尿病，膠原病くらいしか思い浮かばないかもしれない．

不明熱で考慮すべき遺伝性疾患には，まれではあるが家族性地中海熱，TNF レセプター関連周期性症候群 tumor necrosis factor receptor 1-associated periodic syndrome（TRAPS）や，高 IgD 症候群 hyperimmunoglobulin D syndrome（HIDS）などがある．関節リウマチなどの膠原病も，時に発熱の原因となることがあるので，家族歴の中で確認しておくことも重要である．

③ 両親・兄弟でがんを患った方はいませんか？

不明熱の原因の一つであるがんに関しては，必ず確認しておくべきである．

大腸がんや乳がんなどは，自覚症状がないまま進行してしまうことも多いので，家族歴が一つのポイントとなることもある．もちろん，がんの発症に関しては，遺伝性素因よりも生活環境に影響されることが重視されているので，本人の喫煙歴のみならず，同居人に喫煙者がいるかどうかも重要な情報である．肝がんの家族歴があれば，血縁者に B 型肝炎や C 型肝炎患者がいないかを確認しておくべきである．

〔横江正道〕

第Ⅲ章 「不明熱」診断の病歴学（発熱＋αのαを探すための問診テクニック）

3 既往歴で押さえるポイント

　今回の発熱の原因が患者の既往歴・治療歴に関連していないかどうかは十分に考慮すべきである．したがって，既往歴・治療歴は不明熱を診断するうえで重要な情報であり，詳細な問診に加えて，自分の病院でかかりつけであれば，過去の入院カルテや外来カルテから情報を入手するばかりでなく，検査歴なども詳細に吟味すべきである．もし，前医がいれば，できるかぎりの情報提供を依頼すべきである．

　既往歴で押さえておくべき7つのポイントを**表1**に挙げる．

表1　既往歴で押さえるポイント

疾患・病態・状況	聴くべきポイント
1. 結核	再感染，内因性再燃，肺結核，腸結核，粟粒結核
2. がん（悪性腫瘍）	どの臓器のがんであっても，あれば聴く，あるいは調べる
3. 尿路異常，前立腺疾患	神経因性膀胱，前立腺肥大，前立腺がん，前立腺炎など
4. アトピー性皮膚炎	ひっかき傷，ステロイド軟膏の塗布範囲・量
5. 人工物挿入	ペースメーカー，ICD，人工関節，人工弁，ペッサリー，シリコン
6. 手術歴	脾摘術（特に幼少期）
7. 歯科治療歴	抜歯，根尖周囲膿瘍，歯槽膿漏，インプラントなど

ICD：植込み型除細動器 implantable cardioverter-defibrillator

① 結　核

　不明熱診療でいつでも考えておかなくてはいけない疾患であるからこそ，既往歴に結核があるかないかは必ず問診しなくてはいけない．

　日本では，最近，啓発活動が行われているものの，やはり結核は撲滅されたかのような印象がある．しかし，死亡率が低いというだけで，患者数

は欧米に比べ非常に多い．昔は診断されずに自然寛解した人もいると思われるが，一方，きちんと診断されて治療を受けていたという人は必ず拾い上げなくてはいけない．

既往歴に結核があるのであれば，再燃を考える．高齢者などでは免疫機能の低下による外因性の再感染というケースもあるが，既往歴があれば内因性再燃と考えるのが妥当である．よって，胸部単純X線写真などで陳旧性の疾患を確認することも必要となってくる．結核の既往歴があるのであれば，詳細を確認しなくてはならない．

② がん

がん（悪性腫瘍）の既往歴があるということは，再発のリスクも抱えていることになる．

不明熱の原因として多いがんは，悪性リンパ腫，肝がん，腎がんである．その他のがんであっても担がん患者では免疫力の低下などが指摘されており，易感染状態とも考えられる．その点で，通常の細菌感染のみならず，真菌感染なども視野に入れた不明熱診療が求められることも想定しなくてはならない．

当然ながら，抗がん薬投与中には，好中球減少なども考えなくてはいけない（化学療法中の好中球減少は十分に想定された事態であり，不明熱とされることは少ない）．

③ 尿路異常，前立腺疾患

発熱の原因として，尿路感染症は非常に多い．

女性の尿路感染症に，肛門周囲の細菌が上行性に尿路感染を来した単純性腎盂腎炎が多いのは，解剖学的にもわかりやすい．高齢者であれば，糖尿病などの影響で神経因性膀胱が存在することがあり，尿路感染のリスクになる．

男性の場合は，解剖学的な理由から簡単には腎盂腎炎とはならない．男性の腎盂腎炎は，ほとんど尿路に異常がある複雑性腎盂腎炎である．尿路結石や前立腺肥大，前立腺がんなどの複雑性の要素を必ず聴き出す必要がある（異物挿入などの性癖はそのリスクにはなるかもしれないが，そこまで聴き出す問診術があれば，とても素晴らしいことである）．

たまに，医師が聴き出してあるにもかかわらず，それが発熱の原因につながるとはまったく考えていない場合も見受けられる．医師の認識が足りないことも不明熱診療の難しさかもしれない．

④ アトピー性皮膚炎

不明熱診療の中ではダークホース的存在である．もちろん，アトピー性皮膚炎そのもので発熱するということはない．かゆいのでかいてしまい，皮膚のバリアが壊れたところから細菌が侵入し，蜂窩織炎や菌血症となることがある．また，ステロイド軟膏を塗布している患者では，何かの契機に突然休薬をして，副腎不全から不明熱となるケースもある．アトピー性皮膚炎患者はこのようなリスクを持っていることを知ったうえで，不明熱を診るべきである．

⑤ 人工物挿入

人間の体内にもともとない異物は，感染のリスクをいつでも考慮に入れておかなくてはならない．異物感染は不明熱の原因になることが多いので，既往歴・治療歴の中で，挿入物，挿入時期，その後のフォローなどの状況を聴き出し，調べるべきである．人工弁，ペースメーカー，ICD，人工関節，ペッサリーなどは，患者の問診からだけでは詳しいことがわからないことも多いので，過去のカルテを見直す，もしくは他院から情報を取り寄せる努力が必要である．

さらに聴取が難しいのが，美容形成目的の人工物挿入である．これは患者が正直に話してくれない可能性もある．この点でも，病歴聴取において，良好な医師-患者関係は非常に重要である．

> **COLUMN 人工物の挿入には要注意**
>
> 人工物を挿入された患者で，もう1つ重大なことは二次感染である．別の原因による菌血症を起こしたときに，人工物に菌が付着してしまうことがある．その結果，感染症対応としての感染源の除去の問題が発生する．とは言え，侵襲性が大きいので，ペースメーカーや人工関節を簡単に交換

するわけにもいかない．人工物が体内にあるかどうかは，治療を考えるうえでも極めて重要な情報になる．（横江）

⑥ 手術歴

胃がんで胃切除をした，あるいは虫垂炎で虫垂切除をしたということなどは，あまり不明熱診療で役に立つことはないが，脾臓を摘出したとなれば，脾摘後の特殊な感染症を考慮することになる．また，一般に術後には術後感染症をいつでも考慮しなくてはいけない．

⑦ 歯科治療歴

感染性心内膜炎を疑うキーワードになっているが，何も抜歯だけが感染性心内膜炎の原因ではない．ただ，可能性が高まるという点で，ぜひとも聴取しておくべき問診事項ではある．さらに根尖周囲膿瘍などの歯科領域感染症は，内科医のピットフォールになるため，口の中の感染症を考慮した問診をすべきである．

（横江正道）

COLUMN 内科医の盲点

「不明熱」というからには，原因が不明だと思って診療しているので，診断がついたときにはあっと驚くようなことも多い．ただ，いちど経験してみれば，常日頃，気をつける対象にもなる．特に皮膚，前立腺，歯科領域などは，内科医が発熱の原因として，あまり考えない場所である．これらの自分が普段考えない領域に「不明」の原因が潜んでいないかどうか，気をつける必要がある．（横江）

COLUMN 我々は東京地検特捜部！？

既往歴の聴取と言うと，ただ単に患者から聴き出すような印象があるが，不明熱を相手にするときは，それだけではかなり不十分である．患者の過去の病気の記録は患者の記憶の中にあるとともに，病院や診療所にも眠っているはずである．電子カルテであるならなおのこと，過去の記録，自分の科，他科も含めて，総ざらいにしてカルテをひっくり返して，不明熱の原因を探り出すべきである．これは一つの捜査，押収した資料のチェックなど，東京地検特捜部なみに入念にやらなくてはならない作業である．不明熱の患者を担当して，ただただ，「わからな〜い」と言っているだけでは何も始まらない．まずは，患者の病歴を洗い出すことから着手すべきである．（横江）

第Ⅲ章 「不明熱」診断の病歴学（発熱＋αのαを探すための問診テクニック）

4 生活歴で押さえるポイント

> **聴き出すキーワード**
> ☐ 1. どのような**仕事**をされていますか？
> ☐ 2. 最近，**旅行**などに行かれましたか？
> ☐ 3. 普段の**お酒**や**タバコ**の量はどのくらいですか？
> ☐ 4. 不特定の人と**性交**をもたれましたか？
> ☐ 5. 最近，**動物**と接触することがありましたか？
> ☐ 6. **園芸**や**庭作業**をされますか？

　生活歴は，発熱の原因を探るうえで，かなり重要である．感染症，膠原病，悪性腫瘍などの疾患は，その人のライフスタイルが影響していることが多いからである．学校，仕事，飲酒，喫煙，性交，動物や植物との接触，旅行，温泉や入浴施設の利用など，患者の生活の中で何か原因となっていることはないか？　それを問診の中で拾い上げることがポイントである．

① どのような仕事をされていますか？（それとも，学生ですか？）

　仕事の内容は生活環境を知るうえで重要な問診事項である．
　学生であれば，インフルエンザや麻疹など，学校で流行している疾患を考える必要がある．また，食生活が不規則であったり，日常的に薬剤を扱ったり，動物実験などを行ったりしているケースもある．さらに，アルバイトやサークル活動などの中にも，注目すべき環境があるかもしれない．
　仕事や業種についても，その内容を詳しく聴くべきである．公務員，学校の先生，商社マン，警察官，主婦，老人介護施設の職員，留学，CA

（キャビンアテンダント）など，生活範囲が地球上のどこまでも広がる場合もあれば，非常に狭い範囲内で仕事をしている場合もある．その人たちそれぞれが持っている「世界」を理解した問診が，診断を進めていくうえで重要である．

　それは，主婦であっても同じである．主婦は決して，家の中で何もせずにじっとしているのではない．家事や子育てのみならず，ペットの世話をしたり，近所づき合いもあって，他人の子どもを預かったりすることもあるので，やはり生活状況は詳しく聴くべきである．また，結婚前は仕事をしていたということもよくあるので，過去の職歴などが参考になることもある．

② 最近，旅行などに行かれましたか？

　海外に行ったかどうかを聴くことは重要であり，これは主に輸入感染症をターゲットにした質問である（→第Ⅰ章4「海外渡航者の「不明熱」」参照）．例えば，アフリカ帰りの発熱であれば，あまり詳しい事情を知らなくても「マラリアかも」と何気なく疑うであろう．しかし，ニューヨークから帰ってきて熱が出たという場合はどうだろう．いまひとつピンと来ないことが多いかもしれない．しかし，ニューヨークだからこそという感染症もあるので，まずはどこへ旅行してきたかを聴くことは重要である（→本章1 COLUMN「流行の最先端は New York から!?」参照）．

　その次に重要なことは，「現地で何をしてきたか」である．ただそこに行くだけで感染するということは，空気感染でもないかぎり，ほぼ皆無である．観光地巡りなのか，野外活動をしたのか，仕事で密林に入ったのか，はたまた，現地の人と性交をもったのかでは，リスクの大きさがまったく違う．蚊に刺されたかどうかは，寝ているうちに刺されたりしていれば，わからないことも多い．

　「どの地域で何をしてきたのか」——．疑わしい場合は，とことん問診で詰めるべきである．

　帰国後で主に発熱を主訴とする感染症については，第Ⅰ章4表11「海外渡航者の「不明熱」における代表的な感染症」を参照してほしい．

国内旅行もまた原因となる可能性を秘めている．ツツガムシ病などのリケッチア感染症は，東京や大阪では感染例はないが，東北・上信越・北陸地方などで感染例がある．その地域に旅行した後に発熱し，刺し口があれば可能性が高い．

　温泉や入浴施設の利用は，レジオネラ肺炎のリスクファクターとして有名である．肺炎というと，咳・痰が主症状と考えがちだが，レジオネラ肺炎は意外にも呼吸器症状が目立たないことも多い．そのため，不明熱診療の中では，常にダークホース的存在として受け止めて，問診などから積極的に疑っていくことで診断が容易になる可能性を秘めている．

　その他，北海道のエキノコックス症，伊勢の日本紅斑熱，沖縄の糞線虫症，八重山のレプトスピラ感染症など，風土病とも言える感染症が国内にも多々あることを知ったうえで診療をすべきである．

> **MEMO　レプトスピラ感染症**
>
> レプトスピラ感染症は，皮疹を伴う発熱疾患として有名である．感染源はげっ歯類（ネズミなど）の尿などに含まれている Spirachaetales の *Leptospira* であるが，その感染が生活の中で起こりうるかどうかを問診することが重要である．かつて，静岡でペット動物輸入業者が，アメリカモモンガが原因と考えられるレプトスピラ感染症を起こした事例もあるし，八重山諸島でカヌーなどの河川レジャーをしていた人たちが集団感染を起こした事例もある．「どこで，何をしてきたのか」は，知識を持ったうえで問診すると，いろいろな病気が浮かんでくるはずである．

③ 普段のお酒やタバコの量はどのくらいですか？

　アルコールと発熱に直接の因果関係はないが，アルコール性肝炎による発熱は考えなくてはいけない．大量飲酒家における肝硬変，肝がん，慢性膵炎なども，不明熱診断の鑑別診断の中に組み込むべきである．

　同じく喫煙に関しても，直接の因果関係はないが，肺がん，肺気腫，慢性閉塞性肺疾患 chronic obstructive pulmonary disease（COPD）は考慮する．

　日本では，麻薬や覚せい剤は欧米ほどには広まっていないが，生活歴の中で怪しい部分があるときは考えるべきである．ほとんどの場合，患者の

側から自ら薬物を使っていることを話してくれることはないので，医師の側から尋ねないかぎり，聴き出せない．もちろん，尋ねたからといって話してくれるとは限らないが．

> **私たちの経験**
>
> ### 医師-患者間の信頼関係の構築
>
> 5ヵ月前に覚せい剤で逮捕歴のある20歳代女性の不明熱患者が入院してきた．怪しい点はあったが，主治医は最近の覚せい剤使用を聴き出せずにいた．入院3日目に血液培養4セットからメチシリン感受性黄色ブドウ球菌 methicillin-susceptible *Staphylococcus aureus*（MSSA）が検出されて，感染性心内膜炎であることが判明した．主治医がもういちど，患者に覚せい剤の自己注射に関して聴き直したところ，2週間前に注射したことを話してくれた．これで，診断，そして原因がつながったわけである．
> 患者は，医師が信頼できると思わなければ自分に不利なことは話さないので，医師-患者間の信頼関係が築かれてから，もういちど聴き直す必要がある．（横江）

④ 不特定の人と性交をもたれましたか？

不明熱と性交との関連は，感染症にターゲットが絞られる．淋菌感染，クラミジア感染などをはじめ，梅毒，HBV感染，HIV感染を考えなくてはならない．多くの場合は異性間の性交であるが，同性間の性交が絶対にないとは言えない．さらに，高齢者だからもう性交なんてないと思っていてもいけない．そんなことはありえないと思い込むと，大事な情報を逃してしまう可能性がある．

医師-患者間に信頼関係が築かれていない段階で性生活のことを問診することは難しいかもしれないが，「人は必ずセックスをし，その中には"キケンな"セックスもある」と考えて対応すべきである．

> **私たちの経験**
>
> ## HIV 感染症は若い人に限らない
>
> 70歳代男性の不明熱の患者．胸部単純X線写真が全体にスリガラス様，ニューモシスティス肺炎を疑った．しかし免疫抑制状態の原因となるステロイドや免疫抑制薬の使用歴はない．本人に承諾を得て，HIV抗体の検査をしたところ，何と陽性．70歳代でHIV感染とは予想外だった．さらに聴くと，30歳代から同性との性交があり，現在も同性のパートナーがいると言う．結婚して40年以上，子どももすでに成人に達しているが，世の中にはこういう人もいるということを学んだ症例である．（横江）

⑤ 最近，動物と接触することがありましたか？

家庭内のペットが対象となる場合が多いが，旅先での野生動物との接触や，家畜との接触なども確認すべきである．咬まれた，ひっかかれたなどのエピソードが重要であるが，ノミ，ダニなどを介して感染することもある．

狂犬病は日本ではお目にかかることはない病気であるが，世界中，ほとんどの国で存在する病気である．イヌだけが媒介するのではなく，アメリカではコウモリやアライグマなども宿主となる．

ネコを宿主とする病気には，ネコひっかき病があるが，これもネコに限定はされない．

ほかに，ヒトに咬まれた場合なども，口腔内常在菌の感染の可能性があるため，実は危険である．ウシやブタなどを介した，寄生虫感染などもありうる．

⑥ 園芸や庭作業をされますか？

植物に触れて発熱することは少ないが，*Clostridium tetani*（破傷風菌）などの土壌中の細菌に感染することはある．ハイキングなど野外活動ではツツガムシ病も考えなくてはいけない．ウルシなどに手を触れた反応によって発熱することもある．

（横江正道）

第Ⅲ章 「不明熱」診断の病歴学（発熱＋αのαを探すための問診テクニック）

5 服薬歴で押さえるポイント

　治療のためにのんでいる薬が，まさか発熱の原因になっているとは，ほとんどの患者が想像していないと思われる．医師も処方した薬が発熱の原因になっていると自覚していない場合が多い．

　薬剤熱は，不明熱の原因として絶対に忘れてはいけない大事な鑑別診断である．真っ先に疑う必要はないとしても，除外診断を進めるうえで，原因が特定できないときには必ず考慮すべきである．

　薬剤熱の臨床的特徴を表2[2)]に示す．

表2　薬剤熱の臨床的特徴

問　診	薬剤使用歴 アトピー性皮膚炎の既往
身体所見	発熱の程度はさまざま 比較的徐脈 熱のわりに元気（比較的元気） 皮疹は多くはないが，あれば斑状丘状皮疹（maculopapular）で，体幹，手掌，足の裏
検査所見	WBC 上昇（左方移動を伴うことが多い） 軽度好酸球増多（時々みられるが，20％以下） 赤沈の亢進（多くの症例でみられる．100mm/時を超えることも） 肝機能（ALP，AST，ALT）異常，CRP

WBC：白血球 white blood cell
ALP：alkaline phosphatase
AST：aspartate aminotransferase
ALT：alanine aminotransferase
CRP：C反応性蛋白 C-reactive protein
（文献2）より一部改変）

> **1行必殺技**
> 　比較的元気，比較的徐脈，比較的 CRP が低い＝「薬剤熱の比較3原則」
> 聖路加国際病院の岡田正人先生がよく用いられている薬剤熱の見分け方．

　原因となる薬剤は非常に多く，全部覚えることは無理である．必要に応

じて参照すればよい．発熱患者に**表3**[3]のような薬が投与されているかどうか，チェックしてみるべきである．頻度については，第Ⅱ章4-④表11「薬剤熱を起こしやすい薬剤とその頻度」を参照してほしい．

表3 不明熱の原因となる薬剤（薬効別）

分　類	薬剤名
抗菌薬	【ペニシリン系】 アンピシリン，ペニシリン，ピペラシリン，オキサシリン，ナフシリン 【セファロスポリン系】 セファゾリン，セフォタキシム，セフタジジム，セファレキシン，セファロチン 【その他】 アシクロビル，アムホテリシンB，テトラサイクリン，エリスロマイシン，イソニアジド，ミノサイクリン，リファンピシン，ストレプトマイシン，テラマイシン，ST合剤，バンコマイシン，サルファ剤（サラゾスルファピリジンなど）
抗がん薬	メルカプトプリン，ブレオマイシン，クロラムブチル，シスプラチン，シトシンアラビノシド，ダウノルビシン，ヒドロキシカルバミド，インターフェロン，L-アスパラギナーゼ，プロカルバジン，ビンクリスチン
循環器系薬	アトロピン，クロフィブラート，ジルチアゼム，ドブタミン，フロセミド，ヘパリン，ヒドロクロロチアジド，メチルドパ，オクスプレノロール，プロカインアミド，キニジン，キニン，トリアムテレン
免疫抑制薬	アザチオプリン，ミコフェノール酸モフェチル，エベロリムス，シロリムス
NSAIDs	イブプロフェン，ナプロキセン，トルメチン，サリチル酸
交感神経作用薬，幻覚薬	アンフェタミン（覚せい剤），LSD，メタンフェタミン（覚せい剤）
抗けいれん薬	カルバマゼピン，フェニトイン
その他	アロプリノール，シメチジン，葉酸，ヨード，メベンダゾール，メトクロプラミド，プロピルチオウラシル，プロスタグランジンE，ニトドリン，テオフィリン，サイロキシン

LSD：リセルグ酸ジエチルアミド lysergic acid diethylamide
（文献3）より一部改変）

（横江正道）

COLUMN 確かによく使う薬なんですが…

表3を見てもわかるとおり，特に注意すべき薬剤は，抗菌薬とNSAIDsである．感染症の診断がきちんとついていないにもかかわらず，熱が出ているからといって抗菌薬を処方すると，感染源は不明になり，薬剤熱も疑わねばならず，診断が非常にやっかいになる．この状況に陥ってからのコンサルテーションや紹介はかなり多いが，抗菌薬を全部中止して培養のとり直しになり，診断の手間が倍増する．NSAIDsも意外に薬剤熱の原因になることがあり，アセトアミノフェンで十分な解熱が得られる場合は，NSAIDsを投与しないほうがよい．（横江）

第Ⅲ章 「不明熱」診断の病歴学（発熱＋αのαを探すための問診テクニック）

6 ROSで押さえるポイント

　不明熱とされる症例は，発熱だけが自覚症状でそれ以外の症状・身体所見がないために，不明熱とされてしまっていることが多い．

　しかし，本人，もしくは診察した医師が気づいていないだけで，診る人が診れば，意外にいろいろ聴き出せることがある．このピットフォールを補うのがROS（review of systems）である（表4）．ROSを利用することにより，経験の浅い医師でも落ちのない問診が可能になる．

　ROSは系統的に問診をして診断のきっかけを見つける手法である．"デキる"医師は日常的にROSをしなくても，鑑別診断を想定してそれらを除外，または確定するための問診をしているが，「熱の原因がさっぱりわからない」というときには，ひたすらROSをするのが近道になる場合がある．

　ROSが陽性になった点は，ターゲットになる疾患についてさらに詳しく情報を聴き出すという"応用"も必要になる．

表4　不明熱におけるROSの質問事項とそのターゲット

分類	問診事項	ターゲット
生活歴	ペット飼育	動物咬傷からの感染など レプトスピラ感染症，ネコひっかき病など
	海外渡航歴	マラリア，デング熱，チフスなど
	インフルエンザの予防接種歴	インフルエンザ
	園芸・庭作業	破傷風，ツツガムシ病など
	なまもの（魚・卵・鶏肉など）の摂取	*Salmonella*，*Campylobacter*，大腸菌など
	最近の歯科治療歴・抜歯歴	感染性心内膜炎，菌血症など

分類	問診事項	ターゲット
生活歴	デイケアやショートステイの利用	緑膿菌感染など
全身所見	最近の体重減少・増加	悪性腫瘍（悪性リンパ腫など）
	発熱（開始時期，最高体温，パターン）	大まかな鑑別に
	寝汗	悪性リンパ腫，結核など
	睡眠状況	不眠
眼	眼の病気・外傷	眼内炎
	眼鏡やコンタクトレンズの使用	眼内炎
	視力障害，複視（右・左）	脳炎，髄膜炎，脳膿瘍など
	視野欠損（右・左）	脳炎，髄膜炎，脳膿瘍など
	緑内障の既往（右・左）	急性緑内障発作
	眼痛（右・左）	急性緑内障発作，眼内炎など
	結膜充血（右・左），出血	急性緑内障発作，感染性心内膜炎
	霧視（右・左）	眼内炎
耳・鼻・のど・口	聴力低下・難聴（右・左）	中耳炎など
	耳鳴（右・左）	中耳炎など
	耳痛（右・左）	中耳炎など
	耳垂れ（右・左）	中耳炎など
	鼻汁	副鼻腔炎，感冒など
	副鼻腔炎・圧痛	副鼻腔炎
	鼻出血	ウェゲナー肉芽腫症
	口内炎，口腔内潰瘍	SLE，Behçet病など
	歯肉出血	根尖周囲膿瘍，歯槽膿漏など
	口臭・味覚障害	舌炎，歯肉炎，歯槽膿漏，Sjögren症候群など
	のどの痛み	インフルエンザ，扁桃炎，亜急性甲状腺炎など

分類	問診事項	ターゲット
耳・鼻・のど・口	声の変化（嗄声など）	急性喉頭蓋炎，扁桃炎など
	唾液腺・舌下腺・顎下腺の腫脹	ムンプスなど
循環器	心臓の異常の自覚	心筋炎など
	胸痛	心膜炎，胸膜炎，肺炎など
	突然の脈の変化（動悸・不整脈）	心筋炎など
	失神	心筋炎など
	労作時呼吸困難（階段昇降時など）	心筋炎など
	四肢のむくみ（pitting・non-pitting）	深部静脈血栓/肺血栓塞栓症，甲状腺機能低下症，がん性リンパ管症など
呼吸器	頻回の咳	肺炎，肺結核，クラミジア感染症など
	喀痰（黄色・鉄錆色？）	肺炎，後鼻漏など
	喀血	肺結核，気管支拡張症，Goodpasture症候群など
	息切れ	肺炎，心不全，貧血，感染性心内膜炎など
	喘息発作・喘鳴	気管支炎，COPD，心不全など
消化器	食思不振	悪性腫瘍，結核，うつなど
	つかえ感	食道がん，強皮症など
	悪心・嘔吐	感染性腸炎，食道がん，髄膜炎，脳炎など
	下痢（軟便・水様）	感染性腸炎，炎症性腸疾患（Crohn病など），偽膜性腸炎など
	便秘	大腸がん，腹腔内腫瘍など
	持続的腹痛（右・左・上・下・心窩部）	胆嚢炎・胆管炎，膵炎，SMA血栓症，腹膜炎など
	間欠的腹痛（右・左・上・下・心窩部）	尿路結石，急性腸炎など
	血便・下血	大腸がん，炎症性腸疾患，虚血性腸炎など

分類	問診事項	ターゲット
生殖器・泌尿器	頻尿	尿路感染症（膀胱炎），前立腺炎など
	排尿時痛	特に尿道炎（クラミジア・淋菌など）
	尿道灼熱感	特に尿道炎（クラミジア・淋菌など）
	血尿	尿路結石，血管炎
	尿量・回数の変化	前立腺炎，尿路感染症など
	失禁（トイレに間に合わない）	前立腺炎，尿路感染症など
	尿路結石・腎結石の既往	複雑性尿路感染症
	最近の性交歴（異性・同性，特定の人か）	STI（クラミジア，淋菌，HIV，HBV，梅毒トレポネーマなど）
婦人科	オリモノの量・臭い	腟炎，骨盤腹膜炎など
	最終月経，月経血量・月経痛の強さ	妊娠，異所性妊娠，更年期障害など
	ピルの内服	深部静脈血栓症/肺血栓塞栓症など
筋骨格	関節痛（単・多，手・肘・肩・股・膝・足）	関節リウマチ，SLE，PMRなど
	関節腫脹（単・多，手・肘・肩・股・膝・足）	関節リウマチ，痛風・偽痛風，化膿性関節炎など
	関節炎（単・多，手・肘・肩・股・膝・足）	関節リウマチ，痛風・偽痛風，化膿性関節炎など
	手指変形（どこに？）	関節リウマチ，変形性関節症など
	朝のこわばり（60分以上？）	関節リウマチ
	筋力低下（右・左，上肢・下肢）	皮膚筋炎
	筋痛（右・左，上肢・下肢）	筋炎，パルボウイルスB19感染症など
	筋把握痛（右・左，上肢・下肢）	筋炎，パルボウイルスB19感染症など
	背部痛	大動脈解離，椎体炎，椎間板炎など
	冷え性	甲状腺機能低下など
	歩行困難	脳炎，髄膜炎，股関節異常など

分類	問診事項	ターゲット
皮膚	皮疹（どこに？ 紅斑・紫斑，丘疹・膿疹）	麻疹・風疹・成人発症 Still 病，パルボウイルス B19 感染症，デング熱，丹毒，TSS など
	瘙痒感	アトピー性皮膚炎，アナフィラキシーなど
	皮膚変色	褥瘡，紫斑病など
	髪・爪の変化	感染性心内膜炎，真菌感染など
	下肢静脈瘤（右・左）	下肢静脈瘤
乳房	乳房の痛み	乳腺炎，乳がんなど
	乳房のしこり	乳腺炎，乳がんなど
	乳頭からの分泌物	乳腺炎，乳がんなど
神経	頭痛（人生最大？・頻発？）	脳炎，髄膜炎，脳腫瘍，副鼻腔炎，側頭動脈炎など
	浮遊感	脳炎，髄膜炎，脳血管障害，前庭神経炎
	痙攣（間代性・強直性・部分）	脳炎，髄膜炎など
	てんかん発作	脳炎，髄膜炎など
	しびれ・ひりひり感	多発性硬化症，ADEM など
	振戦（手指）	パーキンソン症状
	麻痺（右・左，両・片・全，上肢・下肢）	脳炎，髄膜炎，脳血管障害など
	脳梗塞の既往	麻痺の変化
	頭部外傷（転倒・交通事故等）	慢性硬膜下血腫など
精神	記憶障害	薬剤熱（薬物使用），脳血管障害など
	錯乱	薬剤熱（薬物使用）
	神経過敏	薬剤熱（薬物使用）
	うつ	薬剤熱（薬物使用）
	睡眠障害・入眠障害	薬剤熱（薬物使用）

分 類	問診事項	ターゲット
内分泌	甲状腺機能異常	甲状腺機能亢進・低下症など
	糖尿病	薬剤熱（薬物使用），免疫不全など
	口渇	高血糖，脱水
	多尿	尿崩症など
	皮膚乾燥	脱水
	手足の腫脹	下垂体機能異常
血液・リンパ	傷の治りの遅さ	免疫不全，低アルブミン血症など
	易出血性・あざができやすい	血小板機能異常，血管脆弱など
	貧血	出血，血液悪性腫瘍
	静脈炎	注射針刺入時感染
	輸血歴	肝炎，GVHD など
	リンパ節腫脹（頸部・腋窩・鼠径）	菊池病，結核，SLE，悪性リンパ腫，反応性リンパ節炎など

SLE：全身性エリテマトーデス systemic lupus erythematosus, SMA：上腸間膜動脈 superior mesenteric artery, STI：性感染症 sexually transmitted infections, PMR：リウマチ性多発性筋痛症 polymyalgia rheumatica, TSS：中毒性ショック症候群 toxic shock syndrome, ADEM：急性散在性脳脊髄炎 acute disseminated disseminating encephalomyelitis, GVHD：移植片対宿主病 graft-versus-host disease

（横江正道）

文献

1 現病歴で押さえるポイント
 1）高崎智彦：ウエストナイル熱．化学療法の領域 24(11)：1559-1604, 2008
5 服薬歴で押さえるポイント
 2）Johnson DH, Cunha BA：Drug fever. Infect Dis Clin North Am 10(1)：85-91, 1996
 3）Patel RA, Gallagher JC：Drug fever. Pharmacotherapy 30(1)：57-69, 2010

第IV章

「不明熱」診断の身体所見学
〜診るポイントは？〜

　身体所見が乏しいからこそ「不明熱」とされやすいのであり，いつもと同じように身体診察を行ったとしても，「有意な所見はなし，特記すべき所見なし」，とカルテに記載するにとどまることが多いだろう．無論，「何も所見がない」ということは，実際にはとても重要な意味を持っており，それはそれで自信を持って記載すればよい．しかし，診断に近づいたかと問われると，陰性所見だけでは確定診断に近づけないのが事実である．実は，所見をとる人が替われば，有意な陽性所見が出てくる場合もあるし，普段の診療ではあまり意識して見ない，指先や背中，足の裏，陰部，口の中などに，思わぬ診断につながる所見を見つけることもある．
　本章では，部位別に，気をつけて診察すべきポイントを解説する．（横江）

1. 総論〜身体所見のストラテジー〜
2. バイタルサイン
3. 頭部のどこに気をつけて診ていくか？
4. 頸部のどこに気をつけて診ていくか？
5. 胸部のどこに気をつけて診ていくか？
6. 腹部・骨盤部のどこに気をつけて診ていくか？
7. 背部のどこに気をつけて診ていくか？
8. 四肢・手指・足指のどこに気をつけて診ていくか？
9. 皮疹のどこに気をつけて診ていくか？

第Ⅳ章　「不明熱」診断の身体所見学～診るポイントは？～

1 総　論
～身体所見のストラテジー～

① はじめに

　「詳細な問診と身体所見が不明熱の診療では大切だ」と説く本は数あるが，実際にどれだけ身体所見が不明熱の診断に寄与しているかは，本当のところ，定かではない[1]．

　手詰まりの状態になりがちな理由は，原因疾患がわからず，これからどうなっていくのか見通しが立たないという「不透明性」と，どの情報が本当に信用できるのかという「不確実性」が混在していることにある．

　若手医師がこぞって検査に頼りがちで身体所見を軽視する理由の一つは，経験不足から自分のとった身体所見に自信が持てず，藁にもすがる気持ちで検査から何かを引き出そうとする衝動に駆られるからであろう．

　偽陽性の可能性も考えずに検査をした揚げ句，検査結果に振り回されて，ただでさえ複雑な状況がますます迷走してしまう．これを避けるためにも，身体所見は重要なポイントの一つになるのである．

② 診ようとする人には見える

　身体所見の難しさは，医師によって「見える/見えない」の差が大きいことである．しかし，やはり多くの症例を経験し，多くのトレーニングを積んだ医師が上手になることは間違いない．先輩が見つけ出した異常所見を目の当たりにすることで，自分の身体所見スキルは向上するはずである．すなわち，診ようとして見ないと，いつまでたっても見えるようにはならない．

　とにかく陽性所見を見つけ出す，同時に陰性所見を自信を持って確実に押さえていくことで診断を絞っていく，というトレーニングが必要である．

③ 繰り返して診る

自分が診察したときに，必ず所見が現れているとは限らない[2]．成人発症 Still 病のサーモンピンク疹が良い例である．自分の目で確かめられれば確定診断しやすくなるが，「ない」となると，診断は否定的かどうかわからないという結果に終わる．身体所見の不確実さはこういうところにも起因するので，何度も足繁く患者のもとを訪れ，繰り返し身体所見をとることが診断の近道である．

④ 鑑別診断を意識した身体所見

「top to toe〜頭のてっぺんから，足のつま先まで診てこい」と指導医から言われることは確かに多い．しかし，ポイントを押さえておかないと，膨大な時間が必要となり，患者もまた，疲弊してしまう．したがって，鑑別診断を考慮して，その疾患特有の所見を意識して診ていくことが重要である．

例えば，髄膜炎を疑うのであれば，項部硬直や jolt accentuation をチェックする．感染性心内膜炎を疑うのであれば，結膜出血，Osler's nodes（オスラー結節），Janeway lesion（ジェーンウェイ病変）をチェックする．また，痛風・偽痛風を疑えば，全身くまなく，あちこちの関節を触知して，熱感や腫脹がないかを探す．

鑑別診断を考えずにがむしゃらに診察しても，何かが見つかる確率は低い．「○○はあるだろうか？ △△はあるだろうか？」という姿勢で，鑑別診断を意識しながら身体所見をとるほうが，より確実に所見を拾い上げることができる．「その所見が持つ意味を一つ一つ考えながら所見をとる」という診察をすると，身体所見の捉え方が変わってくるはずである．不明熱は，わずかな手がかりが診断に結びつくということを忘れてはいけない．不明熱診断の要諦は「鑑別診断を考えることに尽きる」．

このように「鑑別診断に沿って診察する」のは，「何も考えずに診察する」よりも，はるかに実りが多くなる．

⑤ いつも診ないところを診る

「不明熱＝自分になじみのない疾患」という関係は，誰にとっても成り立

つことである．つまり，自分が普段から診ていない，専門外だから診たこともないためにわからないことは多い．「見落とし」とまでは言えないが，苦手な部分に対しては，ついつい「臭いものには蓋」をしてしまい，結果的に診ていない，所見として拾い上げられていないことはよくあることである．

不明熱に限らず，鑑別診断に沿って押さえるべきポイントを押さえていくことが，身体診察でも重要である（**表1**）[3]．

表1 「不明熱」診断の手がかりとなる身体所見

所　見	想起される疾患
結膜炎 （conjunctivitis）	結核（tuberculosis） ネコひっかき病（cat-scratch disease） 全身性エリテマトーデス（systemic lupus erythematosus） クラミジア感染症（*Chlamydia* infection） ヒストプラスマ感染症（histoplasmosis）
結膜下出血 （subconjunctival hemorrhage）	感染性心内膜炎（infectious endocarditis） 旋毛虫症（trichinosis）
眼球結膜黄疸	急性胆管炎 急性肝炎
結膜充血 （conjunctival suffusion）	レプトスピラ感染症（leptospirosis） 回帰熱（relapsing fever） ロッキー山紅斑熱（Rocky Mountain spotted fever）
ドライアイ （dry eyes）	関節リウマチ（rheumatoid arthritis） 全身性エリテマトーデス 結節性動脈周囲炎（periarteritis nodosa） Sjögren 症候群（Sjögren's syndrome）
帯状角膜変性 （band keratopathy）	成人発症スティル病（adult-onset Still's disease） 若年性関節リウマチ（juvenile rheumatoid arthritis） サルコイドーシス（sarcoidosis）
ブドウ膜炎 （uveitis）	結核 成人発症スティル病 サルコイドーシス 全身性エリテマトーデス Behçet 病（Behçet's disease）
眼球血管膜異常 （uveal tract involvement）	結核 若年性関節リウマチ トキソプラスマ感染症（toxoplasmosis）

所　見	想起される疾患
眼球血管膜異常	サルコイドーシス 全身性エリテマトーデス
眼窩内異常 (orbital involvement)	悪性リンパ腫 (malignant lymphoma) 転移性腫瘍 (metastatic tumor)
鼓膜腫脹・発赤	中耳炎
副鼻腔の圧痛	副鼻腔炎
鼻出血 (epistaxis)	回帰熱 オウム病 (psittacosis) リウマチ熱 (rheumatic fever)
口腔内潰瘍	全身性エリテマトーデス Behçet 病
扁桃腫大・白苔付着	急性扁桃炎 伝染性単核球症 (infectious mononucleosis)
舌圧痛 (tongue tenderness)	回帰熱 巨細胞動脈炎 (giant cell arteritis) アミロイドーシス (amyloidosis)
側頭動脈圧痛	側頭動脈炎
リンパ節腫脹 (lymphadenopathy)	悪性リンパ腫 ネコひっかき病 結核 伝染性単核球症 性病性リンパ肉芽腫 (lymphogranuloma venereum) EB ウイルス感染症 (Epstein-Barr virus infection) サイトメガロウイルス感染症 (cytomegalovirus infection) トキソプラズマ感染症 HIV 感染症 成人発症スティル病 ブルセラ症 (brucellosis) Whipple 病 (Whipple's disease) 偽リンパ腫 (pseudolymphoma) 菊池病（組織球性壊死性リンパ節炎〈histiocytic necrotizing lymphadenitis〉）
甲状腺腫大・圧痛	亜急性甲状腺炎
心雑音 (heart murmur〈changes with position〉)	感染性心内膜炎 (infectious endocarditis) 心房粘液腫 (atrial myxoma) 弁膜症

所　見	想起される疾患
比較的徐脈 (relative bradycardia)	腸チフス・パラチフス (typhoid fever/paratyphoid fever) マラリア (malaria) レプトスピラ感染症 オウム病 下垂体・体温調節中枢異常による発熱 (central fever) 薬剤熱 (drug fever)
胸骨圧痛 (sternal tenderness)	骨髄増殖性疾患 (myeloproliferative diseases) 転移性腫瘍骨髄浸潤 (metastatic tumor〈marrow invasion〉) ブルセラ症 白血病 (leukemia) 骨髄炎 (osteomyelitis)
僧帽筋圧痛 (trapezius tenderness)	横隔膜下膿瘍 (subdiaphragmatic abscess)
右季肋部痛	肝膿瘍 急性胆管炎 胆嚢炎 胃・十二指腸潰瘍穿孔など
肝腫大 (hepatomegaly)	悪性リンパ腫 転移性腫瘍 (metastatic tumor) アルコール性肝疾患 (alcoholic liver disease) 肝腫瘍 (hepatophyma)，肝がん (hepatoma) 回帰熱 肉芽腫性肝炎 (granulomatous hepatitis) Q 熱 (Q fever) 腸チフス・パラチフス
脾膿瘍 (splenic abscess)	感染性心内膜炎 ブルセラ症 腸チフス・パラチフス 菌血症 (bacteremia)
脾腫 (splenomegaly)	白血病 悪性リンパ腫 結核 ブルセラ症 感染性心内膜炎 サイトメガロウイルス感染症 EB ウイルス感染症 関節リウマチ サルコイドーシス オウム病 回帰熱

所　見	想起される疾患
脾腫	アルコール性肝疾患 腸チフス・パラチフス ロッキー山紅斑熱 菊池病
肋骨脊柱角の圧痛 （costovertebral angle tenderness）	腎周囲膿瘍（perinephric abscess） 慢性腎盂腎炎（chronic pyelonephritis）
精巣上体炎 （epididymitis）	結核 悪性リンパ腫 ブルセラ症 レプトスピラ感染症 結節性動脈周囲炎 伝染性単核球症 ブラストミセス症（blastomycosis） 悪性腫瘍（carcinoma）
下腹部圧痛	骨盤腹膜炎 虫垂炎 憩室炎 腹部大動脈瘤など
前立腺圧痛	前立腺炎 前立腺がん 前立腺膿瘍
関節炎・関節痛 （arthritis/joint pain）	家族性地中海熱（familial Mediterranean fever） 痛風・偽痛風（gout/pseudogout） 鼠咬症（rat-bite fever） 関節リウマチ リウマチ性多発筋痛症（polymyalgia rheumatica） 全身性エリテマトーデス Lyme 病（Lyme disease） 性病性リンパ肉芽腫 Whipple 病 ブルセラ症 高 IgD 血症（hyperimmunoglobulinemia D syndrome）
脊椎叩打痛 （spinal tenderness）	化膿性脊椎炎（vertebral osteomyelitis） 感染性心内膜炎 ブルセラ症 腸チフス・パラチフス 椎間板炎（discitis） Pott 病（結核性脊椎炎〈tuberculous spondylitis〉）

所　見	想起される疾患
軟骨圧痛 （cartilage tenderness）	Raynaud症候群（Raynaud's syndrome） 多発性軟骨炎（polychondritis） サイトメガロウイルス感染症
血栓性静脈炎 （thrombophlebitis）	オウム病
大腿圧痛 （thigh tenderness）	ブルセラ症 多発筋炎（polymyositis）
ふくらはぎの把握痛 （calf tenderness）	ロッキー山紅斑熱 多発筋炎 肺炎球菌血症（pneumococcal bacteremia）
足趾間白癬	足白癬
蝶形紅斑	全身性エリテマトーデス
顔面紅斑	丹毒（溶連菌感染）
Osler's nodes	感染性心内膜炎
Janeway lesion	感染性心内膜炎
皮膚色素沈着 （skin hyperpigmentation）	Whipple病 過敏性血管炎（hypersensitivity vasculitis） ヘモクロマトーシス（hemochromatosis） Addison病（Addison's disease）
レース様紅斑	パルボウイルスB19感染症
サーモンピンク疹	成人発症スティル病
バラ疹 （rose spot）	腸チフス・パラチフス オウム病

（文献3）より一部改変）
Osler's nodes：オスラー結節
Janeway lesion：ジェーンウェイ病変

（横江正道）

第Ⅳ章 「不明熱」診断の身体所見学〜診るポイントは？〜

2 バイタルサイン

　緊急性や重症度を把握するためには，バイタルサイン（血圧，心拍数，呼吸数，体温，意識状態，外観）をチェックする．バイタルサインは，「命に関わる」から vital なのである．しっかり診て，全身状態を判断しよう．判断するときに重要なのは，それぞれの指標を単独で解釈するのではなく，全体像を総合的に判断することである．

① 血　圧

　収縮期血圧が 90mmHg よりも低ければショックを疑うが，血圧の値だけでは判断できない．時間と状況が許すのであれば，普段の血圧がどれくらいかを確かめるようにしよう．普段の収縮期血圧から 30mmHg 以上下がっていればショック状態を意味する．同じ値の収縮期血圧であっても，普段から血圧が 100mmHg 以下の人が 90mmHg で元気そうにしている場合と，もともと高血圧で普段 160mmHg 以上の人が 90mmHg になってぐったりしている場合では意味合いが違う．

② 心拍数

　発熱があると頻脈になるが，体温の上昇に比べて心拍数の増加が大きい場合は重症の感染症を疑う．

> 【デルタ心拍数 20 ルール】[4]
> 　「$\Delta HR/\Delta BT>20$」のときは重症感染症の可能性大．
> 　普段の心拍数と体温がわからないときは，HR＝70，BT＝36.0℃として計算する．
> 　　HR：心拍数 heart rate，BT：体温 body temperature

③ 呼吸数

　頻呼吸は，全身状態が良くないサインである．特に，低血圧＋頻呼吸は敗血症性ショックを示唆する．日本の臨床現場では，呼吸数をルーチンに測定する習慣が根づいていないが，発熱患者の場合，呼吸数をチェックするのは非常に大事である．発熱患者の呼吸数は必ずチェックしよう．

④ 体　温

　熱の高さ自体は，全身状態の悪さ，重症度の指標にはならない．微熱だから重症でないとは言えず，逆に，高熱だからと言って必ずしも重症であることを意味しない．

⑤ 意識状態

　「発熱＋意識混濁」は重症のサインである．

⑥ 外　観

　発熱患者の外見が重症感にあふれてぐったりして見える場合（toxic appearance）は，重症である可能性が高い．

⑦ 全身性炎症反応症候群（SIRS）

　全身状態の悪さや toxic という概念はあいまいでわかりにくいので，状態の悪さ，重症さを何とかわかりやすく表現しようという目的で，4つの項目からなる全身性炎症反応症候群 systemic inflammatory response syndrome（SIRS）という概念が提唱された（→第Ⅰ章2表6「SIRSの診断基準」参照）．このうち，1項目は採血を必要とするが，他の3項目はバイタルサインから判断できる．

　SIRSは，特異度は高くない（SIRSであっても必ずしも重症疾患があるとは限らない）が，SIRS診断基準の該当項目数が増えるほど死亡率が高くなることがわかっている[5]．SIRSであれば重症と考えて対応しよう．

（野口善令）

第Ⅳ章 「不明熱」診断の身体所見学〜診るポイントは？〜

3 頭部のどこに気をつけて診ていくか？
（眼・鼻・耳，側頭動脈，副鼻腔など）

　発熱の原因がわからないときには，「孔の周りを注意して診よ」という格言がある．孔とは，眼，耳，鼻，口，肛門のことであり，ともすれば内科医が見落としやすい部分であることを戒めたものである．頭部には「孔」が集中している．よく診て所見をとろう．ただし，これらの所見と疾患の有無は1：1に対応しないことに注意すること．所見があるからそのまま確定診断がつくわけではなく，逆に，所見がなくても除外診断はできない．所見があればそれを手がかりに診断を進めていこう（図1）．

前額部
圧痛，叩打痛➡前頭洞炎

頭皮
水疱➡帯状疱疹
膿疱➡膿疱性乾癬

側頭動脈
腫脹，圧痛，拍動消失➡側頭動脈炎

眼
充血➡結膜炎，ブドウ膜炎
前房蓄膿➡ブドウ膜炎

結膜
出血斑➡感染性心内膜炎

眼底所見
出血斑(Roth斑)➡感染性心内膜炎
網膜動脈の虚血➡側頭動脈炎
黄白色斑➡結核，真菌感染症
網膜炎➡サイトメガロウイルス・トキソプラズマ感染症
結節➡転移性腫瘍
網膜出血➡白血病

頬部
紅斑➡SLE
圧痛，叩打痛，腫脹➡上顎洞炎

耳
耳漏，鼓膜の発赤➡中耳炎
結節➡痛風，関節リウマチ
発赤➡再発性多発性軟骨炎

鼻
鼻汁，副鼻腔圧痛➡副鼻腔炎
鞍鼻➡梅毒，ウェゲナー肉芽腫症，再発性多発性軟骨炎

口唇
水疱➡単純ヘルペス
潰瘍，結節➡がん，梅毒

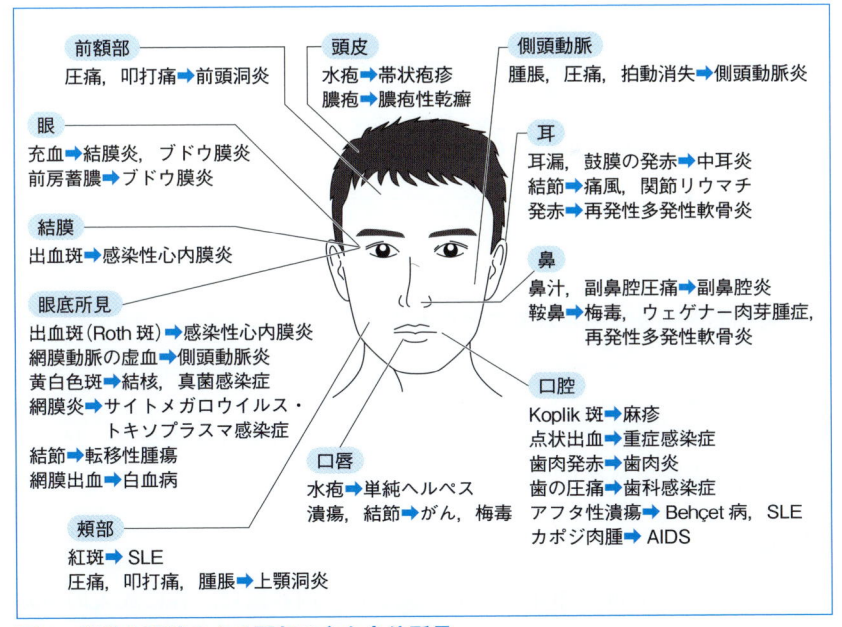

口腔
Koplik斑➡麻疹
点状出血➡重症感染症
歯肉発赤➡歯肉炎
歯の圧痛➡歯科感染症
アフタ性潰瘍➡Behçet病，SLE
カポジ肉腫➡AIDS

図1　発熱と関連のある頭部の主な身体所見

なお，顔面皮疹については，本章9「皮疹のどこに気をつけて診ていくか？」，後頸部のリンパ節腫脹については，4「頸部のどこに気をつけて診ていくか？」を参照してほしい．

① 眼

(1) 結膜炎

結膜炎のみでは発熱しない．高熱と咽頭炎を伴う咽頭結膜熱（アデノウイルスによる）は小児に多いが，成人も罹患することがある．

(2) ブドウ膜炎

ブドウ膜は，虹彩，毛様体，脈絡膜からなる．これらの組織に炎症が起こるのがブドウ膜炎である．自覚症状としては，視力の低下，飛蚊症，眼の鈍痛などがある．身体所見として認められることが最も多いのは，強膜や結膜の充血である．さらに特異的な所見として前房蓄膿がある．ブドウ膜炎の原因疾患は多彩であり，これらを鑑別する必要がある（表2）．

表2　ブドウ膜炎の鑑別診断

- 感染症：結核，梅毒，単純ヘルペス，トキソプラスマ感染症，レプトスピラ感染症
- 眼疾患：原田病，交感性眼炎
- 膠原病：Behçet病，強直性脊椎炎，関節リウマチ，Reiter症候群
- 炎症性腸疾患：潰瘍性大腸炎，Crohn病
- サルコイドーシス

(3) 結膜の出血斑

感染性心内膜炎でみられることがある．

(4) 眼底所見

眼底の診察に自信がなければ眼科に依頼する．依頼する場合は，どんな所見の有無をチェックしてほしいのか，明確に伝えるようにする．

② 耳

中耳炎はcommonな市中感染症であるが，内科医は，特に成人の中耳炎を見落としやすい．耳鏡を使って鼓膜を診察するようにしたい．

③ 側頭動脈

発熱に加えて，側頭動脈の腫脹，圧痛，拍動の欠如は，いずれか1つでもあれば側頭動脈炎を示唆する．側頭動脈炎の頻度はそれほど高くないが，非常にまれな疾患でもなく，誰もが遭遇する可能性はある．見逃すと失明することがあるので要注意である．

④ 鼻

(1) 副鼻腔

前頭洞，上顎洞の打診・触診で，叩打痛・圧痛がみられれば，副鼻腔炎（前頭洞炎，上顎洞炎）の可能性がある．ただし，これらの所見は感度，特異度とも低い．

(2) 鞍鼻

鞍鼻とは，鼻筋が落ち込み低くなった状態である．発熱に関連する疾患として，梅毒，ウェゲナー肉芽腫症，再発性多発性軟骨炎でみられることがある．

再発性多発性軟骨炎は，全身の軟骨の炎症，破壊，腫脹をきたし，寛解と再発を繰り返す自己免疫疾患である．耳，肋胸関節，鼻の軟骨が好発部位である．

⑤ 口　腔

(1) 点状出血

播種性血管内凝固 disseminated intravascular coagulation (DIC)，血小板減少を伴う重症感染症，感染性心内膜炎など，緊急症の可能性がある．

(2) アフタ性潰瘍

Behçet 病，SLE の症状として出現することがあるが，特異的ではない．ほとんどのアフタ性潰瘍は良性の再発性アフタ性口内炎である．

(3) 白色プラーク

口腔，舌の白色プラークがあれば口腔内カンジダ症を疑う．HIV 感染，

ステロイド使用など，免疫不全状態の存在を示唆する．

(4) Koplik 斑
赤い背景に塩粒のような白い小斑点で，麻疹に特異的である．

(5) カポジ (Kaposi) 肉腫
口腔内，口唇などにできる紫色の結節で，後天性免疫不全症候群 acquired immunodeficiency syndrome (AIDS) の末期に出現する．カポジ肉腫自体は発熱の原因とならないが，AIDS の病期では，日和見感染症も発症しやすく発熱の原因となることがある（→第 I 章 5「HIV 感染症と発熱」参照）．

（野口善令）

第Ⅳ章 「不明熱」診断の身体所見学〜診るポイントは？〜

4 頸部のどこに気をつけて診ていくか？
（咽喉頭部，甲状腺，リンパ節など）

　発熱患者の頸部で気をつけて診るべき部位は，咽喉頭，甲状腺，リンパ節である．これらの所見と疾患の有無は1：1に対応しないことに注意すること（図2，3[6]）．

咽喉頭，扁桃
発赤，腫脹，滲出液（いわゆる白苔）
　➡咽喉炎，扁桃炎
片側扁桃の腫脹，口蓋垂の偏位
　➡扁桃周囲膿瘍
後咽頭の腫脹➡後咽頭膿瘍

甲状腺
腫脹，圧痛➡亜急性甲状腺炎
腫脹，血管雑音➡甲状腺機能亢進症
結節➡甲状腺がん

頭頸部全体
流涎，ストライダー，嗄声，含み声，前頸部の圧痛➡急性喉頭蓋炎
口腔底，舌，舌下部，顎下部，オトガイ下部の腫脹・発赤，開口障害 Ludwig's angina
下顎角の腫脹，圧痛，胸鎖乳突筋・内頸静脈に沿った圧痛，開口障害
　➡Lemierre症候群

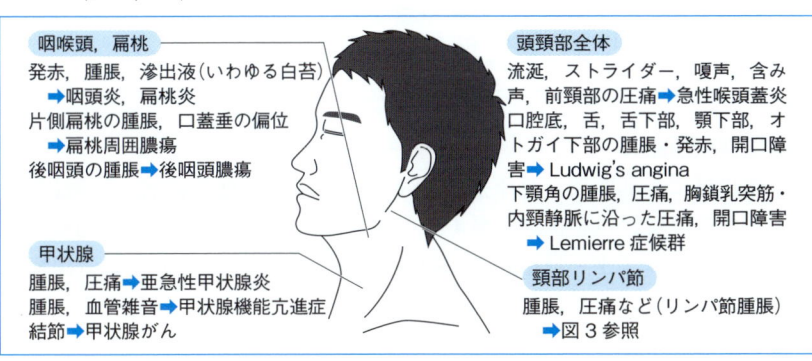

頸部リンパ節
腫脹，圧痛など（リンパ節腫脹）
　➡図3参照

図2　発熱と関係のある頸部の身体所見

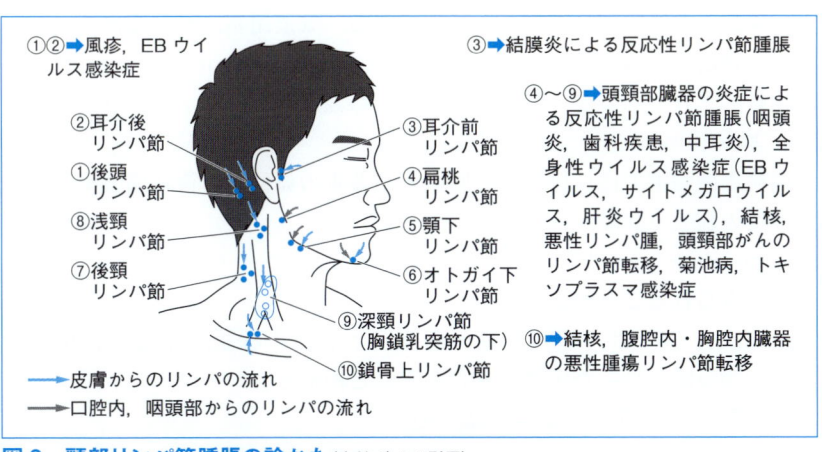

①②➡風疹，EBウイルス感染症
②耳介後リンパ節
①後頭リンパ節
⑧浅頸リンパ節
⑦後頸リンパ節
③耳介前リンパ節
④扁桃リンパ節
⑤顎下リンパ節
⑥オトガイ下リンパ節
⑨深頸リンパ節（胸鎖乳突筋の下）
⑩鎖骨上リンパ節
→皮膚からのリンパの流れ
→口腔内，咽頭部からのリンパの流れ

③➡結膜炎による反応性リンパ節腫脹
④〜⑨➡頭頸部臓器の炎症による反応性リンパ節腫脹（咽頭炎，歯科疾患，中耳炎），全身性ウイルス感染症（EBウイルス，サイトメガロウイルス，肝炎ウイルス），結核，悪性リンパ腫，頭頸部がんのリンパ節転移，菊池病，トキソプラズマ感染症
⑩➡結核，腹腔内・胸腔内臓器の悪性腫瘍リンパ節転移

図3　頸部リンパ節腫脹の診かた（文献6）より引用）

① 咽喉頭部

(1) 緊急症を診断する

発熱を伴う緊急症には，急性喉頭蓋炎，深頸部感染症（扁桃周囲膿瘍，後咽頭膿瘍，Ludwig's angina，Lemierre 症候群），無顆粒球症（発熱性好中球減少症）がある（表 3）．

表 3　発熱と咽喉頭部緊急症

- 急性喉頭蓋炎
- 扁桃周囲膿瘍：急性扁桃炎の感染が周囲に波及して膿瘍を形成
- 後咽頭膿瘍：後咽頭に膿瘍形成
- Ludwig's angina：口腔底〜顎下隙の化膿性炎症，蜂窩織炎
- Lemierre 病：咽頭傍間隙への感染に頸静脈血栓症が合併
- 無顆粒球症（発熱性好中球減少症）

❶急性喉頭蓋炎

発熱以外に，咽頭痛，嚥下痛，嚥下困難，流涎，構語障害，呼吸困難，嗄声，含み声などの症状が出現する．前頸部の圧痛は比較的特徴的な所見である．ストライダー stridor があれば，喉頭蓋の浮腫により気道閉塞の可能性が迫っていると考える．

❷深頸部感染症

う蝕，智歯周囲炎，歯周炎などの歯科感染症や，耳鼻咽喉科領域感染症が，隣接した筋膜隙へ進展した状態である．気道閉塞，頸静脈血栓，縦隔炎への進展などの合併症を起こしやすい．Ludwig's angina，Lemierre 病は比較的まれであるが，緊急症であるため鑑別診断に挙がるようにしておくとよい．

扁桃周囲膿瘍では片側扁桃の腫脹と口蓋垂の偏位が，後咽頭膿瘍では咽頭後壁の腫脹や膨隆がみられる．

Ludwig's angina では，舌下部，顎下部，オトガイ下部のびまん性腫脹，発赤がみられることがある．

Lemierre 病では，咽頭側壁の腫脹，下顎角の腫脹，圧痛，胸鎖乳突筋・内頸静脈に沿った圧痛がみられることがある．

❸無顆粒球症（発熱性好中球減少症）

発熱性好中球減少症の感染巣は，身体所見からは特定できないことが多

い．咽頭痛を訴えることがあるが，咽頭発赤以外に特徴的な身体所見の異常はないことが多い．ただし，上部消化管（咽頭部，歯周囲，食道），下部消化管（大腸，肛門周囲），眼球，皮膚，肺，カテーテル刺入部などは感染巣になりやすいので，ていねいに所見をとる．

(2) 咽頭滲出液（いわゆる白苔）

細菌感染とは限らない．EB ウイルスなどのウイルス感染などでも出現する．

② 甲状腺

亜急性甲状腺炎は，発熱，咽頭痛，倦怠感など，症状が非特異的で，診断がつかず不明熱とされていることが多い．発熱と甲状腺の圧痛があれば強く疑う．

③ 頸部リンパ節（リンパ節腫脹）

リンパ節腫脹の圧倒的多数は，反応性リンパ節腫脹である．原疾患は非特異的なウイルス感染症など自然に治癒する疾患で，原疾患の治癒とともにリンパ節腫脹も自然に消退する．見逃してはならない原因疾患のうち，頻度が高いのは，悪性リンパ腫，悪性腫瘍のリンパ節転移，結核である．確定診断には，原則として生検を行い，リンパ節の組織を採るしかないが，何も考えずに施行すると不要なリンパ節生検が増えることになる．侵襲的な検査を行う価値があるリンパ節腫脹かどうかを判断するのも臨床医の腕の見せ所である．

(1) リンパ節腫脹の分布を診る

全身性か，局所性か．連続しない 2 ヵ所以上の領域の腫脹がみられれば全身性（**表 4**）で，1 ヵ所の領域の腫脹のみであれば局所性である．局所性リンパ節腫脹の鑑別については，図 3 など各項目を参照してほしい．

(2) リンパ節腫脹の性状を診る

サイズ，圧痛の有無，硬さなどを診る．**表 5** に代表的原因疾患のリンパ節の性状をまとめた．

表4　全身性リンパ節腫脹を伴う発熱疾患

- ウイルス感染症：HIV, EBウイルス, サイトメガロウイルス, HBV
- 悪性腫瘍：白血病, リンパ腫
- 膠原病：関節リウマチ, SLE
- 薬剤性
- サルコイドーシス

HBV：B型肝炎ウイルス hepatitis B virus

表5　リンパ節の性状と代表的原因疾患

原因となる疾患	リンパ節の性状
反応性リンパ節腫脹	軟らかい，圧痛あり，可動性あり，原疾患の病勢に応じて大きさは変化
悪性リンパ腫	やや硬い（ゴム様），圧痛なし，可動性あり
悪性腫瘍のリンパ節転移	非常に硬い（石様），圧痛なし，可動性不良，大きい
リンパ節結核	硬い，圧痛なし，瘻孔・潰瘍を形成することあり

(3) 経過をみる

　時間経過とともに増大してくる場合は，前述の見逃してはならない原因疾患の可能性が高くなる．

（野口善令）

第Ⅳ章 「不明熱」診断の身体所見学～診るポイントは？～

5 胸部のどこに気をつけて診ていくか？
（心臓，肺，乳房など）

　胸部の臓器で発熱と関連するものは多くない．大きく分けると，心臓，肺，骨・関節，乳房，リンパ節（腋窩）の5グループになる（図4）．

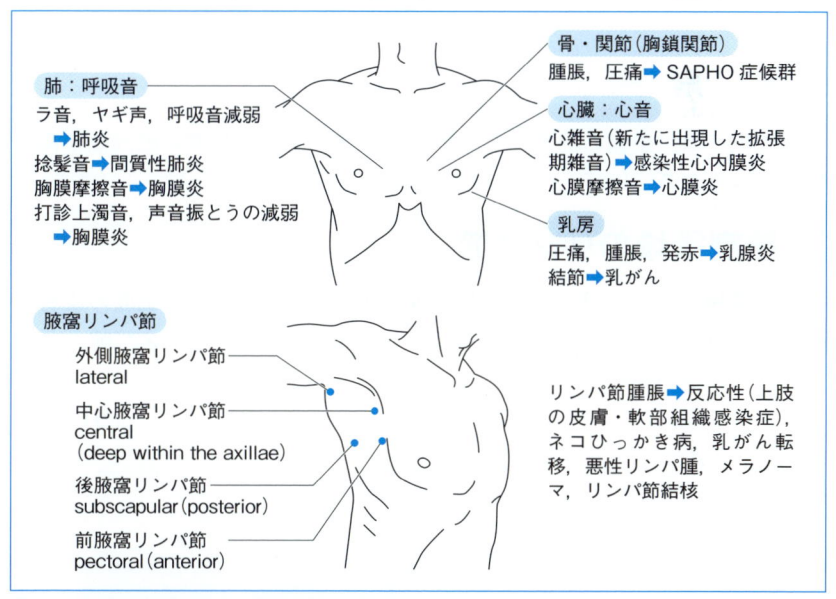

肺：呼吸音
ラ音，ヤギ声，呼吸音減弱
➡肺炎
捻髪音➡間質性肺炎
胸膜摩擦音➡胸膜炎
打診上濁音，声音振とうの減弱
➡胸膜炎

腋窩リンパ節
外側腋窩リンパ節 lateral
中心腋窩リンパ節 central（deep within the axillae）
後腋窩リンパ節 subscapular (posterior)
前腋窩リンパ節 pectoral (anterior)

骨・関節（胸鎖関節）
腫脹，圧痛➡SAPHO症候群

心臓：心音
心雑音（新たに出現した拡張期雑音）➡感染性心内膜炎
心膜摩擦音➡心膜炎

乳房
圧痛，腫脹，発赤➡乳腺炎
結節➡乳がん

リンパ節腫脹➡反応性（上肢の皮膚・軟部組織感染症），ネコひっかき病，乳がん転移，悪性リンパ腫，メラノーマ，リンパ節結核

図4　発熱と関連のある胸部の身体所見

① 心　臓

　心雑音と心膜摩擦音に注意する．特に，発熱とともに新たに出現した拡張期雑音があれば感染性心内膜炎を疑う．

② 肺

　肺炎，胸膜炎，間質性肺炎などが，身体所見に異常が出現しやすい発熱

疾患である．注意すべき身体所見の異常には，肺炎における打診上濁音，気管支呼吸音，ヤギ声，断続性ラ音 (crackles)，胸膜炎における，患側の打診上濁音，呼吸音減弱，間質性肺炎の crackles がある．いずれも特異度は比較的高いが感度は低く，異常が認められなくても除外はできない．

③ 骨・関節

　胸鎖関節，肋胸関節の腫脹，圧痛に加え，手掌，足底の皮疹があれば，SAPHO 症候群を疑う．SAPHO は，synovitis（滑膜炎），acne（痤瘡），pustulosis（膿疱症），hyperostosis（骨化症），osteitis（骨炎）の頭字語である．

④ 乳　房

　乳腺炎では，患側の局所に熱感，圧痛などがある．患側の腋窩温が高い傾向がみられる．

⑤ 腋窩領域のリンパ節

　腋窩領域の局所性リンパ節腫脹を来す原因には，反応性（上肢の皮膚・軟部組織感染症），ネコひっかき病，乳がん転移，悪性リンパ腫，メラノーマ，リンパ節結核などがある．

（野口善令）

第Ⅳ章 「不明熱」診断の身体所見学〜診るポイントは？〜

6 腹部・骨盤部のどこに気をつけて診ていくか？
（腹部触診，Murphy徴候，直腸診など）

腹部・骨盤部には発熱の原因となる臓器が多い．鑑別診断を意識しながら，圧痛（叩打痛），臓器腫大，腹膜刺激症状の有無などを診ていく．圧痛（叩打痛）は，痛みの部位の周辺臓器の炎症の存在を示唆する．診察を進めるなかで，患者が自覚していなかった腹部圧痛や違和感などの所見に遭遇して，診断の手がかりになることがしばしばある（図5）．

右季肋部
叩打痛・圧痛 ➡ 肝膿瘍，胆嚢炎，胆管炎
Murphy徴候 ➡ 胆嚢炎
肝腫大 ➡ 肝がん（原発性，転移性），肝膿瘍，ウイルス性肝炎，アルコール性肝炎

心窩部
圧痛 ➡ 膵炎，膵膿瘍，膵がん，胃潰瘍・十二指腸潰瘍穿孔，肝膿瘍，胆嚢炎，胆管炎

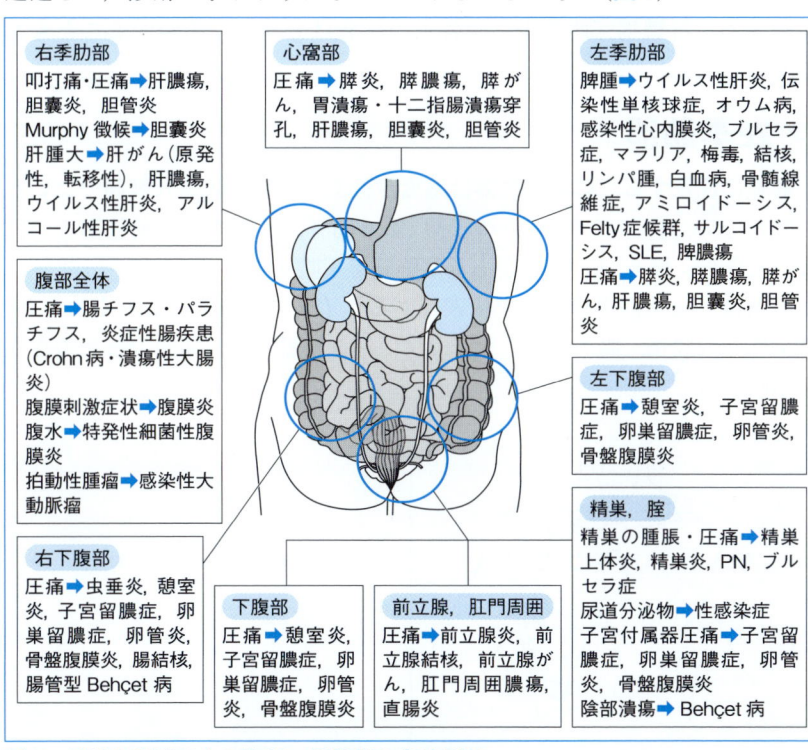

左季肋部
脾腫 ➡ ウイルス性肝炎，伝染性単核球症，オウム病，感染性心内膜炎，ブルセラ症，マラリア，梅毒，結核，リンパ腫，白血病，骨髄線維症，アミロイドーシス，Felty症候群，サルコイドーシス，SLE，脾膿瘍
圧痛 ➡ 膵炎，膵膿瘍，膵がん，肝膿瘍，胆嚢炎，胆管炎

腹部全体
圧痛 ➡ 腸チフス・パラチフス，炎症性腸疾患（Crohn病・潰瘍性大腸炎）
腹膜刺激症状 ➡ 腹膜炎
腹水 ➡ 特発性細菌性腹膜炎
拍動性腫瘤 ➡ 感染性大動脈瘤

左下腹部
圧痛 ➡ 憩室炎，子宮留膿症，卵巣留膿症，卵管炎，骨盤腹膜炎

右下腹部
圧痛 ➡ 虫垂炎，憩室炎，子宮留膿症，卵巣留膿症，卵管炎，骨盤腹膜炎，腸結核，腸管型Behçet病

下腹部
圧痛 ➡ 憩室炎，子宮留膿症，卵巣留膿症，卵管炎，骨盤腹膜炎

前立腺，肛門周囲
圧痛 ➡ 前立腺炎，前立腺結核，前立腺がん，肛門周囲膿瘍，直腸炎

精巣，腟
精巣の腫脹・圧痛 ➡ 精巣上体炎，精巣炎，PN，ブルセラ症
尿道分泌物 ➡ 性感染症
子宮付属器圧痛 ➡ 子宮留膿症，卵巣留膿症，卵管炎，骨盤腹膜炎
陰部潰瘍 ➡ Behçet病

図5 発熱と関連のある腹部・骨盤部の身体所見
PN：結節性多発動脈炎 polyarterisis nodosa

① 右季肋部

　圧痛，叩打痛，肝腫大，Murphy 徴候に注意する．Murphy 徴候とは，右季肋部を押さえながら深呼吸をさせた際，痛みのために吸気が止まる徴候である．肝臓は「沈黙の臓器」とも言われており，炎症などがあっても痛みを自覚しないことが多い．自覚症状がなくても身体所見が存在すれば手がかりになるので，ていねいに所見をとりたい．Murphy 徴候は胆囊炎には比較的特異度が高いが，肝膿瘍や肝細胞がんを身体所見のみで見つけ出すことはかなり難しく，確定診断するためには画像検査が必要になる．

② 心窩部

　圧痛，限局性の腹膜刺激症状（筋強直，tapping pain，筋性防御など）に注意する．肝膿瘍，胆囊炎，胆管炎の圧痛は心窩部に出現することもある．

③ 左季肋部

　脾腫に注意する．脾臓の触診は感度が低く，よほど大きな脾腫でないと触知しない．打診で Traube の三角（第 6 肋骨，肋骨下縁，前腋窩線で囲まれた部分：図 6[7]）の濁音があれば脾腫を示唆する．

　脾腫は，伝染性単核球症を代表とするウイルス感染症でもみられるが，感染性心内膜炎，腸チフス，マラリア，リンパ腫など，重篤な疾患の存在を示唆する．

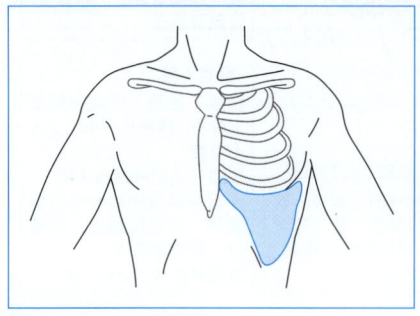

図 6　Traube の三角
（文献 7）より引用）

④ 右下腹部

圧痛，限局性の腹膜刺激症状に注意する．回盲部に好発する発熱疾患の代表は虫垂炎であるが，まれなものとして，腸結核，腸管Behçet病などがある．また，婦人科疾患の所見が右下腹部に出現することがある．

⑤ 左下腹部

圧痛，限局性の腹膜刺激症状に注意する．憩室炎（小穿孔による微小膿瘍の合併）はcommonな疾患であるが，発熱の原因として盲点になりうる．

⑥ 下腹部，会陰部，前立腺，生殖器

会陰部の診察は，不明熱の診察ではルーチンに行うべきである．また，直腸診を省略しないこと．陰部潰瘍，前立腺圧痛，子宮付属器の圧痛などの所見は，診断に直結する手がかりになる．

⑦ 腹部全体

全体的な腹膜刺激症状（反跳痛，踵おろし衝撃試験，tapping pain，筋性防御，筋強直など）の診察をする．ショックなど全身状態が悪いときは，腹膜炎があっても腹膜刺激症状が出現しないことがあるので注意する．また，腹水の有無（波動，shifting dullness），血管拍動性腫瘤をチェックする．

MEMO 腸チフス

腸チフスは，「腸」という名前が付くからか，症状として下痢を考えがちだが，むしろ，原因不明の発熱が主症状になることが多い．ほとんどは海外帰国後の輸入感染症であるが，国内の散発例もある．高熱以外に，胸腹部のバラ疹，腹痛，脾腫がみられることがある．

（野口善令・横江正道）

COLUMN パンツと靴下

医師-患者間の信頼関係がきちんと構築されていない初診の段階で，いきなり「パンツを脱いでください」とはなかなか言いにくいが，不明熱の場合は，「普段見ることのない部分」は「攻めるべき場所」でもあるので，パンツまで脱がして会陰部を診察するようにしよう．なお，日本では，内科医が女性の生殖器の診察をするとトラブルになることが多いので，婦人科に依頼する．この場合，何を診てほしいのか，どんな所見の有無を明らかにしてほしいのかを明確に伝えるようにする．

「足の指を見せてください」というのも，若い女性にはご法度に近い．必ず了解を得てから，靴下を脱いでもらい，足の裏，足趾間など診るべきポイントをきちんと押さえるようにする．（横江）

COLUMN 発熱のみの胆嚢炎・胆管炎

急性胆嚢炎の最も典型的な症状は右季肋部痛であるが，出現頻度は38～70％[8～10]と言われている．一方，38℃を超える発熱は，急性胆嚢炎の3割程度[8, 11, 12]に出現するとされている．したがって，発熱のみで右季肋部痛がない胆嚢炎は決して多くはないが存在し，不明熱とされることはありそうである．

急性胆管炎では，発熱，腹痛，黄疸の3つの症状を「Charcot 3徴」として診断の指標にしていることが多いが，Charcot 3徴すべてを呈した症例は50～70％[13～16]と報告されている．なかでも，発熱や腹痛は80％以上にみられるのに対して，黄疸は60～70％に認める程度[13～16]と報告されている．発熱だけで腹痛，黄疸のはっきりしない胆管炎も十分にありえる．（横江）

第IV章 「不明熱」診断の身体所見学〜診るポイントは？〜

7 背部のどこに気をつけて診ていくか？

① 背部の身体所見のポイント

- 圧痛・叩打痛　　● 皮疹　　● 膨隆

　背部は，ルーチンにはあまり詳しくは診察しないところだろう．普段診ていない背中をじっくりと診てみると，何かしら，診断のきっかけになる情報や所見を得ることができるかもしれない．と言っても，背部の診察では，することは非常に限られる．「見て」「聴いて（上背部のみ）」「触って」「押さえて」「叩く」くらいである．単純ではあるが，図7に示した疾患を考えながら，所見を探していくことが，不明熱の診断への手がかりになることがある．

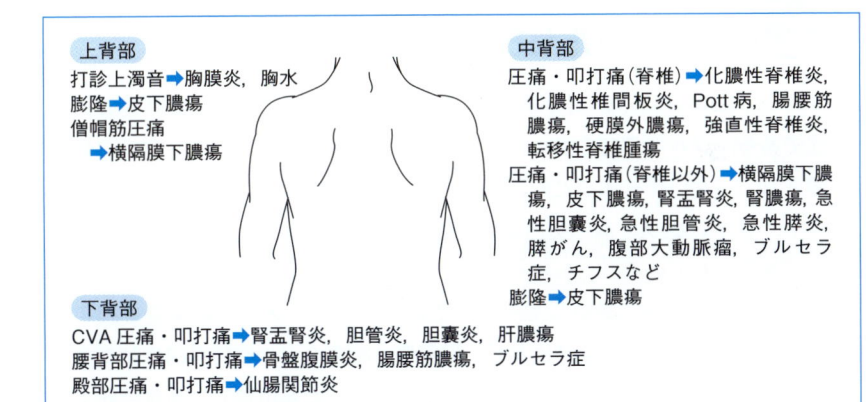

上背部
打診上濁音 ➡ 胸膜炎，胸水
膨隆 ➡ 皮下膿瘍
僧帽筋圧痛
　　➡ 横隔膜下膿瘍

中背部
圧痛・叩打痛（脊椎）➡ 化膿性脊椎炎，化膿性椎間板炎，Pott病，腸腰筋膿瘍，硬膜外膿瘍，強直性脊椎炎，転移性脊椎腫瘍
圧痛・叩打痛（脊椎以外）➡ 横隔膜下膿瘍，皮下膿瘍，腎盂腎炎，腎膿瘍，急性胆嚢炎，急性胆管炎，急性膵炎，膵がん，腹部大動脈瘤，ブルセラ症，チフスなど
膨隆 ➡ 皮下膿瘍

下背部
CVA圧痛・叩打痛 ➡ 腎盂腎炎，胆管炎，胆嚢炎，肝膿瘍
腰背部圧痛・叩打痛 ➡ 骨盤腹膜炎，腸腰筋膿瘍，ブルセラ症
殿部圧痛・叩打痛 ➡ 仙腸関節炎

図7　発熱と関連のある背部の身体所見

② 圧痛・叩打痛

　これらの所見は，付近の臓器に破壊的病変（炎症や腫瘍）が存在するこ

とを示唆する．例えば，CVA圧痛・叩打痛は，腎盂腎炎を示唆する所見として有名であるが，腎盂腎炎に特異的ではなく，胆管炎，胆嚢炎，肝膿瘍でもみられることがある．

脊椎の圧痛・叩打痛は，化膿性脊椎炎・椎間板炎，硬膜外膿瘍など，不明熱とされやすい疾患で出現するが，最も多い原因は脊椎圧迫骨折で，発熱とは直接関係ないこともある（転移性脊椎腫瘍の場合は発熱の原因となることがある）．

背部の身体所見に手がかりのある疾患の中には，化膿性脊椎炎・椎間板炎，硬膜外膿瘍など整形外科領域にまたがるものが多い．ただし，これらの疾患は，「発熱」を主訴とするというよりも「腰痛」を訴えることが多い（腰痛の出現率は86％[17]，発熱は35[18]～60％[17]）．発熱＋腰痛の症状の組み合わせから，いかに鑑別診断を考えるかが，確定診断につながる．また，菌血症に由来する血流感染が多いので，感染性心内膜炎などの感染源を考慮すべきである．逆に，感染性心内膜炎の診断がついたときは，二次病変として椎体炎や椎間板炎を来していないかを疑う必要がある[19]．

(野口善令)

COLUMN ブルセラ症と腰背部痛

ブルセラ症は *Brucella* 属の細菌（グラム陰性球桿菌）による人獣共通感染症である．ブルセラ症の多くは，地中海沿岸地域や南米などで，現地の殺菌されていないチーズなどの乳製品を食べることにより発症する．ヨーグルト，アイスクリーム，ケバブ（羊肉のハンバーグ）などから感染した事例が報告されている．

Brucella は，家畜に感染して，オスでは精巣炎を，メスでは流産を起こす．ヒトでは，発熱，全身倦怠感，関節痛，腰痛などの非特異的症状が多い．「波状熱」の別名があり，2週間くらいでいったん解熱し，再度発熱することがある．確定診断は，血液培養で *Brucella melitensis* などが検出されることによる．日本での発病は極めてまれであるが，外国帰りの不明熱で流行地域での乳製品摂取歴があれば，一応鑑別に挙げよう．(横江)

第Ⅳ章 「不明熱」診断の身体所見学～診るポイントは？～

8 四肢・手指・足指のどこに気をつけて診ていくか？

　四肢，関節は，内科医が普段あまり詳細に診察しない部位であるが，発熱の手がかりになる所見が隠れていることが多い（図8）．

末梢血管
動脈脈拍左右差 ➡ 大動脈炎
（カテーテル刺入部）静脈周囲発赤
　➡ 血栓性静脈炎
静注痕 ➡ 薬物乱用

四肢
発赤，腫脹，熱感，圧痛
　➡ 蜂窩織炎

下肢
発赤，腫脹，熱感，圧痛
　➡ 深部静脈血栓症

両側肩，上腕，腰殿部，大腿部
自発痛・圧痛
　➡ リウマチ性多発筋痛症

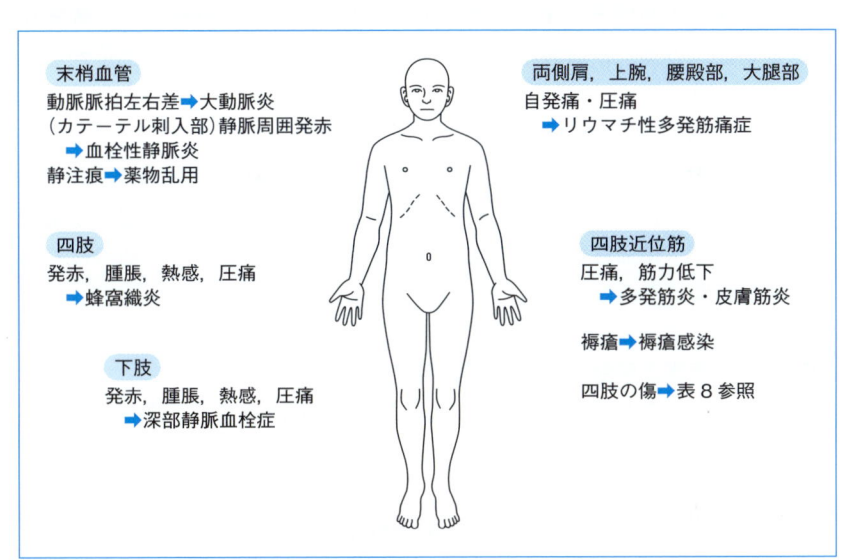

四肢近位筋
圧痛，筋力低下
　➡ 多発筋炎・皮膚筋炎

褥瘡 ➡ 褥瘡感染

四肢の傷 ➡ 表8参照

図8　発熱と関連のある四肢の身体所見

① 上下肢の末梢血管

　動脈の脈拍左右差や拍動消失に注意する．若年女性で血圧の左右差があれば，大動脈炎を疑う．
　静脈周囲の発赤など炎症所見にも注意する．特に，入院患者では，静脈注射や静脈内留置カテーテルなどが原因の表在性血栓静脈炎のために発熱することがある．

②四肢の圧痛,腫脹

圧痛があれば,どこから生じている痛みなのか(皮膚,脂肪組織,筋肉,関節,骨)を考えながら触診する.必ずしも身体所見だけで区別できないことが多いが,以下に挙げる所見はある程度参考になる.

(1) 境界不明瞭な局所の発赤,腫脹,疼痛,熱感

蜂窩織炎を疑う.発熱よりも局所疼痛を主訴とすることが多いが,中にはあまり痛みを問題とせずに発熱が主訴となるケースも経験する.蜂窩織炎を疑えば,外傷,皮膚剝離,足白癬など,菌の侵入部となる部位がないかもチェックする.

(2) 下腿前面の圧痛を伴う皮下に硬いしこりのある紅斑

いわゆる結節性紅斑を疑う.結節性紅斑は,皮下脂肪組織に起こる脂肪織炎であるが,結節性紅斑様の皮疹を来す疾患は多いため,鑑別のためには生検が必要になる.

(3) 両肩,両側上腕部筋,腰殿部の自発痛・圧痛

リウマチ性多発筋痛症 polymyalgia rheumatica(PMR)で認めることがある.

(4) 大腿の圧痛,近位筋群の圧痛と筋力低下

まれではあるが,大腿の圧痛があるときにはブルセラ症を,近位筋群に圧痛と筋力低下があれば多発筋炎[21]を考える.

(5) 下肢の圧痛,腫脹,発赤

深部静脈血栓症 deep vein thrombosis(DVT)を疑う必要がある(表6)[22].DVTは発熱の原因になる疾患で,肺血栓塞栓症を合併すると命を落とす可能性がある(→第Ⅱ章4-⑧「深部静脈血栓症/肺血栓塞栓症」参照).

③関節所見

関節痛があれば,関節痛か筋痛かを区別する.関節に圧痛があれば,さ

表 6 臨床因子に基づいた深部静脈血栓症の可能性

因　子
● ふくらはぎまたは大腿の静脈の分布に沿った圧痛 ● 脚全体の腫脹 ● ふくらはぎの腫脹（脛骨粗面の 10 cm 下での測定で，両ふくらはぎ間の外周差が 3 cm を超える） ● 患脚において，より高度な圧痕浮腫 ● 表在性の側副静脈の拡張 ● 悪性腫瘍（6 ヵ月以内に治療を中止した症例を含む） ● 下肢の不動化（例：麻痺，不全麻痺，ギプス装着） ● 過去 4 週間以内の，3 日を超える不動化に至る手術 ● DVT と同等またはそれ以上の可能性のある他の診断

確　率
可能性の高さは因子の数に等しく，ほかの診断が DVT と同等またはそれ以上に可能性がある場合は 2 を引く． ● 可能性が高い：≧3 ポイント ● 可能性が中程度：1〜2 ポイント ● 可能性が低い：≦0 ポイント

（文献 22）より引用）

らに，腫脹，熱感，発赤の有無を診察する．これらの炎症所見があれば，関節炎があると言える．関節炎は，1 ヵ所だけに炎症がある単関節炎と，複数の箇所に炎症がある多関節炎に分類される．また，それが最近始まったものかどうかで，急性か慢性かの分類をする（**表 7**）[23]．

　不明熱の患者を診て関節炎所見を見つけ出したら，診断に向けて大きな手がかりが得られたことになる．

④ 四肢の傷

　切り傷，すり傷，ひっかき傷，虫刺されや，動物咬傷・ひっかき傷などが診断の手がかりになることがある（**表 8**）．

⑤ 褥　瘡

　褥瘡があれば，疼痛，熱感，発赤，腫脹，膿，治癒の遅延，悪臭などの局所所見をチェックする．これらの所見が存在すれば，褥瘡感染が示唆される．

表7 急性・慢性,単関節炎・多関節炎の分類

急性単関節炎		慢性単関節炎	
細菌性関節炎 痛風 偽痛風	出血性関節炎 外傷性関節炎 骨髄炎 など	変形性関節症 機械的損傷 無菌性骨壊死 結核性関節炎	腫瘍 離断性骨軟骨炎 神経障害性関節症 など
急性多関節炎		慢性多関節炎	
関節リウマチ SLE リウマチ熱 多発筋炎 強皮症 結節性動脈炎 高安動脈炎 側頭動脈炎 Henoch-Schönlein病 Behçet病	結節性紅斑 脂肪織炎 ウェゲナー肉芽腫症 反復性多発軟骨炎 サルコイドーシス Whipple病 血清病 白血病 ウイルス性関節炎 など	関節リウマチ SLE その他の結合織病 変形性関節症 乾癬性関節炎 血清反応陰性関節炎 潰瘍性大腸炎,Crohn病に伴う関節炎 強直性脊椎炎	掌蹠膿疱症性関節炎 サルコイドーシス 多中心性網状組織球症 肥大性骨関節症 慢性痛風性関節炎 神経障害性関節症 など

(文献23)より一部改変)

表8 傷の種類と発熱の原因疾患

傷の種類	疑う疾患	病態・症状・所見
足白癬,糖尿病性足病変	蜂窩織炎,壊疽,菌血症など	発熱,足趾腫脹などの局所所見
アトピー性皮膚炎	ひっかき傷からの蜂窩織炎,菌血症(ブドウ球菌など)	発熱,発赤・腫脹などの局所所見
ネコによるひっかき傷・咬傷	ネコひっかき病	リンパ節腫脹,発熱
ウサギ,ネズミによる咬傷	野兎病	リンパ節腫脹,発熱
ダニ刺し口	ツツガムシ病,Q熱,日本紅斑熱など	発熱
ダニ刺し口(海外でのダニ刺され)	回帰熱,Lyme病	発熱(発熱期と無熱期),頭痛,悪寒
錆びた金属や枯れ木による傷,土によって汚染された傷	破傷風	発熱,開口障害,不穏,流涎,頭痛

(横江正道)

第Ⅳ章 「不明熱」診断の身体所見学〜診るポイントは？〜

9 皮疹のどこに気をつけて診ていくか？
（紫斑，紅斑，皮下結節，結節性紅斑など）

　発熱に伴う皮疹の多くは，診断にあまり役に立たない非特異的な皮疹である．特異的皮膚所見だけで診断できるという疾患は決して多くないので，皮疹を見たら，生活歴，渡航歴，薬物使用歴などを問診で再確認して，総合的に鑑別診断を考えることが極めて重要となる．

　しかし，決定的な診断根拠になる特徴的な皮疹もある．これらの特異的な皮疹を覚えておくと，一目瞭然でスナップ診断できることがある．巻頭に不明熱の診断に有用な写真を提示した．診断の助けとしてほしい（**巻頭カラーページ「百聞は一見に如かず！」**）．

① 皮疹を見たら再確認したい問診事項

- （自覚していたら）皮疹の発症時期，最初の皮疹の範囲とその拡大傾向
- かゆみ，痛みの自覚
- 周囲に同様の皮疹が出ている人がいるかどうか
- 既往歴（免疫状態：糖尿病，心疾患，白癬）
- 渡航歴，予防接種歴
- ペット飼育，動物との接触歴
- 虫刺され
- 薬物使用歴
- 手術歴，異物挿入歴
- 最近の性交（不特定の人との性交，性風俗店の利用，同性との性交）
- 生活歴（同居者：高齢者や幼児・小児，寝たきり，施設入所，ホームレス）

② 皮疹を見て考えるべき発熱の鑑別診断(表9)

表9 発熱に関する皮疹の鑑別診断と皮疹の形態

	疾患名	皮疹の形態(皮膚所見)
感染症	麻疹	斑状皮疹, Koplik 斑
	風疹	斑状皮疹
	パルボウイルス B19 感染症	レース状網状紅斑
	伝染性単核球症	びまん性斑状皮疹
	パラチフス・腸チフス	樹状斑, 斑状皮疹, 丘疹, バラ疹
	ツツガムシ病	びまん性斑状皮疹, 刺し口
	レプトスピラ感染症	斑状皮疹
	Lyme 病	慢性遊走性紅斑, 丘疹
	デング熱	びまん性潮紅, 斑状皮疹, 点状出血
	チクングニア熱	びまん性潮紅, 斑状皮疹
	回帰熱	斑状皮疹, (まれに)出血斑
	ロッキー山紅斑熱	四肢から始まる樹状斑
	梅毒	軟性下疳, 陰部水疱
	手足口病	手足に圧痛のある小水疱, 口腔内びらん
	感染性心内膜炎	Osler's nodes, Janeway lesion, 結膜出血(＝点状～斑状出血・紫斑)
	丹毒, toxic shock syndrome	顔面紅斑, びまん性紅斑(その後, 落屑へ)
膠原病	成人発症 Still 病	サーモンピンク疹(発熱時)
	SLE	頬部蝶形紅斑, 円盤状紅斑, 日光過敏
	皮膚筋炎	ヘリオトロープ疹, Gottron 徴候, メカニックハンド
	強皮症	皮膚硬化, 指尖潰瘍瘢痕
	サルコイドーシス	サルコイド結節, 結節性紅斑
	Behçet 病	陰部潰瘍, 結節性紅斑
	関節リウマチ	リウマチ結節

	疾患名	皮疹の形態（皮膚所見）
薬剤熱	多形紅斑	標的状病変（中心が紅斑で，その周囲が正常で，さらにその外周が紅斑）
	Stevens-Johnson症候群，TEN	多形紅斑の重症型 斑状丘状皮疹
その他	痛風	痛風結節

TEN：中毒性表皮壊死 toxic epidermal necrolysis

1行必殺技

皮疹を見つけたら，胸ポケットから透明定規を取り出して，紅斑か紫斑か鑑別する！

（横江正道）

文献

1 総論～身体所見のストラテジー～
1) Mourad O, Palda V, Detsky AS: A comprehensive evidence-based approach to fever of unknown origin. Arch Intern Med 163(5): 545-551, 2003
2) Roth AR, Basello GM: Approach to the adult patient with fever of unknown origin. Am Fam Physician 68(11): 2223-2228, 2003
3) Tolia J, Smith LG: Fever of unknown origin: historical and physical clues to making the diagnosis. Infect Dis Clin North Am 21(4): 917-936, 2007

2 バイタルサイン
4) 徳田安春: バイタルサインでここまでわかる OK と NG, カイ書林, 2010
5) Rangel-Frausto MS, Pittet D, Costigan M, et al: The natural history of the systemic inflammatory response syndrome (SIRS). A prospective study. JAMA 273(2): 117-123, 1995

3 頭部のどこに気をつけて診ていくか？（眼・鼻・耳，側頭動脈，副鼻腔など）
6) 伴信太郎 監修: エビデンス身体診察―これさえ押さえれば大丈夫, 文光堂, 2007

6 腹部・骨盤部のどこに気をつけて診ていくか？（腹部触診，Murphy 徴候，直腸診など）
7) 伴信太郎 監修: エビデンス身体診察―これさえ押さえれば大丈夫, 文光堂, 2007
8) Eskelinen M, Ikonen J, Lipponen P: Diagnostic approaches in acute cholecystitis; a prospective study of 1333 patients with acute abdominal pain. Theor Surg 8: 15-20, 1993
9) Staniland JR, Ditchburn J, De Dombal FT: Clinical presentation of acute abdomen: study of 600 patients. Br Med J 3(5823): 393-39, 1972
10) Johnson H Jr, Cooper B: The value of HIDA scans in the initial evaluation of patients for cholecystitis. J Natl Med Assoc 87(1): 27-32, 1995
11) Brewer BJ, Golden GT, Hitch DC, et al: Abdominal pain. An analysis of 1,000 consecutive cases in a University Hospital emergency room. Am J Surg 131(2): 219-223, 1976
12) Schofield PF, Hulton NR, Baildam AD: Is it acute cholecystitis? Ann R Coll Surg Engl 68(1): 14-16, 1986
13) Csendes A, Diaz JC, Burdiles P, et al: Risk factors and classification of acute suppurative cholangitis. Br J Surg 79(7): 655-658, 1992
14) Boey JH, Way LW: Acute cholangitis. Ann Surg 191(3): 264-270, 1980
15) Lai EC, Tam PC, Paterson IA, et al: Emergency surgery for severe acute cholangitis. The high-risk patients. Ann Surg 211(1): 55-59, 1990
16) Welch JP, Donaldson GA. The urgency of diagnosis and surgical treatment of acute suppurative cholangitis. Am J Surg 131(5): 527-532, 1976

7 背部のどこに気をつけて診ていくか？
17) Mylona E, Samarkos M, Kakalou E, et al: Pyogenic vertebral osteomyelitis: a systematic review of clinical characteristics. Semin Arthritis Rheum 39(1): 10-17, 2009
18) Priest DH, Peacock JE Jr: Hematogenous vertebral osteomyelitis due to Staphylococcus aureus in the adult: clinical features and therapeutic outcomes. South Med J 98(9): 854-862, 2005
19) Zimmerli W: Clinical practice. Vertebral osteomyelitis. N Engl J Med 362(11): 1022-1029, 2010
20) Tolia J, Smith LG: Fever of unknown origin: historical and physical clues to making the diagnosis. Infect Dis Clin North Am 21(4): 917-936, viii, 2007

8 四肢・手指・足指のどこに気をつけて診ていくか？
21) Tolia J, Smith LG: Fever of unknown origin: historical and physical clues to making the diagnosis. Infect Dis Clin North Am 21(4): 917-936, viii, 2007
22) Anand SS, Wells PS, Hunt D, et al: Does this patient have deep vein thrombosis? JAMA 279(14): 1094-1099, 1998
23) 上野征夫: 内科医のためのリウマチ・膠原病診療ビジュアルテキスト, 医学書院, 2002

第 V 章

「不明熱」診断における検査学
~どんな検査をしていくか?~

　原因不明の発熱患者には，たいてい血液や尿，X線などの検査が行われる．その検査が，単なるスクリーニング検査なのか，問診や身体所見から鑑別診断を絞り込まれたうえでの検査なのかにより，結果の解釈は大きく異なる．

　ある病気がどのような検査結果をとり得るかを知っておくことは，確かに検査結果の解釈に有用ではあるが，検査結果が同じ値でも，患者の背景や状況によって読み方が変わることを知り，細心の注意を払って本来は解釈すべきである．また，検査を「診断のきっかけ」と捉え，検査をたくさんやれば何かが引っかかると考えている臨床医も少なからずいるが，この手法には限界がある．

　本章では，検査を選択する段階からこだわりを持ち，得られた検査結果をどう評価するかを解説する．検査結果に振り回されない「不明熱」の診療を学んでほしい．（横江）

1. ある程度あたりをつけて検査しないと…「どうしてこの検査やってない」症候群
2. 血液検査の何に注目するか？
3. 生化学検査の何に注目するか？
4. CRPをどう使う？
5. 血液培養はどう読むか？
6. ウイルスマーカーをどう使いこなす？
7. 腫瘍マーカーをどう使いこなす？
8. 尿所見の何に着目するか？
9. 胸部単純X線写真はどう読むか？
10. CTはどう読むか？
11. 生検はどのような場合に行うか？

第V章 「不明熱」診断における検査学〜どんな検査をしていくか？〜

1 ある程度あたりをつけて検査しないと…「どうしてこの検査やってない」症候群

症例

40歳代，女性

現病歴

約1週間続く38℃の発熱と肝機能異常のため入院した．生来健康で既往歴はない．全身倦怠感と発熱時の頭痛以外に随伴症状はない．

検査結果

WBC 17.8×10³/μL	Hb 11.8 g/dL	PLT 16.9×10⁴/μL
TP 6.87 g/dL	ALB 3.42 g/dL	CK 23 IU/L
AST 371 IU/L	ALT 370 IU/L	ALP 438 IU/L
γ-GTP 217 IU/L	BUN 8.3 mg/dL	CRN 0.74 mg/dL
Na 138 mEq/L	K 3.2 mEq/L	Cl 101 mEq/L
T-Bil 2.39 mg/dL	D-Bil 1.19 mg/dL	CRP 5.21 mg/dL

HBs抗原，HBs抗体，HCV抗体，HA-IgM抗体：陰性

―血液検査で肝障害とCRPの上昇がある．腹部CTで軽度の肝腫大と脾腫はあるが，胆道感染症・膿瘍を疑う所見は認めず．回診で教授先生が言った．

「うーん，原因がわからないし熱も下がらないね．βDグルカンはやった？ やってないの．じゃあ，やっといて．ついでに，自己抗体とウイルス抗体もやっとこうか」

βDグルカン：陽性	CMV-IgM抗体：陰性
CMV-IgG抗体：陽性	EBNA-IgG抗体：陽性
EBV-IgM抗体：陰性	EBV-IgG抗体：陽性

抗核抗体：80倍陽性　　　抗ミトコンドリア抗体：陰性

—βDグルカン陽性であり，真菌感染症の疑いがあるとして，抗真菌薬が追加されたが，2週間が過ぎても解熱しなかった．肝生検が施行されたが，非特異的炎症という結果で確定診断に結びつかなかった．そうこうしている間に，患者は自然に解熱し肝障害も軽快して退院した．いろいろ検査をしたが，結局役に立たないまま，あいまいに終わってしまった感が強い．

WBC：白血球 white blood cell, Hb：ヘモグロビン hemoglobin, PLT：血小板 platelet, TP：総蛋白 total protein, Alb：アルブミン albumin, CK：クレアチンキナーゼ creatine kinase, AST：アスパラギン酸アミノトランスフェラーゼ aspartate aminotransferase, ALT：アラニンアミノトランスフェラーゼ alanine aminotransferase, ALP：アルカリホスファターゼ alkaline phosphatase, γ-GTP：γ-グルタミルトランスペプチダーゼ γ-glutamyltranspeptidase, BUN：血液尿素窒素 blood urea nitrogen, CRN：クレアチニン creatinine, T-Bil：総ビリルビン total bilirubin, D-Bil：直接ビリルビン direct bilirubin, CRP：C反応性蛋白 C-reactive protein, CMV：サイトメガロウイルス cytomegalovirus, EBNA：EBウイルス核抗原 Epstein-Barr virus nuclear antigen, EBV：EBウイルス

あなたの上級医は気楽に検査をするよう口にしていないだろうか．あるいは，「どうしてこの検査やっていないの？」と怒られることがあるかもしれない．こんな事例を経験したり見聞きしたことがなければ幸せな教育環境と言えるが，もし，二言めには「どうしてこの検査…」と出てくる，言わば，"「どうしてこの検査やってない」症候群"が周りに蔓延しているのであれば，いささか問題である．どうすれば，この"「どうして検査やってない」症候群"を克服できるだろうか．

徹底的に検査をしてできるだけ多くの情報を集めることの何が悪いのかと思う人も多いかもしれないが，検査をすること自体が問題なのではない．問題は「鑑別診断をよく考えずにまず検査する」という態度である．なぜ，検査結果を並べるだけではうまくいかないのか考えてみよう．

① 「仮説なし-検査優先」診断の問題点

診断をつけるにはまず，「この患者の病気は○○ではないか」と疑いを

持つことから始まる．この疑いが仮説，つまり鑑別診断の候補である．仮説は主として，病歴（患者の話，訴え）から形成する．検査をする前に，何らかの疾患を疑って鑑別診断を考えることは診断の核心である．

　鑑別診断の仮説が立てられたら，次の段階では情報を集めて，その仮説が肯定/否定できるのかを検証していく．鑑別仮説の検証のゴールは，仮説を肯定/否定する情報を集め，吟味し，仮説が正しいかどうかを決定することである．残念ながら，実際の臨床では，集めた情報の中に鑑別仮説を肯定することも否定することもできないノイズがたくさん混じってくる．そのため，情報は鑑別仮説に沿って集め，解釈する際も仮説の可能性を高くするのか，低くするのかを中心に据えて考える必要がある．そうでないと診断の役に立たないノイズに振り回されることになる．

　血液検査の正常値（参考基準値）/異常値はほとんどが，健常者集団の検査結果の分布の両端の極端な値をとる場合を異常，真ん中の部分を正常として定義されている（図1）．そのため理論的には，健常人の何％かは疾患の有無と関係なく自動的に異常値と判定されるので，異常値があっても必ずしも疾患があるとは限らない．このような疾患と結びつかない異常値はノイズであるが，異常値をみるとどうしても不安になって，確定するためにさらに多くの（侵襲的な）検査を追加したくなる．場合によっては治療を始めたくなることもある．しかし，検査を多く追加するほどノイズを拾うことが多くなり，余分な治療が多くなるほど薬剤熱などの副作用が生じ，病像がさらに複雑になってわかりにくくなる可能性が高くなる．

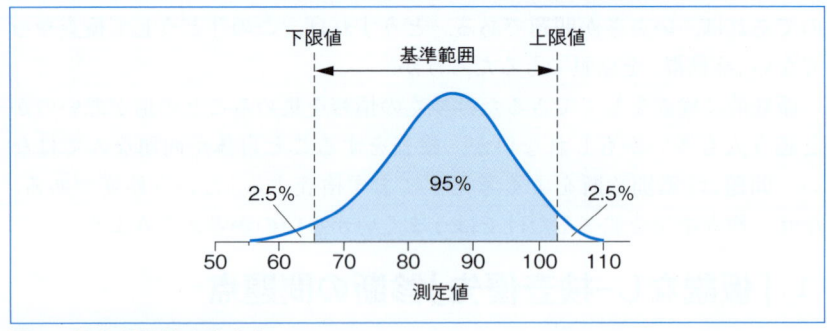

図1　検査基準値の考え方

② では，どうすればよいのだろう？

　上記の症例で，βDグルカンをオーダーすることは簡単だが，それよりも，発熱と肝障害の原因として何を鑑別診断として考えるか，すなわち，鑑別仮説の立て方と検証がより重要である．

(1) 深在性真菌感染症を鑑別仮説として考えるのか？
　この場合，真菌感染症，膠原病などと大きなカテゴリー単位で漠然と考えるのではなく，具体的な疾患名を考えることが大事である．感染症ならば具体的に起因菌と感染部位を詰めて考えていく．この症例で真菌症を疑うならば，具体的な起因菌は何だろうか？　臨床で問題となる深在性真菌感染症には，カンジダによる中心静脈カテーテル関連血流感染，化学療法中の侵襲性アスペルギルス症，免疫不全患者のクリプトコッカス髄膜炎，ニューモシスティス肺炎などがある．

(2) では，疑うべき起因菌はカンジダなのか？　アスペルギルスなのか？　カンジダならば血流感染なのか？
　アスペルギルス感染症には，アレルギー性気管支肺アスペルギルス症，アスペルギルス腫，侵襲性アスペルギルス症の3病型がある．どの病型がこの症例の病像と一致するだろうか——．

　このようにしていろいろ考えていくと，リスクファクターのない生来健康であった女性が，深在性真菌感染症を起こす可能性（事前確率）は非常に低いことに気づくはずである．この状況でβDグルカンをオーダーするのは，有用性を欠き，ノイズを拾って混乱するだけの結末になりやすい．

(3) 症例からわかること
　まとめると，検査結果は鑑別仮説を考えてくれない．鑑別診断を考えずに，適当にたくさん検査をオーダーして結果を並べるスタイルの診療は，自分の中によりどころとなる鑑別仮説がないため，検査結果に振り回されることになりやすい．これが，"「どうしてこの検査やってない」症候群"の最大の問題点である．

〔野口善令〕

第Ⅴ章 「不明熱」診断における検査学〜どんな検査をしていくか？〜

2 血液検査の何に注目するか？

　全血球数測定complete blood counting（CBC）には，白血球数，赤血球数，ヘモグロビン濃度，血小板数が含まれ，ほとんどの施設で自動血球計数器によって測定されている．同時にWintrobeの赤血球指数（平均赤血球容積mean corpuscular volume〈MCV〉，平均赤血球ヘモグロビン量mean corpuscular hemoglobin〈MCH〉，平均赤血球ヘモグロビン濃度mean corpuscular hemoglobin concentration〈MCHC〉）も自動計算される．また追加項目として，末梢血液像，赤血球形態，網状赤血球が提出される．

　CBCの測定は，外来初診時のスクリーニング検査として，日本臨床検査医学会でも推奨されている[1]．日常診療でも採血のルーチン項目として目にする機会は多い．不明熱診療の中でも同様にルーチンで提出されるべき検査である．

　しかし，見慣れた検査であるからこそ，十分な検討がなされることなしに異常所見が見過ごされていることもあるだろう．本稿では，そんな見過ごされがちな血液検査項目について述べたい．

　検査異常の取りこぼしを減らす．そのためには，病歴や身体所見から考えられる疾患を想起しながら解釈をすることが必要である．

① 白血球数，末梢血液像

　「好中球優位の白血球数上昇あり，細菌感染症が疑われます！」
　初期研修医の口からよく聞かれるフレーズである．たしかに細菌感染症では末梢血好中球増多を伴う．しかし，必ずしもその逆は真ではないことをまず銘記したい．例えば痛風発作においても，関節液中の尿酸結晶を好中球が貪食するため，末梢血中の好中球が増加するのだ！　逆に重症感染症の場合でも，炎症による消費や組織プールへの移行により白血球数が低下することがある．また，白血球数は個人差や日内変動があり，運動・精

表1 好中球以外の血液検査所見と関連する発熱疾患

単球増多
結核，側頭動脈炎，サルコイドーシス，結節性動脈周囲炎，感染性心内膜炎，SLE，悪性リンパ腫，Crohn病，骨髄増殖性疾患，サイトメガロウイルス感染症

単球減少
HIV感染症，Whipple病，結核，SLE，サルコイドーシス

好酸球増多
PIE症候群，ウェゲナー肉芽腫症，サルコイドーシス，寄生虫症，Churg-Strauss症候群，Addison病，甲状腺機能亢進症，猩紅熱，結核，ニューモシスティス肺炎，多発性動脈炎，悪性リンパ腫，薬剤熱，アレルギー性血管性浮腫

白血球減少
敗血症，粟粒結核，SLE，悪性リンパ腫，白血病，腸チフス，菊池病[3]

SLE：全身性エリテマトーデス systemic lupus erythematosus，HIV：ヒト免疫不全ウイルス human immunodeficiency virus，PIE：肺好酸球増多 pulmonary infiltration and eosinophilia
(文献3)より引用)

神的興奮・月経・喫煙などでも上昇する．

末梢血液像は，外来一般スクリーニングとしては診断特異性が低く推奨されない[2]．しかし，不明熱診療においては，原発性血液疾患が疑われる場合はもちろんのこと，ルーチンに提出されて然るべき検査である．その際には好中球以外の項目に注目をするとよい（**表1**）[3]．

② 赤血球検査

不明熱の原因となる疾患には慢性炎症性疾患が含まれている．その場合には，炎症に伴う鉄の利用障害やその他の微量元素や造血ビタミン類の消耗により，貧血傾向となることがある．

赤血球形態は，それだけで診断根拠となることは少ない．しかし，滴（涙）状赤血球，連銭形成，破砕赤血球，ウニ状赤血球など形態異常を示すことで診断の補助になることがある．何より，マラリアの確定診断は赤血球内の原虫虫体を見つけることである．

③ 血小板数

血小板は主に凝固能検査との関連で検討されることが多い．しかし，慢

表2 血小板増多がみられる発熱疾患

悪性リンパ腫，結核，悪性腫瘍，サルコイドーシス，血管炎，側頭動脈炎，亜急性骨髄炎，感染性心内膜炎，骨髄増殖性疾患，白血病

(文献3) table 189-4 より引用)

性炎症がある場合は，骨髄での血小板産生亢進のため血小板数が高値となる．一方で，骨髄占拠性病変や肝障害がある場合は血小板数は低下する．血小板数高値は，慢性炎症性疾患を示唆する一つのキーワードである（表2)[3]．

(髙松悠樹)

COLUMN 好酸球増多症候群（HES）

好酸球増多（>1,500/μL）が6ヵ月以上持続し，臓器障害（肺，腸管，心臓，皮膚など）を伴うものを好酸球増多症候群 hypereosinophilic syndrome (HES) という．非特異的な反応性好酸球増多症（寄生虫感染，アトピー性皮膚炎，薬剤アレルギーなど）や慢性骨髄性白血病を除く．4q12 の interstitial deletion により形成される FIP1L1-PDGFRA（Fip1様1-血小板由来増殖因子受容体α）の融合遺伝子が，HESの原因遺伝子の一つであることが証明された．（髙松）

第Ⅴ章 「不明熱」診断における検査学～どんな検査をしていくか？～

3 生化学検査の何に注目するか？

　不明熱を診断するときに限らず，生化学検査は日常的に頻用されている．その項目の多さや非特異性から，結果の解釈に難渋することも多い．また，ルーチンで提出はしてみたものの，予想外の異常値が出てきた場合には診断推論の流れそのものがねじ曲げられてしまう恐れすらある．

　不明熱を診断していくためには，ただやみくもに検査項目を選ぶのではなく，❶どのような疾患を疑うかを考え，❷その疾患を診断（rule in）もしくは除外（rule out）するための検査項目を提出する，という思考過程が必要である[4]．そのためには検査の診断と特性の理解が必要になる．

　本稿では，どのような検査項目がどのような疾患において有用であるかについて述べる．

① 肝機能検査（AST/ALT，ALP，LDH）

　不明熱の検査に際してはルーチンに行ってよい．EBウイルス感染症，サイトメガロウイルス感染症から，リケッチア症，レプトスピラ感染症などの少し変わった感染症，また薬剤熱，肉芽腫症などにより，肝臓に病変が及んでいることを示唆する．

　ただしAST/ALTは肝酵素として捉えられているが，必ずしも肝臓に特異的な項目ではない．ASTは肝臓よりも心臓に多く分布し，そのほか筋組織や腎臓にも含まれている．そのため，心筋梗塞，横紋筋融解症，腎梗塞などでも上昇する．一方，ALTは比較的，肝臓に特異的である．ただし，肝硬変など肝細胞が破壊しつくされてしまったときはAST/ALTは上昇しない．

　ALPは，単独の項目としては生化学検査の中で最も有用とされ，肝がんなど肝臓疾患以外でも，側頭動脈炎，甲状腺炎，結核，副腎腫瘍，悪性リンパ腫，成人発症Still病，結節性動脈周囲炎などで上昇する[5]．特異性は低いが，発熱患者でALPとγ-GTPが同時に上昇していれば，何らか

の重大な疾患が隠れていることが多い．

乳酸脱水素酵素 lactate dehydrogenase（LDH）はいろいろな臓器の細胞に含まれ，悪性リンパ腫，腎梗塞，悪性腫瘍，肺梗塞，溶血性貧血などでも上昇する．

② 腎機能検査（BUN/Cre）

これもルーチンに行ってよい．肝機能検査と同様に，腎臓に病変があることを示唆するだけでなく，抗菌薬や各種薬剤投与時の用量調節にも役立つ．

腎実質を侵す発熱性疾患として，腎結核，レプトスピラ感染症，腎がん，結節性動脈周囲炎，顕微鏡的多発血管炎，ウェゲナー肉芽腫症，SLEなどの自己免疫性疾患や，感染性心内膜炎における免疫異常により生じた糸球体腎炎などがある．

> **1行必殺技**
> 「肝機能障害と腎機能障害が同時に起こったら，毒素の関与を考える」
> ——とは，アメリカ診断学の雄，Lawrence Tierney 先生の clinical pearl．

③ 電解質（Na・K・Cl, Ca・P, Mg）

Na・K・Cl はルーチンに検査されているが，不明熱の診断に直接結びつくことは非常にまれである．

発熱性疾患に関連する異常としては，低ナトリウム血症は副腎不全を疑う手がかりになりうる．高カルシウム血症は転移性腫瘍による溶骨や副甲状腺ホルモン関連蛋白 parathyroid hormone-related protein（PTHrP）産生悪性腫瘍に伴うことがある．

④ フェリチン

通常は貯蔵鉄量を反映し，鉄欠乏性貧血の鑑別や治療効果判定に用いられる．一方で，悪性腫瘍（悪性リンパ腫，白血病），肝障害，感染症，心筋梗塞，再生不良性貧血などでも上昇するが，特異度は低い．悪性リンパ腫，成人発症 Still 病，血球貪食症候群では著明な高値（>3,000 ng/mL,

時に 10,000 ng/mL 以上）を示す．

　厳密には腫瘍マーカーではないが，不明熱診療においてフェリチンには使い道はある．フェリチンが異常高値（>3,000 ng/mL）になる疾患は，悪性リンパ腫，血球貪食症候群，成人発症 Still 病くらいしかないため，フェリチンが高値であれば鑑別診断をその 3 つに絞ることができる．ただ，血球貪食症候群は二次性に起こることが多いため，原疾患が何であるかを考える必要がある．二次性の血球貪食症候群の原因として，EB ウイルス，結核菌などの感染症，自己免疫疾患，悪性腫瘍など種々のものがある（→第Ⅱ章 5-①「血球貪食症候群」参照）．また，フェリチンは成人発症 Still 病の病勢や治療効果の判定に使うこともできる．

⑤ リウマトイド因子，抗核抗体

　特異度は低く，関節リウマチ以外の膠原病でも上昇し，値が高いからと言って関節リウマチとは限らない．リウマトイド因子は，感染性心内膜炎，慢性肝炎，マラリアでも上昇する．抗核抗体も特異度は低く，健常人でも弱陽性になることがある．320 倍以上のときには，何らかの自己免疫性疾患を有する可能性が，ある程度高くなる．

　「原因不明の発熱＋抗核抗体陽性」は膠原病の可能性は高くならない．SLE など通常の膠原病は症候性であり，「発熱のみ」で他の症状がないという状況にはなりにくく，症状の現れにくい血管炎症候群は抗核抗体が陽性になりにくいためである[6]．

⑥ 補　体

　炎症で上昇するため特異度は低い．むしろ，低下するときに意味があり，例えば，SLE では低補体となり病勢を反映する．感染性心内膜炎では免疫異常により低下する．

（髙松悠樹）

4 CRP をどう使う？

① CRP は発熱の診断に使えるか？

　CRP は日本の日常診療ではルーチンにオーダーされる項目である．発熱があればなおさらみたくなる．しかし，発熱患者の CRP が高値ならば何か重大な病気で，低値ならば軽症，もしくはウイルス性感染症なのだろうか．ここで CRP 値がどれくらい診断として使えるのか考えてみよう．

　CRP は肝臓で作られる急性炎症性蛋白で，もとは肺炎球菌感染症の症例から同定された．そのためか，「CRP 高値＝細菌感染症」という思い込みが成立しているものと思われる．不明熱の診療においては，まずは「疾患によって CRP が上昇するものとしないものがある」ということを意識するとよいだろう（表3）[7]．また，病勢とは必ずしもリアルタイムに相関せず，半日から1日ほど遅れて変動することも覚えておくべきである．また，CRP が上昇しないとされる疾患でも，SLE で漿膜炎を合併したり，白血病で発熱性好中球減少症を合併したりすれば，CRP が上昇することもある．つまり，診察した時点で CRP の上昇がないからといって重症感染症が除外できると考えるのは危険である．

　CRP が（特に感染症の）診断に役立つかどうかのエビデンスをいくつか紹介する[8]．

- 生後3日以内の新生児の熱．初期診断では rule out，rule in にはあまり有用でない．48時間後の測定で陰性なら除外可能かもしれない．
- 高次救急における意識障害患者の重症感染症除外（CRP＜8.5mg/dL で除外）には，CRP は役に立たない．熟練医の病歴，診療情報による診断のほうが勝っていた．
- CRP を根拠に下気道感染を診断する確固たるエビデンスはない．

　まとめると，小児，新生児における重症感染症の発見や除外に補助的に使用しうる可能性がある．成人においては，病歴がとれない意識障害患者

表3 CRPが上昇する・しない発熱疾患

CRPが上昇する疾患	
感染症	細菌感染症，真菌症，抗酸菌感染症，ウイルス感染症
感染症に伴うアレルギー	リウマチ熱 結節性紅斑
炎症性疾患	関節リウマチ 若年性慢性関節炎 強直性脊椎炎，乾癬性脊椎炎 全身性血管炎，リウマチ性多発筋痛症 Reiter症候群 Crohn病 家族性地中海熱
壊死	心筋梗塞，腫瘍塞栓 急性膵炎
外傷	手術，熱傷，骨折
悪性腫瘍	悪性リンパ腫，固形がん，肉腫
CRPが上昇しない疾患	
SLE 強皮症，皮膚筋炎 潰瘍性大腸炎 白血病，GVHD	

GVHD：移植片対宿主病 graft-versus-host disease
（文献7）より引用）

においても意義が明らかではない．

② CRPは疾患の重症度を表すか？

　CRPが高ければ緊急に治療しなければならない病態が存在するのだろうか．つまり，CRPは全身状態の悪さの指標になるのだろうか．この疑問の回答は，疾患によって異なるようである．感染症の代表である市中肺炎では，PORT studyなどからCRPは重症度と相関しないとされている．一方，急性膵炎では，CRP上昇（≧15 mg/dL）は重症化の良好な指標と言われている．また，CRP≧50 mg/dLと極めて高値の患者では，88％に細菌感染症，61％に悪性疾患が絡んでおり，36％の患者が死亡したという報告がある．

ここまでを要約すると，CRPが高いからといって，（細菌）感染症とは限らない．CRPが低いからといって，感染がない，重症ではないと判断してはいけない．CRPが高いからといってすべてが緊急に治療が必要な病態ではなく，原因によりけり，ということになる[9]．

> **COLUMN CRPが高ければ重症か？**
>
> CRPは，緊急性や重症度の指標にはならない．特に，CRPが低いから軽症（＝帰宅させても大丈夫）などと考えるとひどい目に遭う．（野口）

③ 赤沈の使い方

赤血球沈降速度（赤沈）はCRPが発見される以前より，炎症反応の指標として用いられてきた．しかし，炎症反応以外に赤血球形態や貧血，年齢，性別，血清フィブリノゲン値，血清グロブリン値，血清アルブミン値などにより影響を受けることや，CRPに比べ反応が緩慢なことが欠点として指摘されている．

その一方で，CRPとは異なるメカニズムの炎症反応を検出することができる．赤沈が正常であれば重篤な炎症性疾患の可能性はかなり低くなる．赤沈が100mm/時を超えるときには，リウマチ性多発筋痛症，血管炎症候群，結核，骨髄炎などを考える．

（髙松悠樹）

> **COLUMN CRP，赤沈を治療効果の指標として使う**
>
> (1) 関節リウマチ
> 疾患活動性の評価スケールであるDAS-28には，CRP値もしくは赤沈値が計算に含まれている．ただし計算式が複雑で通常の電卓では計算できないため，近年はCDAI（clinical disease activity index）やCRPを用いたSDAI（simplified disease activity index）が使われている．

(2) リウマチ性多発筋痛症

高齢者が全身痛の主訴で外来受診をすることが多い．発熱や体重減少とともにCRPおよび赤沈上昇がみられる．CRPに比して赤沈の亢進が著明であることが多い．少量のステロイド（プレドニゾロン10〜15mg/日）で劇的に症状は改善する．時に再発を繰り返すこともある．再発時にはCRPおよび赤沈は，臨床症状が悪化する前に上昇してくる．

(3) 膿　瘍

膿瘍の治療は，原則的には外科的ドレナージであり，効果判定には画像的検索が必要である．器質化した膿瘍などは画像的に長く残存してしまうこともあるが，CRPが5mg/dL程度以下に下がってくれば，コントロールはできているものと考えてよい．

（髙松）

第Ⅴ章 「不明熱」診断における検査学〜どんな検査をしていくか？〜

5 血液培養はどう読むか？

　不明熱の診療をするときに必ず行うと言っても過言ではない検査に血液培養がある．「血液培養陽性＝菌血症を起こす疾患」としては，腎盂腎炎等の尿路感染症，胆管炎等の腹腔内感染症，頻度は多くないものの呼吸器感染症などがあるが，結局はどの感染症であっても菌血症を起こす可能性はある．しかし，不明熱診療という観点であれば，特に感染性心内膜炎が鑑別診断として重要になってくる．感染性心内膜炎では，発熱以外に症状を来さないことがあり，それゆえに不明熱として私たちの前に現れることが多い．血液培養をとらなければ診断がつかないままになってしまう．実際，「発熱していて抗菌薬を投与されたけど良くならない」と言って外来を受診してきた患者が，最終的に感染性心内膜炎であったという例は多い．また，感染性心内膜炎以外に，不明熱の原因になりうる膿瘍や椎体炎などでも血液培養が陽性になることがあり，血液培養は不明熱診療において非常に重要であると言える．

① 血液培養をいつとるか？（→第Ⅱ章4-②「敗血症」参照）

　要は，「菌血症を疑うとき」である．悪寒戦慄，原因不明の意識障害，原因不明のショック，代謝性アシドーシス，低体温[10]などの敗血症が疑われる状況は，血液培養の適応となる．しかし，今挙げたような状況では，問題が不明熱であると捉えることは多くなく，ショックや意識障害として問題を捉え，そこから鑑別診断を挙げていくことになる．
　では，不明熱診療という観点から考えると，どのようなときに血液培養をとるべきだろうか？　実際には原因のわからない発熱があれば血液培養は必須であると考えてよいと思う．なぜなら不明熱の鑑別診断に感染性心内膜炎，膿瘍，椎体炎などがあり，それらの疾患の診断もしくは除外のため血液培養は必須であるからだ．

② 血液培養の実際〜どれくらいの量を何本とればよいか？〜 (→第Ⅱ章4-②「敗血症」参照)

　血液培養は，通常好気培養1本と嫌気培養1本で合わせて2本で1セットと数える．それを最低2セット採取する．血液量が多いほど血液培養が陽性になる可能性が高く，1セット20mL以上が良いとされるが，20mL程度が妥当と思われる．また何セット採取するかであるが，これも2セット採取すれば検出率が80〜90％，3セットで90％以上[10〜13]になると言われており，2セット以上採取するのが望ましいとされる．

　血液培養を複数セット採取することは，検出率を上げる以外にも，検出された菌がコンタミネーションであるかどうかの判断に役立つ．具体的には，コンタミネーションである可能性が高い菌が2セットのうち1セットのみで検出されれば，それはコンタミネーションと判断される[10]．その意味でも血液培養を複数セットとる意義は大きい．

　なお，注意を要する血液培養として，感染性心内膜を疑うときが挙げられる．感染性心内膜炎の場合，一過性の菌血症でなく，持続血流感染があることが重要で，診断基準にも含まれている．具体的には，❶12時間以上間隔を空けて採取した2セット以上が陽性，❷3セットすべてが陽性あるいは4セット以上のほぼすべてが陽性（場所を変えるか，最初と最後の血培で1時間以上間隔が空いている）となる．つまり，重症で急ぐときには3セットもしくは4セットを採取したうえ，治療介入することもあるが，落ち着いていれば2セット採取後，時間を空けて採取を繰り返す．

③ 結果の解釈

　まずは血液培養の結果が信頼に足るものかどうかを判断する必要がある．そのためには真の起因菌である可能性が高い菌種とコンタミネーションの可能性が高い菌種を知る必要がある．表4[14]に示すように黄色ブドウ球菌やグラム陰性桿菌は真の起因菌である可能性が高く，コアグラーゼ陰性ブドウ球菌（CNS）やグラム陽性桿菌はコンタミネーションである可能性が高い．

　コンタミネーションを起こす可能性が高い菌種が血液培養複数セットのうち1セットのみ陽性であった場合は，コンタミネーションである可能性

表4 真の起因菌である確率とコンタミネーションである確率がそれぞれ高い菌

真の起因菌と判断された確率(%)	
Staphylococcus aureus	87.2
Streptococcus pneumoniae	100.0
Escherichia coli	99.3
Klebsiella pneumoniae, Enterobacter cloacae, Serratia marcescens, Proteus mirabilis	100.0
Pseudomonas aeruginosa	96.4
Candida albicans	90.0
other Candida sp.	100.0
コンタミネーションと判断された確率(%)	
Bacillus sp.	91.7
Corynebacterium sp.	96.2
Propionibacterium sp.	100.0
coagulase negative Staphylococcus (CNS)	81.9

(文献14)より一部改変)

が高く,先にも述べたように2セットのうち1セットのみ陽性であればコンタミネーションと判断する.しかし,逆にコンタミネーションを起こす可能性が高い菌種であっても,複数セットで検出された場合は,真の起因菌である可能性があり,臨床経過と併せて判断する必要がある.例えばCNSが血液培養から検出された場合,81.9%の確率でコンタミネーションであるが,血管内にカテーテルが留置されているような患者では血流感染を起こすことが知られており,血管内カテーテル留置中の患者で複数セットのCNSが陽性であれば起因菌であると判断する必要がある.

また,血液培養の結果と,自分が疑っている感染症が矛盾しないかどうかを検討することも必要である.例えば,白血球尿から尿路感染症と診断した後に,血液培養,尿培養から黄色ブドウ球菌が検出された場合を考えてみよう.黄色ブドウ球菌は通常は上行性の尿路感染症を起こす菌ではない.この場合,感染性心内膜炎による菌血症から,腎に微小膿瘍を作り,

その結果，白血球尿が現れている可能性がある．

このように，血液培養の結果と臨床経過・状況を併せて判断することが重要である．また，先行する抗菌薬投与がある場合には，血液培養は偽陰性になりやすい．そのため，抗菌薬を中止したうえで数日，場合によっては1週間程度待ったうえで血液培養を行うこともある．

> **1行必殺技**
> 先行する抗菌薬投与がある場合，偽陰性の可能性があるため，抗菌薬を中止したうえで，一定時間を空けて血液培養を行うことも必要．

> **1行必殺技**
> 真の起因菌である可能性が高い菌種なのか，コンタミネーションを起こしやすい菌種なのかを知り，血液培養陽性のパターン，臨床経過と併せて起因菌であるかどうかを判断する．

（吉見祐輔）

第Ⅴ章 「不明熱」診断における検査学〜どんな検査をしていくか？〜

6 ウイルスマーカーをどう使いこなす？

　ウイルスマーカーを測定するのはどのようなときだろうか．答えはシンプルで，「ウイルス感染症を診断したいとき，もしくは否定したいとき」である（否定するのは難しいことが多いが）．つまり，原因のわからない発熱のときに，手当たり次第にウイルスマーカーを測定するのではなく，病歴，身体所見，ある程度の血液検査の結果などから，鑑別診断を考えて，その疾患を診断，除外するために行うことが重要である．これはウイルスマーカーのみでなく，すべての検査にも言えることである．やみくもに測定しても診断はつかない．

　例えば，倦怠感と結膜黄染を主訴に，若い男性が受診してきたとしよう．そのうえ，病歴上不特定多数との性交歴があり，身体所見上肝腫大や黄疸があったとしたら，どのような疾患を考えるだろうか．B型肝炎が鑑別診断のトップにきて，HBs抗原などの診断的検査を測定するだろう．不明熱の場合もこれと同じであり，可能なかぎり鑑別診断を挙げて，そのうえで，それぞれの疾患を診断もしくは除外するような検査を提出するようにしたい．

　しかし，どんな疾患であっても非典型例があるように，ウイルス感染症においても，典型的な症状を来さないことがあり，そのような場合に不明熱となってしまう．実際のところ，不明熱におけるウイルス感染症として，EBウイルスやサイトメガロウイルスによる伝染性単核球症が重要であるが，非典型例である場合に不明熱とされやすいと考えられる．不明熱を検索していくうえでは，ウイルスマーカーとしてEBウイルス抗体，サイトメガロウイルス抗体，HIV抗体が必要最低限の検査として勧められている[15]．

　以下で，ウイルスマーカーの実際の使用方法を述べる．

表5 EBウイルス特異抗体の解釈

	VCA-IgM抗体	VCA-IgG抗体	EBNA抗体
未感染	−	−	−
既感染	−	＋	＋
伝染性単核球症	＋	＋	−または＋*

VCA：[抗]ウイルスカプシド抗原[anti-] viral capsid antigen
*：時間経過とともに−から＋に変化する．
(文献17)より一部改変)

① EBウイルス感染症

　典型例で，若年者の発熱，咽頭炎，リンパ節腫脹，脾腫，皮疹，異型リンパ球の増加，肝機能障害などの症状がみられる場合には診断は容易と思われる．しかし，若年者以外にも発症することがあり，さらに35歳以下と40歳以上では臨床所見が異なる．40歳以上ではリンパ節腫脹や咽頭炎の頻度が低く[16]，所見がないからと言って否定できない．

　上記の症状・所見のいくつかがある場合には感染を疑い，検査を提出してよいだろう．診断には血清学的検査が用いられ，以下の3つのEBウイルス特異抗体を計測する(**表5**)[17]．
- ❶ VCA-IgM抗体：初感染後1週間で陽性となり，1ヵ月でピークを迎え，2～6ヵ月で消退する．
- ❷ VCA-IgG抗体：初感染後1ヵ月で陽性となり，終生陽性となる．
- ❸ EBNA抗体：発症後3～4週間で陽性となり，終生陽性となる．

② サイトメガロウイルス感染症

　サイトメガロウイルス感染症については，一般人口の多くが不顕性感染しており，健常者では無症状のことが多いものの，移植後患者などの免疫低下者では日和見感染を起こすことがあり，問題となる．健常者においても伝染性単核球症を起こすことがあり，その場合，症状はEBウイルスによるものと比較して軽いと言われる．そのために不明熱の原因になることがある．伝染性単核球症を疑うときには検査を提出してよいだろう．診断は血清学的に行われ，IgM抗体陽性，およびIgG抗体の4倍以上の上昇

が必要となる[18]．IgM 抗体は発症後 1〜2 週間で陽性化するが，数ヵ月持続することと，健常者が不顕性感染を起こしている可能性があることを考えると，IgM 抗体単体での確定診断は危うさが伴う．IgG 抗体が陽性化するには，発症後最低数週間は必要であり，確定診断には時間がかかるため，臨床症状と IgM 抗体から判断しているのが現状である．

③ HIV 感染症

不明熱診療における HIV 感染症で注意が必要なのは，急性 HIV 感染症と，HIV 関連不明熱という 2 つの状況である．検査としては，HIV 抗体（ELISA 法，ウェスタンブロット法）と，HIV-RNA ポリメラーゼ連鎖反応 polymerase chain reaction（PCR）法がある．

(1) 急性 HIV 感染症

発熱，リンパ節腫脹，咽頭炎を来し，自然と改善する．症状からはウイルス性上気道炎や EB ウイルス感染症との鑑別が必要となる．EB ウイルス感染症と比較して口腔内潰瘍は急性 HIV 感染症に多いと言われているが，臨床症状から区別することは困難である．同性愛者，性感染症 sexually transmitted infection（STI）の既往があるなど，HIV 感染のリスクが高い場合には，急性 HIV 感染症診断のための検査が必要となる．

急性 HIV 感染症は感染後 1 週間〜1 ヵ月程度で起こるため，陽性化するまで 2〜4 週間かかる HIV 抗体検査では診断が困難な場合があり，非常に感染が疑わしいときには HIV-RNA-PCR 法が必要になる．また診断をつけることで，パートナーへの感染予防や免疫機能障害進行の予防が行えること，適切な治療が開始できることなどから，この時期に診断を行う意義は非常に大きい．

(2) HIV 関連不明熱

HIV 感染のある患者の不明熱である．この場合，通常の不明熱とは原因が異なるため，HIV 感染の有無は非常に重要となる．

HIV 感染の診断のためには，まず ELISA 法にてスクリーニングを行う．ELISA 法には偽陽性の可能性があり，陽性であればウェスタンブロット法にて確認を行う．ウェスタンブロット法にて確認ができれば

HIV感染と診断する[19]．抗体法の中にはHIV-1/HIV-2を同時に測定できるものと測定できないものがある，日本でみられるHIV感染症のほとんどはHIV-1によるが，注意が必要である．

（吉見祐輔）

> **COLUMN 赤くないのにリンゴ病**
>
> 不明熱診療においてパルボウイルスB19感染症（伝染性紅斑）も重要である．通常は小児のいわゆるリンゴ病として発症するが，成人の場合，発熱，関節痛のみで皮疹を来さないこともあり，診断に苦慮することがある．子どもとの接触，子どものリンゴ病の既往などを確認しつつ，疑った場合にはパルボウイルスB19-IgM抗体を測定することで診断がつく．ただし，妊婦以外は保険適応外である．（吉見）

第V章 「不明熱」診断における検査学〜どんな検査をしていくか？〜

7 腫瘍マーカーをどう使いこなす？

① 「不明熱」と腫瘍マーカー

　「不明熱」の診療において腫瘍マーカーを使うとしたら，どのようなときに使用するのがよいだろうか．それを知るためにまず，「不明熱」における悪性腫瘍について知る必要がある．

　古典的不明熱の原因として，昔から感染症，膠原病と並んで悪性腫瘍は重要な鑑別診断であった．ある報告によれば，1970年代には古典的不明熱における悪性腫瘍の割合は23.9％であったが，近年は画像検査の発達もあり，1990年代には14.5％まで低下している[20]．そうであっても依然として悪性腫瘍が「不明熱」の重要な鑑別診断であることに変わりはない．

　古典的不明熱を来す悪性腫瘍で最も多いのは，Hodgkinリンパ腫，非Hodgkinリンパ腫を含めた悪性リンパ腫である．頻度は報告により様々であるが，トルコからの報告では悪性腫瘍による古典的不明熱の50％とある[21]．日本ではHodgkinリンパ腫そのものが少ないことを考えるとその頻度を鵜呑みにすることはできないが，悪性リンパ腫の頻度は高いと思われる．その他の悪性腫瘍としては，腎がん，白血病，大腸がんなどがあり，まれではあるものの近年増加している原因疾患として膵がんがある[22]．

② 腫瘍マーカーの有用性

　では，上に挙げたような疾患で腫瘍マーカーが診断に役に立つだろうか？　結論から言えば腫瘍マーカーは悪性腫瘍の診断には有用ではないと言わざるをえない．

　例えば，悪性リンパ腫で考えてみよう．「不明熱」患者において悪性リンパ腫は鑑別診断によく挙がるが，悪性リンパ腫を考えたときに，行うべきことは何であろうか．それは問診での寝汗，体重減少などといったB症状の確認や，身体所見での表在リンパ節の確認である．表在リンパ節の

腫大が確認できなければ造影CTで縦隔，腹腔内のリンパ節の確認をする．腫大したリンパ節があればリンパ節生検，場合によっては骨髄や皮膚の生検を行い，診断することになる．傍証として，フェリチンや可溶性インターロイキン (IL)-2 レセプター抗体を測定することはよくあるが，これらの検査は感度・特異度ともに低いもので，確定も除外もできない．他の疾患の診断がつかず，悪性リンパ腫が否定できない状況では，腫瘍マーカーの結果が陽性であろうと陰性であろうと，組織の生検を行う必要があるという点では変わらない．あくまでも参考程度にしかならない．

次に，「不明熱」の原因検索として"絨毯爆撃的"に腫瘍マーカーを測定するストラテジーを考えてみよう．その場合，すべての腫瘍マーカーを測定するのは現実的ではないし，ある腫瘍マーカーが陽性であったとしても，それが偽陽性である可能性も否定できない．例えば，がん胎児性抗原 carcinoembryonic antigen (CEA) は，喫煙，肺炎，結核，潰瘍性大腸炎などでも上昇する．CEA が上昇するがんとしては肺腺癌，乳がん，胃がん，大腸がんなどがあるが，CEA が上昇しているとそのすべてをチェックしなければならない．それよりも病歴や症状，所見から特定の悪性腫瘍が疑われた場合に，その悪性腫瘍をチェックする検査を行うほうが理にかなっている．便柱の狭細化や最近発症した便秘などがあれば大腸がんを疑って便潜血のチェックを行い，そのうえで大腸内視鏡と進めるべきである．つまり，腫瘍マーカーのみで確定診断はできないのであるから，腫瘍マーカーのみを測る意義は小さい．Mourad らは，「不明熱」における診断ストラテジーについて述べているが，その中で腫瘍マーカーは推奨されていない[20]．

③ 腫瘍マーカーの使い道

「不明熱」と直接関連はないが，腫瘍マーカーの利用法としてはいくつか考えられ，スクリーニング，診断補助，予後予測因子，効果予測因子，モニタリングなどがある[23]．スクリーニングとしての腫瘍マーカーの評価は確立されたものはない．かつては神経芽細胞腫のスクリーニングとして生後6ヵ月時に尿中バニリルマンデル酸 vanillylmandelic acid (VMA) を測定していたが，死亡率の減少には結びつかないとのことで現在は中止となっている．前立腺がんにおける前立腺特異抗原 prostate-specific an-

表6 腫瘍マーカーの例

肺がん	腺癌：CEA, SLX 扁平上皮癌：CYFRA, SCC 小細胞癌：ProGRP, NSE
乳がん	CEA, CA15-3
胃がん	CEA, CA19-9
肝がん	AFP, PIVKA II
膵がん，胆道がん	CEA, CA19-9
大腸がん	CEA, CA19-9
前立腺がん	PSA
卵巣がん	CA-125
子宮がん	子宮頸癌：SCC 子宮体癌：ムチン抗原
悪性リンパ腫	フェリチン，可溶性IL-2レセプター抗体

SLX：sialyl Le^x-i antigen, CYFRA：cytokeratin 19 fragment, SCC：扁平上皮癌 squamous cell carcinoma, ProGRP：ガストリン放出ペプチド前駆体 pro-gastrin-releasing peptide, NSE：ニューロン特異性エノラーゼ neuron-specific enolase, CA：糖鎖抗原 carbohydrate antigen
（文献23）より一部改変）

tigen（PSA）も診断には役立つものの，死亡率の減少に効果があるという報告と，効果がないという報告があり，評価は定まっていない．その他の腫瘍マーカーにおいてもスクリーニングとして明らかな効果が認められているものはない．悪性腫瘍の診断においては，病理組織標本の腫瘍マーカー免疫染色が有効であることが多い．その他の使用については「不明熱」との関連が少ないため，割愛する．表6[23]に腫瘍マーカーの例を挙げる．

④ 不明熱診療においてちょっと使える腫瘍マーカー

PSAは，前立腺がん以外にも急性前立腺炎の急性期に上昇し，病勢が落ち着くと回復することが知られている．「不明熱」の鑑別に際して急性前立腺炎は外すことのできない疾患であり，直腸診での圧痛の確認と併せてPSAを測定する意義はあるかもしれない．

（吉見祐輔）

第Ⅴ章 「不明熱」診断における検査学〜どんな検査をしていくか？〜

8 尿所見の何に着目するか？

　発熱の原因として，尿路感染症は非常によくある病態である．

　最初から尿を調べていれば，「不明熱」とされることなくスマートに診断がついたのにと思うことも多いはずである．その点で，尿検査は，不明熱診療の入り口として重要な検査である．

　しかし，尿路感染症のすべてが発熱しないのは周知の事実であり，膀胱炎では発熱はしない（図2）．

　感染症以外にも，腎がんや血管炎では発熱することがあるが，血尿が診断の手がかりになることがある．

pH	6.5
潜血	（−）
糖	（−）
蛋白	（−）
ケトン体	（−）
白血球定性	（＋）
亜硝酸塩	（−）
沈渣：細菌	（＋）
沈渣：赤血球	1/HPF
沈渣：白血球	1/HPF

「"細菌（＋）"＝尿路感染症」ではない！尿路感染症を考えるのであれば，「亜硝酸塩」をみなくてはいけない

発熱があるときの尿中白血球増多は尿路感染症を疑うが，発熱がなく尿中白血球が軽度上昇した場合は無症候性のこともあるので，白血球の多寡で単純に判別できない．

図2　尿検査結果の一例
HPF：強拡大 high-power field

① 尿中白血球

　定性検査（試験紙法）で調べる方法と，尿沈渣で確認する方法がある．

定性検査で陽性の場合には，尿沈渣でみた場合の「白血球数＞5/HPF」に相当する．試験紙法は一般的に，感度が高く特異度が低いと言われているので，確定診断には役に立たないことが多い．試験紙法で疑い，沈渣で確定することが重要である．

尿中白血球が陽性だからといって，尿路感染症による発熱とするのは性急である．併存する膀胱炎や無症候性白血球尿の可能性も考えなくてはならない．検査結果は常に身体所見や患者の状態と照らし合わせなくてはいけない．

また，尿沈渣は検査技師が顕微鏡で確認するものである．したがって，検査技師の負担を考えて，ルーチンにオーダーするのは避けるべきであり，尿沈渣をオーダーすべき状況を見極めることが重要である．

> **MEMO 無症候性細菌尿，無症候性白血球尿**
>
> 無症候性細菌尿とは，自覚症状のない細菌尿が持続する病態で，糖尿病，高齢女性，膀胱カテーテル長期留置の患者に多い．尿中の白血球数の軽度な上昇を伴うことがあり，この場合は無症候性白血球尿と呼ばれる．これらの病態に対して抗菌薬治療を行うと，耐性菌が生じるため，尿路感染の症状が出現しないかぎりは治療せずに経過をみるのがよいとされる．妊娠中，好中球減少症，最近の腎移植，尿路の器具使用が予定されている患者は例外で，抗菌薬治療の適応となる．

② 亜硝酸塩

亜硝酸塩は，尿中に細菌が大量に存在すると，細菌が出す酵素によって硝酸が亜硝酸へ還元される原理を応用した検査である．

試験紙法で「尿中白血球（＋）」，尿沈渣で「細菌（＋）」であっても，本当に尿路で細菌が繁殖しているかどうかわからないが，尿中亜硝酸塩（＋）であれば，尿路中に細菌が繁殖している「細菌尿」であることがわかる．ただし，膀胱炎か，腎盂腎炎かの区別はできない．さらに，腸内細菌は硝酸を分解する酵素を持つが，酵素を持たない菌による尿路感染では偽陰性になる．また，細菌が硝酸塩を亜硝酸塩に還元するためには数時間かかるため，膀胱内に尿が停滞している時間が短くても偽陰性になる．

③ 尿中赤血球

不明熱で血尿が見られれば糸球体腎炎，血管炎（顕微鏡的多発血管炎などの抗好中球細胞質抗体 antineutrophil cytoplasmic antibodies〈ANCA〉関連腎炎），腎がん，膀胱がん，前立腺がんなどの鑑別診断が考えられる．患者が自覚している肉眼的血尿の場合もあるが，自覚のない顕微鏡的血尿のこともある．問診だけでなく，潜血反応と尿沈渣で確認する必要がある．

④ 尿円柱[24]

(1) 硝子円柱
健常者，濃縮尿，利尿薬使用中にも見られる．病的意義はない．

(2) 赤血球円柱
経過中のどこかで1個でも認めれば，活動性の糸球体腎炎，血管炎が疑われる．ないからと言って除外はできない．

(3) 白血球円柱
腎に感染や炎症があることを意味する．急性腎盂腎炎，間質性腎炎で見られる．特殊なものとして，好酸球円柱はアレルギー性急性間質性腎炎で見られる．

(4) 上皮円柱
間質性腎炎，蛋白尿を伴う糸球体腎炎で見られる．

(5) 顆粒円柱，蝋様円柱
赤血球円柱，白血球円柱，上皮円柱が変性したものである．

⑤ 尿グラム染色/尿培養

一般尿検査で，亜硝酸塩陽性・尿中白血球陽性の場合には，尿路感染症である可能性が高い．尿路感染を疑った場合，尿のグラム染色を行うと，本当に尿路感染があるかどうかが判断でき，起因菌の見当もつく．尿中に好中球が細菌を貪食している像が見られれば，その菌が起因菌である可能

性が高い．

　ただし，前医によって，すでに抗菌薬が投与されている場合には，培養が偽陽性になることがあるので，問診では，抗菌薬の投与状況を必ず確認する．もちろん，薬の名前も，最終服薬状況も確認しなくてはいけない．それらを踏まえたうえで，現時点で尿培養検体を提出するかどうかを決め，結果の解釈に反映させなければならない．とりあえず培養を出しておくことも悪くはないが，培養で陽性となった菌が本当に起因菌かどうか，本当に尿路感染があるのかどうか，悩むことがある．

　このように培養検体はどのような検体であっても，「どの時点で培養に出したのか」を明確にカルテに記載しておかなくてはいけない．培養検体の採取のタイミングは，結果を解釈するうえで，極めて重要な情報である．

> **COLUMN　FUOのFAQ**
>
> **Q**：尿培養の結果が *Escherichia coli*（大腸菌）であれば，尿路感染症の起因菌と考えられるが，*Staphylococcus aureus*（黄色ブドウ球菌）が検出された場合はどのように考えるであろうか？
>
> **A**：培養結果で検出された菌の結果と病態の組み合わせによって，尿路が原発である上行性の尿路感染症なのか，それとも血流感染由来で尿路感染症を起こしているのか，考える必要がある．
> この設問では，大腸菌は上行性の尿路感染症の可能性が高く，黄色ブドウ球菌は血流感染由来の可能性がある．感染性心内膜炎など，血流感染の原因を検索しなければならない．（横江）

⑥ 尿細胞診

　血尿がある場合，がんを評価するために行われる．不明熱との関連では，発熱しやすい腎がんは尿細胞診が陽性になることは少ない．膀胱がん，腎盂・尿管がんでは陽性になりやすいが，これらのがんは発熱の原因になることはまれである．

〔横江正道〕

第Ⅴ章 「不明熱」診断における検査学〜どんな検査をしていくか？〜

9 胸部単純X線写真はどう読むか？

　「不明熱」の診療に当たり，胸部単純X線写真を撮らないことはまずない．胸部単純X線写真によって得られる情報は，不明熱の診断の大きな手がかりになることが多い．ルーチンの検査という認識で，よく考えないでオーダーしているかもしれないが，注意深く読影しなければならない．

　胸部単純X線写真を読影する際，どこに注目するだろうか？　多くの場合は，肺野を中心に読影するのではないだろうか．多くの教科書が，肺野だけでなく胸郭，横隔膜，縦隔，気管，大動脈，胸椎，骨軟部を系統的に確実に読影することを勧めている．本稿のテーマは「不明熱」における胸部単純X線写真であるため，読影方法については詳しく述べないが，特に「不明熱」の診療に役に立つポイントを解説しよう．

① 撮影のポイント〜側面像も撮ろう〜

　胸部単純X線写真を撮影する際に，正面像以外に側面像を撮らない医師が増えているようである．CTを撮ったほうがわかりやすいし，情報量が多いから先にCTを撮ってしまおうと考える研修医も散見される．しかし，CTはどこの施設でも利用できるわけでなく，医療費が高くなり放射線被曝量も多くなる．側面像をきちんと読影して，正面像から得られない情報を得られるようになりたい．

　側面像では，胸骨の後方や心陰影後方の肺野の情報が得られる．さらに，横隔膜頂部より下の肺野，背側の肋骨横隔膜に，正面像では検出できない少量の胸水貯留が見つかることがある．特に，外来診療ではいきなりCTを予約するよりも，胸部2方向の単純X線写真を撮ることで，診断までの時間を短縮できることが多い．

② 読影のポイント

　表7に不明熱診療の手がかりになる胸部単純X線写真の所見を記した．

肺野異常陰影を認めた場合には，必要に応じて，胸部 CT も検討したい．

表7 胸部単純 X 線写真の不明熱診療におけるヒント

所　見	不明熱診療におけるヒント
胸膜肥厚	肺結核の既往（肺尖部石灰化），悪性疾患胸膜浸潤，膿胸後
肋骨横隔膜角の鈍化 ●胸水貯留 ●膿瘍	●感染症：肺炎随伴性胸水，膿胸，横隔膜下 ●膠原病：SLE 　悪性疾患，膵炎（左胸水）
肺門陰影異常 ●肺門リンパ節腫大 　bilateral hilar lymphadenopathy（BHL）	●感染症：結核 　膠原病：サルコイドーシス 　悪性疾患：悪性リンパ腫，転移性悪性腫瘍
縦隔異常（拡大，気腫）	縦隔膿瘍，大動脈解離，大動脈炎症候群
胸椎，肋骨	椎体炎，骨結核，転移性骨腫瘍（多発骨折）
軟部組織	軟部組織感染症（皮下気腫）
肺野 ●肺胞性陰影 ●間質影 ●空洞影	●感染性肺炎，好酸球性肺炎，特発性器質化肺炎，血管炎（肺胞出血），悪性リンパ腫（血管内リンパ腫），肺塞栓症（血管透過性亢進を認めることもある） ●間質性肺炎（関節リウマチ，皮膚筋炎，血管炎），サルコイドーシス，粟粒結核 ●肺結核，肺真菌症，肺膿瘍，転移性肺腫瘍，血管炎

（丹羽一貴）

第Ⅴ章 「不明熱」診断における検査学〜どんな検査をしていくか？〜

10 CTはどう読むか？

　「不明熱」の検索や，救急外来等で病態がはっきりしない原因不明の発熱の初期アセスメントをするときに，CTは非侵襲的に原因を可視化することができ，多領域にわたり検索できる画像診断であるため，非常に有用である．例えば，同じ画像診断でもMRIは，硬膜外膿瘍のように限られた範囲を検索するのには非常に有用であるが，初期アセスメント時に局所症状のない症例に対して施行することは，撮影すべき部位を絞り込めないという意味で困難である．まさに，困ったときのCT頼みといったところであり，実際に，古典的不明熱における腹部CTの診断率は19％であったとの報告もある[25]．

① 鑑別診断を持って施行・読影しよう

　しかし，実際にCTを施行する場合に気をつけておきたいこととして，検査をする前に，あらかじめ診たい病変を考えておくことを忘れないようにしたい．つまり，鑑別診断を持ってCTを施行・読影するということである．具体的には，診るべき臓器，異常所見をある程度考慮してCT検査を行うように心がけよう．例えば，胸部CTでは胸部単純X線では検出できない微小な結節影や空洞影，少量の胸水貯留などの異常所見を，腹部・骨盤部CTであれば腹腔内膿瘍，リンパ節腫大，血管病変，腹水貯留などの異常所見を，あらかじめ想定して読影しよう（表8）．

② 造影剤の使用の検討

　もう1点注意したいことは，CTを撮影する際に造影剤を使用するか否かの検討である．不明熱の検索を行ううえでは，脳膿瘍，肝膿瘍，腎膿瘍，腸腰筋膿瘍などの膿瘍，肝がん，腎がんなどの腫瘍，大動脈解離や血栓性静脈炎などの血管病変を確認することが必要となるが，これらを疑った場合には，腎機能が許せば造影剤を使用したほうが正確に診断できる．

表8 不明熱においてCTを撮影するときに考えるべき疾患

撮影部位	考えるべき疾患
頭部	乳突蜂巣炎，副鼻腔炎（感染性，ウェゲナー肉芽腫症，再発性多発軟骨炎），Churg-Strauss症候群《眼窩炎症性偽腫瘍》
	［造影が必要］ 膿瘍：脳膿瘍，硬膜下膿瘍 腫瘍：（転移性）脳腫瘍
頸部	《頸部リンパ節腫大》 　感染症：結核 　膠原病：菊池病，SLE 　悪性疾患：悪性リンパ腫，転移性悪性腫瘍 　Rosai-Dorfman病
	［造影が必要］ 急性喉頭蓋炎，Ludwig's angina，Lemierre症候群，食道破裂
胸部	①肺　野 　結核，感染性塞栓，間質性肺炎，好酸球性肺炎，特発性器質化肺炎，血管内リンパ腫，血管炎《肺胞出血》 ②気　管 　再発性多発軟骨炎 ③リンパ節：鎖骨上窩・縦隔・肺門・腋窩《リンパ節腫大》 　感染症：結核 　膠原病：サルコイドーシス 　悪性疾患：悪性リンパ腫，転移性悪性腫瘍 ④胸腔《胸水貯留》 　感染症：肺炎随伴性胸水，膿胸，横隔膜下膿瘍 　膠原病：SLE 　悪性疾患，膵炎《左胸水》 ⑤心嚢《心嚢水貯留》 　結核性心膜炎，心外膜炎
	［造影が必要］ 膿瘍：縦隔膿瘍，肺膿瘍 血管：胸部大動脈解離《早期血栓閉塞は単純CTを確認》，肺塞栓， 　　　高安動脈炎《血管壁肥厚》

表8 （続き）

撮影部位	考えるべき疾患
腹部	①腹腔《free air》 ②腹腔内リンパ節《腹腔内リンパ節腫大》 　感染症：結核 　膠原病：サルコイドーシス 　悪性疾患：悪性リンパ腫，悪性腫瘍のリンパ節転移 　Castleman病 ③腹腔《腹水貯留》 　感染症：結核，特発性細菌性腹膜炎 　膠原病：SLE 　悪性疾患：悪性リンパ腫，悪性腹水 ④脾臓《脾腫》 　悪性疾患（白血病，悪性リンパ腫），伝染性単核球症 ⑤副腎《石灰化》 　結核
	[造影が必要] 消化管穿孔・腹膜炎，憩室炎，虫垂炎，腸閉塞，胆嚢・胆管炎，膵炎，複雑性腎盂腎炎，気腫性腎盂腎炎，腎嚢胞感染，IgG4関連疾患《後腹膜線維化》 膿瘍：腹腔内膿瘍，肝膿瘍，腎膿瘍，前立腺膿瘍，脾膿瘍，腸腰筋膿瘍，硬膜外膿瘍 腫瘍：肝がん，腎がん 血管：腹部大動脈解離，感染性動脈瘤，血栓性静脈炎 脾梗塞，腎梗塞
骨盤部	気腫性膀胱炎，膀胱破裂
	[造影が必要] 骨盤内腹膜炎，子宮筋腫壊死・血腫
血管（造影/3DCT）	感染性動脈瘤，深部静脈血栓症，高安動脈炎《血管壁肥厚》，結節性多発動脈炎《腎動脈瘤》
椎体	crowned dens syndrome，椎体炎，骨結核，転移性骨腫瘍《多発骨折》
四肢	軟部組織感染症・壊死性筋膜炎《皮下気腫，ガス像》，シャント感染症，血腫

③ CTで得られる発熱の原因のヒント

　ここで，腫瘍，膿瘍，リンパ節腫大以外にCTにて発熱の原因のヒントを得ることができる疾患を紹介しよう．豆知識程度に考えてもらえるとよい．
　副鼻腔炎は不明熱の原因ともなりうるため，頭部の画像を撮影した際に

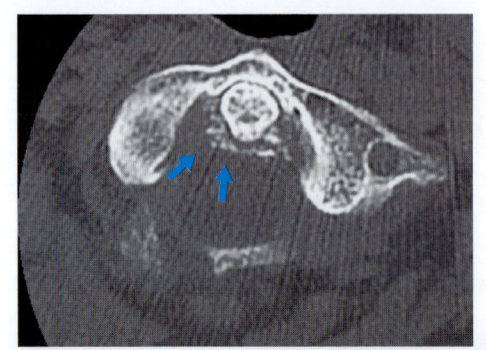

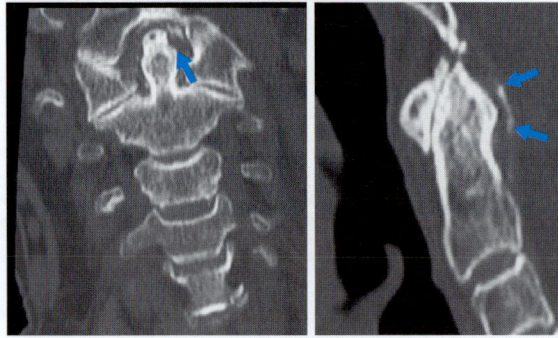

図3 crowned dens syndrome の CT 所見

確認しておくとよい.

　急性の発熱,頸部痛があれば頸椎 CT を施行する.軸椎周囲に石灰化を認めれば,crowned dens syndrome[26] と診断できる(図3).crowned dens syndrome には非ステロイド性抗炎症薬 nonsteroidal antiinflammatory drugs(NSAIDs)による治療が著効し,速やかに解熱と症状の軽快がみられるだろう(→第Ⅱ章4-⑫「痛風,偽痛風」参照).

　再発性多発軟骨炎[27] では,気管・気管軟骨の肥厚を認めることがあり,この所見を見た際に考慮したい.

　このほかに,肝脾腫,骨溶解像,皮下気腫等を認めれば,鑑別診断の参考となる.もちろん,大動脈解離や腹腔内 free air(消化管穿孔)といった致死的になりうる疾患の CT 所見は,偶発的に見つかった場合でも,しっかりと読影できるように心がけよう.

（丹羽一貴）

第V章 「不明熱」診断における検査学〜どんな検査をしていくか？〜

11 生検はどのような場合に行うか？

　生検は数ある検査の中でも侵襲的，すなわち苦痛を伴う検査である．しかし，直接病変部位を診ることができるため，陽性の結果が得られれば確定診断にかなり近づくか，確定診断を得ることができる．言い換えるならば，非常に特異度の高い検査である．「不明熱」の診療においても，生検による陽性結果は非常に大きな意味を持つが，残念ながら感度の高い検査ではない．疑った疾患の可能性がかなり高かったとしても，偽陰性という結果となることもよく経験する．前項のCTと比較すると，侵襲的である点，事前に生検部位を決めなければいけない点から，かなり敷居の高い検査である．生検部位を決定するためにCTやMRI等の画像検査を必要とすることも多い．

① 生検はどのような場合に施行すべきか？

　具体的に生検から得られる情報は何か，例を挙げながらみていくこととしよう．「不明熱」に限らず，確定診断のために生検を行うことは一般的である．例えば，各種悪性疾患の確定診断には，生検検体の組織診が必要となるであろう．このほかに，骨軟部組織への細菌感染症や結核，さらにはウイルス感染症の診断を目的に生検を行い，組織の培養検査等を施行することや，血管炎やサルコイドーシスといった膠原病類縁疾患の診断を目的とした生検も行われている．

② 生検を行う部位

　生検は侵襲的な検査であるため，当然診断に有用でない部位を生検すべきではない．そのためには，病歴，身体所見，他の検査所見を総合して考慮したうえで，確定診断が得られる可能性が高い部位を選択するべきである．ただし，まったく原因のわからない「不明熱」の際にも，肝生検は一定の有効性を持っている可能性がある．ある文献によると，古典的不明熱

表9 「不明熱」の診断に有用な生検部位と所見

生検部位	臨床診断・参考所見
側頭動脈	側頭動脈炎（巨細胞性動脈炎）
耳介・鼻中隔	再発性多発軟骨炎，ウェゲナー肉芽腫症
リンパ節	悪性リンパ腫，結核，（頸部）菊池病
心膜・胸膜	肺がん，悪性腫瘍の転移等，結核
気管支，肺，肺門リンパ節（TBLB，VATS）	悪性腫瘍，間質性肺炎，結核，血管炎，再発性多発軟骨炎，サルコイドーシス
肝臓	悪性リンパ腫，ウイルス感染症，結核
腸管	悪性腫瘍，炎症性腸疾患，ウイルス性腸炎，結核
腎臓	SLE，血管炎
皮膚	血管炎（触知可能な紫斑），悪性腫瘍皮膚転移，悪性リンパ腫，結節性紅斑（サルコイドーシス，Behçet病等），結核
筋肉・骨	皮膚筋炎/多発筋炎，悪性腫瘍骨転移，骨髄炎，骨結核
骨髄	白血病，悪性リンパ腫，結核
神経	（末梢神経）血管炎

TBLB：経気管支肺生検 transbronchial lung biopsy，VATS：胸腔鏡下胸部手術 video-assisted thoracic surgery

における肝生検の診断率は14～17％[28,29]とも報告されている．また，肝脾腫の有無は肝生検の必要性を考えるための役には立たないと言われている．合併症のリスクが0.06～0.32％とそう高くないとの報告[30]もあり，診断に本当に困ったときには施行してみてもよいかもしれない．

　このほかに注意したい点としては，リンパ節生検を行う際には，極力，鼠径部や腋窩のリンパ節は避けるようにしたい．これらの部位は，反応性リンパ節腫脹のような非特異的所見が非常に出やすいため，後頸部や鎖骨上窩等のリンパ節を生検するように心がける．

　もう1点，生検の際は1個のリンパ節全体を摘出するとよい．細針吸引生検 fine needle aspiration biopsy（FNAB）では，悪性リンパ腫の診断をつけることができないためである．ただし，美容的な問題もあるため，患者の希望を聴き，臨機応変な判断が必要となるであろう．表9に「不明

熱」の診断に有用な生検部位と得られる臨床診断をまとめる．

③ 検体の取り扱い方

　生検により診断がつく症例は数多く認めるが，生検検体の取り扱い方にも注意が必要である．施設ごとにそれぞれルールがあると考えられるため，生検を行う前には，生検検体を取り扱う病理医や，生検を行う外科医，また，他の各専門の医師と検体の処理方法を検討してから行うべきである．せっかく検体を採取しても，処理方法を間違えて検査が不能となってしまえば苦労が水の泡である．

　繰り返すが，「不明熱」における生検は，感度は低いが特異度は高い検査であるため，なるべく検査前確率が上がるようにしっかりとした問診，診察のうえ，詳細に部位を検討して生検をするようにしたい．

（丹羽一貴）

COLUMN　The Tissue is the Issue (random skin biopsy)

　血管内リンパ腫 intravascular lymphoma (IVL) というまれなタイプの節外性リンパ腫がある．腫瘍細胞が小〜中血管内腔に存在し，診断は非常に困難であると言われている．「不明熱」の原因となることもあるが，患者の全身状態は非常に早く悪化し，診断前に死亡に至る症例も多い．IVL を疑ったら，いわゆる悪性リンパ腫で生検する可能性のあるリンパ節，骨髄，肝の生検はもとより，正常な皮膚をランダムに生検すること（ランダム皮膚生検 random skin biopsy）を検討してほしい[31]．その際は，脂肪等の皮下組織を深く生検したほうがよいだろう[32]．（丹羽）

文献

2 血液検査の何に注目するか？
1) 日本臨床検査医学会ガイドライン作成委員会（編）：臨床検査のガイドライン JSLM 2009，日本臨床検査医学会，2009
2) Sox HC Jr (ed)：Common Diagnostic Test: Use and Interpretation, 2nd edition, American College of Physicians, 1990
3) Gorbach SL, Bartlett JG, Blacklow NR (eds)：Infectious Deseases, 2nd edition, WB Saunders, 1998, p1685

3 生化学検査の何に注目するか？
4) 野口善令，福原俊一：誰も教えてくれなかった診断学，医学書院，2008
5) Tolia J, Smith LG：Fever of unknown origin: historical and physical clues to making the diagnosis. Infect Dis Clin North Am 21 (4)：917, 2007
6) 三森明夫：膠原病診療ノート，第2版，日本医事新報社，2003

4 CRP をどう使う？
7) Pepys MB, Hirschfield GM：C-reactive protein: a critical update. J Clin Invest 111 (12)：1805, 2003
8) 大路 剛：CRPが感染症診療に役立つとすれば，どんなときにどのように役立つのか？ 臨床に直結する感染症診療のエビデンス（青木 眞 監修），文光堂，2008, p33-35
9) 横江正道：CRPが高値のときはどんな疾患を考えるのか？ 診断に直結する検査の選び方，活かし方（野口善令 編），羊土社，2010, p187-192

5 血液培養はどう読むか？
10) 大曲貴夫：ホントのところがよくわかる感染症診療のベーシック・アプローチ，文光堂，2007
11) Lamy B, Roy P, Carret G, et al：What is the relevance of obtaining multiple blood samples for culture? A comprehensive model to optimize the strategy for diagnosing bacteremia. Clin Infect Dis 35 (7)：842-850, 2002
12) Cockerill FR 3rd, Wilson JW, Vetter EA, et al：Optimal testing parameters for blood cultures. Clin Infect Dis 38 (12)：1724-1730, 2004
13) 青木 眞：レジデントのための感染症診療マニュアル，医学書院，2007
14) Weinstein MP, Towns ML, Quartey SM, et al：The clinical significance of positive blood cultures in the 1990s: a prospective comprehensive evaluation of the microbiology, epidemiology, and outcome of bacteremia and fungemia in adults. Clin Infect Dis 24 (4)：584-602, 1997

6 ウイルスマーカーをどう使いこなす？
15) Knockaert DC, Vanderschueren S, Blockmans D：Fever of unknown origin in adults: 40 years on. J Intern Med 253 (3)：263-275, 2003
16) Auwaerter PG：Infectious mononucleosis in middle age. JAMA 281 (5)：454-459, 1999
17) 藤本卓司：感染症レジデントマニュアル，医学書院，2004
18) UpToDate online 19.1：Diagnosis of cytomegalovirus.
19) 青木 眞：レジデントのための感染症診療マニュアル，医学書院，2007

7 腫瘍マーカーをどう使いこなす？
20) Mourad O, Palda V, Detsky AS：A comprehensive evidence-based approach to fever of unknown origin. Arch Intern Med 163 (5)：545-551, 2003
21) Sipahi OR, Senol S, Arsu G, et al：Pooled analysis of 857 published adult fever of unknown origin cases in Turkey between 1990-2006. Med Sci Monit 13 (7)：CR318-322, 2007
22) Cunha BA：Fever of unknown origin: clinical overview of classic and current concepts. Infect Dis Clin North Am 21 (4)：867-915, vii, 2007
23) 堀之内秀仁：腫瘍マーカーはどう使う？ レジデントノート増刊 12 (14)：106-111, 2011

8 尿所見の何に着目するか？
24) 福間真悟：尿円柱の腎実質性疾患に対する診断特性は？ レジデントノート増刊 12 (14)：171-175, 2010

10 CT はどう読むか？
25) Quinn MJ, Sheedy PF 2nd, Stephens DH, et al：Computed tomography of the abdomen in evaluation of patients with fever of unknown origin. Radiology 136 (2)：407-411, 1980

26) Bouvet JP, le Parc JM, Michalski B, et al: Acute neck pain due to calcifications surrounding the odontoid process: the crowned dens syndrome. Arthritis Rheum 28 (12): 1417-1420, 1985
27) Behar JV, Choi YW, Hartman TA, et al: Relapsing polychondritis affecting the lower respiratory tract. AJR Am J Roentgenol 178 (1): 173-177, 2002

11 生検はどのような場合に行うか？

28) Mitchell DP, Hanes TE, Hoyumpa AM Jr, et al: Fever of unknown origin. Assessment of the value of percutaneous liver biopsy. Arch Intern Med 137 (8): 1001-1004, 1977
29) Holtz T, Moseley RH, Scheiman JM: Liver biopsy in fever of unknown origin. A reappraisal. J Clin Gastroenterol 17 (1): 29-32, 1993
30) Tobkes AI, Nord HJ: Liver biopsy: review of methodology and complications. Dig Dis 13 (5): 267-274, 1995
31) Asada N, Odawara J, Kimura S, et al: Use of random skin biopsy for diagnosis of intravascular large B-cell lymphoma. Mayo Clin Proc 82 (12): 1525-1527, 2007
32) Röglin J, Böer A: Skin manifestations of intravascular lymphoma mimic inflammatory diseases of the skin. Br J Dermatol 157 (1): 16-25, 2007

第VI章

empiric therapy から根治的治療へ

　「不明熱」の患者は長期の発熱に苦しんでいる．毎日毎日，熱が出て，いくつものクリニックを回り，何人もの医師が診察に当たったものの，なかなか診断がつかず，困り果て不安になっている．

　このような患者に対して，原因検索よりも早く治してあげたいという一心で，抗菌薬が処方されるケースは非常に多い．心情としては理解できるが，その治療行為が診断の妨げとなってしまう可能性があることを認識しなければならない．

　「不明熱」とされるまでには，少しの時間経過があるため，発症数日の段階で診療した医師が，今後，この患者の診療に難渋するかどうかを予測することは難しい．そういう点で，empiric therapy に入る前の initial assessment がいかに重要であるかは，やはりどの医師もが知るべきことである．

　適切な問診，身体診察，検査結果の解釈に引き続く，治療のあり方を本章で解説する．（横江）

1．「不明熱」の診療における抗菌薬の選択・使用の考え方
2．ステロイドの使用量・使用方法と注意点

第Ⅵ章　empiric therapy から根治的治療へ

1 「不明熱」の診療における抗菌薬の選択・使用の考え方

　「不明熱」を診るうえで，感染症を考えない状況はほぼないと言っても過言ではない．「発熱」と聞くと，まず「感染症」と結びつけて考える医師は多いだろう．さらに「感染症」と聞くと，すぐに「抗菌薬」と飛びついてしまい，「発熱の治療≒抗菌薬処方」というプラクティスが行われている光景も時に見かける．「抗菌薬」とは，細菌の増殖を抑制したり，細菌を殺す薬のことである．すなわち，特定の微生物に対してのみ働きかける薬であり，「発熱」を治療する薬ではない．この点がまず重要である．
　本稿では，「不明熱」の診療における抗菌薬の選択・使用の考え方を解説する．

① 感染症診療における抗菌薬選択の考え方

　感染症診療を適切に行うためには，基本的な考え方が最も重要である（表1）．これは，「不明熱」における感染症診療においても同じである．「不明熱」の診療において，感染症を疑い，抗菌薬を選択するためには，この基本的な考え方を理解していることが必須であり，特に表1の1～3を十分に考慮することが重要である．

(1) 基礎疾患を含む患者プロファイル（背景）の理解

　これらを理解・推測するためには，主訴，現病歴，既往歴はもとより，

表1　感染症診療のポイント

1. 基礎疾患を含む患者プロファイル（背景）の理解
2. どの臓器への感染かを意識
3. 原因となる微生物の推定
4. 抗菌薬の選択
5. バイタルサイン等より患者の全身状態を判断し，ただちに抗菌薬を使用するか，診断のための経過観察を行うのかの検討
6. 抗菌薬の効果判定のための経過観察

社会歴，曝露歴，家族歴，使用している薬剤の確認，ROS（review of systems）に至るまで，詳細な病歴を聴取することにより始まる．年齢や基礎疾患，曝露歴などの患者背景を理解することで，原因微生物を推測することができることもある．

　例えば，患者を問診して発熱，咳嗽，喀痰，呼吸困難があればすぐに「肺炎」を鑑別診断の第一候補として想起するだろう（snap diagnosis）．そして，問題のある臓器は肺であると考え，診察する際には，胸部の聴診を行い，検査を組み立てることとなる．そしてこの患者が生来健康な若者であれば「市中肺炎」を疑うが，もしこの患者がICUで気管挿管・人工呼吸管理下の患者であったら，またはヒト免疫不全ウイルス human immunodeficiency virus（HIV）感染者のような免疫不全患者（compromised host）であったら，もしくは結核患者との接触があったら……と考えてみると，患者背景の違いにより原因となる微生物が異なることは，容易に想像できると思う．

MEMO　snap diagnosis
直感的なアプローチ（パターン認識）による診断方法の意．

(ER magazine 5(3), 2008)

(2) どの臓器への感染かを意識する

　次に，どの臓器への感染かを意識して考える．発熱に加えて腹痛があれば腹腔内の臓器，呼吸困難があれば肺，というように，非常にシンプルに考えることから始まる．しかし，腹腔内の場合は多数の臓器があるため，さらに詳細に詰めていかなければならない．そのためには，臓器特異的な症候を知っていることが重要である．もし，感染臓器が判明すれば，微生物の振るまいなど一定のルールに従い，どの微生物が原因かを推測することが容易となる．例えば，大腸菌による肺炎の症例を診たことがあるだろうか？　まずないはずである．これは臓器ごとに感染症を起こしやすい微生物は決まっているためである．また，感染臓器が判明すれば，経過観察を行う際に感染臓器ごとに特有の重症度を表す指標を選択しやすくなる．肺炎であれば，CURB 65やA-DROP等がこれに当たる．また臓器特異

的な検査の指標を使用することもできる．例えば，腎盂腎炎であれば，尿のグラム染色や尿中白血球数を指標とすることができる．

(3) 原因となる微生物の推定

ここで，原因となる微生物の推定なしに，抗菌薬の選択はできないことを強調しておきたい．この原因微生物の推定には，前述の詳細な病歴聴取により得られる「患者プロファイル」と，それに加えて行う身体診察，検査により推定（もしくは確定）される「感染臓器」を知ることにより，仮説から鑑別診断の絞り込み（もしくはそれだけで診断できてしまう例では「確定診断」）をすることが必要である．

例えば，糖尿病があり，神経因性膀胱による排尿障害のある高齢女性が，発熱，悪寒戦慄を主訴に来院した場合，これだけの情報で「複雑性腎盂腎炎」を鑑別診断として挙げることができる．患者背景を理解することにより，「仮説」＝「鑑別診断」が想起されるからである．次にその仮説に沿って，身体診察を行い，感染臓器を突き止める努力をする．身体所見で肋骨脊柱角 costovertebral angle（CVA）叩打痛があれば，感染臓器は腎臓ではないかと考え，尿検査，尿培養等を行うこととなるだろう．

(4) 抗菌薬の選択

上述の検査の結果，膿尿を認め，他の疾患の可能性が低いと考えられた場合に，抗菌薬は何を用いるのが適切であろうか？　この問いを考えるときは，「複雑性腎盂腎炎（の疑い）」という疾患名から抗菌薬を考えるだけではなく，「腎臓を含む尿路に感染を起こしやすい微生物は何か」と，微生物のルールから考えてみるのも一手である．鑑別診断がいくつも挙がってしまう場合に，ターゲットとする微生物により抗菌薬を選択するほうが，効率が良いためである．また，抗菌薬を選択する際に，疾患名による1対1対応の記憶ではなく，臓器系統で考えることにより，覚えなくてはならない情報はかなり減少する．

患者プロファイル，感染臓器より原因微生物を推定することができたら，いよいよ抗菌薬を選択することとなる．

原因として推定した微生物が，本当に正しいかどうかはわからない．抗菌薬を投与する前には，必ず，感染していると考えられる臓器に対する各

種培養検査を行うことが必要である．培養検査が行われないと，その後の診療が極めて不安定なものとなりうるため（診断がつかず，かつ選択した抗菌薬が効かない等），忘れずに施行しよう．そのうえで，推定したターゲットとする微生物をリストアップし，それらに対して有効な抗菌薬を選択する．これを empiric therapy（エンピリックセラピー：初期治療）という．より根拠を持った治療を行うためには，原因微生物の同定が必要となり，そのためには塗抹検査（グラム染色，抗酸菌染色等），培養検査，迅速抗原検査，遺伝子検査等を用いる．中でも，グラム染色は，すぐに結果を得ることができ，起因菌の絞り込みが行え，治療法の決定の参考となるうえに，経過観察にも役立つことより，知っておきたい検査である．

培養検査等の結果により，原因微生物，さらには薬剤に対する感受性が判明したら，その結果をもとに definitive therapy（最適治療）を行う．definitive therapy とは，pathogen directed therapy とも呼ばれ，ターゲットとなった特定の臓器の特定の微生物による感染症に対して，第一選択薬を用いて治療する方法である．このように，empiric therapy から definitive therapy に変更することは，起因菌だけをターゲットとして治療し，余計な作用をなくすことになる．これを de-escalation という．

② 不明熱診療における抗菌薬投与の注意点

ここまでは，一般的な感染症診療の基本について説明した．不明熱診療の際に特に注意する点を以下に述べる．

(1) 治療介入の必要性を判断しよう

「不明熱」を診る場合には，感染症なのか，そうでないのかすらわかっていない状況であり，表1のポイントのうち1，2に当たる部分を注意深く検討することが非常に重要である．しかし，逆説的ではあるが，それで診断がつかない場合に「不明熱」となってしまうので，一筋縄ではいかない．では，具体的にどうすればよいかというと，まずは経過観察としてよいのか，それとも今すぐに何らかの治療介入が必要なのかをバイタルサインや重症感，全身性炎症反応症候群 systemic inflammatory response syndrome（SIRS：第Ⅰ章2表6「SIRSの診断基準」参照）等を参考に判断することが，第一に行うべきことである．原因が感染症であっても，感染症で

なくても同様である．ここで，C反応性蛋白 C-reactive protein（CRP）を参考にしてはいけない．「CRP低値＝軽症」ということはないのである．感染症の初期には，バイタルサインが悪化していても，CRPは正常であることもよく経験する．さらにCRP上昇の原因が感染症かどうかもわからないのだから，抗菌薬治療を選択する根拠とはならない．

❶経過観察が可能な場合

感染症であった場合，仮に何も治療介入を行わなければ，改善するか悪化するかのどちらかとなる．経過観察が可能な場合は，観察中に必要な検査を行い，診断に近づくことができればよい．

また，直前に抗菌薬の投与を受けているが，partially treated（中途半端に治療された状態）となり，治癒しきらず発熱を繰り返す症例もしばしば見かける．特に感染性心内膜炎の場合，抗菌薬内服時のみ解熱し，中止すると発熱を認める，といった経過をとることがあり，薬剤の投与歴にも注意が必要である．この場合，全身状態が良ければ，抗菌薬をいちど中止したうえ，血液培養を再度行うことも考慮される．

本当に発熱しか症候がない場合には，感染症領域で不明熱となりやすい疾患としては，感染性心内膜炎，結核等が挙げられるため，血液培養等の培養検査を施行し，抗菌薬投与前に十分な検査，さらなる検討をすることが必要となる．結核の場合，肺結核であっても，肺外結核であっても，検体の Ziehl-Neelsen 染色が陽性となれば，ただちに治療を開始することとなるが，陽性率は決して高くなく，臨床的な判断で治療を開始しなければならないこともある．その際は，必ず喀痰や胃液，また感染推定臓器の生検等を施行してから，多剤療法を行うように心がけよう．

❷経過観察が行えない場合

経過観察が行えないのは，どのような場合だろうか？　もちろん，ショックに至っている場合は，原因は不明であっても，何らかの治療介入が必要となる．可能なかぎりの原因検索を行い，ただちに治療を行う必要がある．緊急対応が必要な感染症には，細菌性髄膜炎，硬膜下膿瘍，脊椎硬膜外膿瘍，深頸部膿瘍，壊死性筋膜炎，toxic shock syndrome，発熱性好中球減少症，敗血症性ショック等が挙げられる．これらのうち，特に原因がわかりづらいものとしては，toxic shock syndrome，発熱性好中球減少症，敗血症性ショックの一部があり，患者背景のみの情報で抗菌薬を選択

しなければならないこともしばしば経験する．ここでは「不明熱」における感染症診療について述べているが，これらの病態では，発熱を認めないことがある点にも注意しよう．原因不明のショックの際には，あらゆる仮説を考慮し，鑑別診断の幅を広くとり，そのうえで，考えうる原因微生物をもれなくカバーできる抗菌薬を投与することとなる．もちろん，抗菌薬投与前には，必ず培養検査を施行する必要がある．特に，原因不明だが，背景疾患より感染性心内膜炎や化膿性関節炎を疑わせるような症例では，血液培養を3セット以上採取しておくことも考慮せねばならない．感染性心内膜炎単独ではショックにはなりにくいが，心不全や塞栓症を合併することがしばしば認められるため，急変しないか，新たな症状が出現しないか注意が必要である．

(2) de-escalation と抗菌薬の中止

　抗菌薬の投与を開始すると決めたら，「de-escalation」と，「いつ抗菌薬を中止するか」を常に考える必要がある．de-escalation には培養結果が重要となることは先に述べたとおりである．中止時期については，抗菌薬の投与期間は疾患ごとにある程度決まっている．例えば，菌血症があれば2週間，肺炎球菌性肺炎であれば解熱後3日間というような投与期間が設定される．また，抗菌薬が有効であるか否かは，臓器特異的なパラメーターで経過を観察するとよい．例えば，肺炎なら咳，痰のような下気道症状の改善，喀痰グラム染色中の細菌の消失，呼吸数や SpO_2 や動脈血液ガス分析等を参考にする．中でもグラム染色は，初診時と，その数日後のグラム染色を比較すれば，抗菌薬の効果があれば，細菌が消失していることを目の当たりにすることができるので，たとえバイタルサインが改善していなくとも抗菌薬の効果をみることができる．

　原因不明のショックに対して抗菌薬を使用した場合，培養検査が陰性であり，全身状態が安定したら，抗菌薬投与の中止も検討する．漫然と抗菌薬を使用していると，偽膜性腸炎のように抗菌薬使用による合併症を起こしてくることも懸念されるためである．この場合，培養検査が陰性であっても，細菌感染症であったという可能性は否定できないため，必要に応じて，例えば菌血症として2週間程度の治療継続というような治療期間の設定をする必要がある．

抗菌薬を中止する場合は，その後も，再発の有無を注意深く経過観察する必要がある．特に感染性心内膜炎が疑われる症例で，かつ直前に抗菌薬投与を受けていた場合は，抗菌薬中止後に血液培養の再検，また治療を完結する目的に計4週間以上の抗菌薬投与と，その後の血液培養の再検を考慮する必要がある．この際，血液培養は抗菌薬中止後約1週間空けてから採取したほうがよい．

(3) 経口抗菌薬を処方する際の注意事項
❶投与の判断はどのようにするか
　経口剤を処方する場合であっても，静注剤と同様に培養検査を行ってから使用することが必要である．しかし大病院・総合病院でなければ血液培養2セットや各種培養検査を全例で施行することはかなり難しい．一方で，抗菌薬を根拠なく投与したり，解熱薬と同じ感覚で抗菌薬を出したりすることを控えることは重要である．だからと言って，発熱の原因がウイルス性であると言い切ることは難しい．そこで，第一段階として，このように考えてみてはどうだろうか？「細菌感染症であるという確定診断が得られ，抗菌薬が必要と考えられる症例にのみ抗菌薬を処方する」——すなわち，原因がよくわからなくても，経過観察可能な症例には抗菌薬は処方せず経過観察をしてみる．また経過観察が不可能な重症例は入院させる，というプラクティスをしてみてはどうだろう．そのうえで，抗菌薬が必要と考えた症例では培養検査を施行し，抗菌薬を処方する．言い方の問題だけかもしれないが，「発熱・感冒≠経口抗菌薬」ではわかりづらいので，「原因の明らかな，バイタルサインの安定している，外来で治療可能な細菌感染症＝経口抗菌薬」と考えてみてはどうだろう．

❷経口剤の特徴を理解しよう
　経口抗菌薬は必ずしも静注剤と同等の効果が得られるわけではないことを知っておく必要がある．フルオロキノロン系経口抗菌薬は生物学的利用能（bioavailability）も良く，静注剤と同等の効果が期待できるが，多くのセフェム系経口抗菌薬は，静注剤と比較すると，低い血中濃度しか得られない．もちろん細菌感染症が明らかとなれば，必要に応じて経口抗菌薬による治療を行うが，確定診断が得られない場合，例えば感染性心内膜炎等の疾患であった場合には，partially treatedとなり，診断を遅らせてしま

うことがあることを理解しなければならない．

③ フルオロキノロン系薬に安易に頼らない

　フルオロキノロン系経口抗菌薬は，非常に広域なスペクトラムを持つ，使い勝手の良い経口抗菌薬であるが，何も考えずに処方すると，ミサイルでゴキブリを退治するような行為になることがある．また，結核であった場合に，フルオロキノロン系抗菌薬の多くは結核菌にも有効性を示すが，単剤では根治をもたらすことはできず，診断の遅れへとつながってしまう．フルオロキノロン系経口抗菌薬は，安易に処方するのは控えるべき抗菌薬であるが，培養検査を採取したうえで，外来で使用する場合には非常に有用な薬剤ともなりうる．

> **1行必殺技**
> ①生命に関わる状況と判断すれば，抗菌薬投与の閾値を下げよう！
> ②原因が明らかで，バイタルサインが安定していて，外来で治療可能な細菌感染症にのみ，経口抗菌薬投与を考慮しよう！

（丹羽一貴）

第Ⅵ章　empiric therapy から根治的治療へ

2 ステロイドの使用量・使用方法と注意点

　ステロイドの歴史は，コルチゾンが Kendall によって抽出・精製され，これを1949年に Hench が関節リウマチの13歳の少女に投与し，著効したことより始まっている．その後，Reichstein により化学構造が決定され，1950年に3人はノーベル賞を受賞した．現在では，ステロイドは膠原病，神経疾患，腎疾患，呼吸器疾患，内分泌疾患，血液腫瘍，脊髄損傷等，多くの疾患に使用されており，近代医療における最も大きな発見の一つとも言われている．

　このように，ステロイドはいろいろな疾患に著効し，重要な役割を持つ薬剤であるが，導入する際には，基本的な知識が必要であり，敷居の高い治療法であると感じることもある．本稿では，この基本的な知識について簡単に説明する．

① 剤形と作用・力価

　まず，ステロイドには，さまざまな剤形があること，種類により糖質コルチコイド・鉱質コルチコイドの作用，力価が異なることを知っておきたい．

(1) 剤　形

　剤形としては，経口剤，点滴製剤，局所注射剤，吸入剤，塗布剤等があり，それぞれ疾患ごとに使い分けが必要となる．局所注射剤は，関節リウマチ等の関節炎に，吸入剤は気管支喘息のコントロールとして，また塗布剤はアトピー性皮膚炎等に用いられる．経口剤，点滴製剤については，前述のように，さまざまな疾患に用いられるため，一般的な使い方について説明する．詳細は成書を参照していただきたい．

(2) 作用と力価

　ステロイドには，糖質コルチコイド作用（抗炎症作用，免疫抑制作用，

表2 ステロイドの効力比較と特徴

	[一般名] 商品名	糖質コルチコイド作用		鉱質コルチコイド作用効力比	血中半減期(時)	組織半減期(時)
		効力比	抗炎症同等量(mg)			
短時間作用型	[ヒドロコルチゾン] コートリル錠[*1] (20mg) ソル・コーテフ[*2]	1	20	1	1.5〜2	8〜12
中時間作用型	[プレドニゾロン] プレドニゾロン錠 5mg 水溶性プレドニン[*2]	4	5	0.8	2.1〜3.5	18〜36
	[メチルプレドニゾロン] メドロール錠 4mg ソル・メドロール[*2]	5	4	0.5	3.5以上	
長時間作用型	[デキサメタゾン] デカドロン錠 0.5mg デカドロン[*2]	20〜30	0.5〜0.75	0	3〜4.5	36〜54
	[ベタメタゾン] リンデロン錠 0.5mg リンデロン[*2]	20〜30	0.6	0	3〜5	

[*1]：商品名は，コートリル錠 10mg
[*2]：注射製剤

糖新生作用，蛋白異化作用等）と，鉱質コルチコイド作用（ナトリウム貯留作用，カリウム排泄作用）等があり，種類によりこれら作用効力の比率が決まっている（**表2**）[1]．経口剤は，ほとんどが各製剤1錠＝ヒドロコルチゾン（コルチゾール）20mg，すなわち健康な成人の1日の生理的分泌量に相当する量となるように作られている．日本では，プレドニゾロン（PSL）がよく使用されており，上述のように，プレドニゾロン1錠（5mg）＝ヒドロコルチゾン20mgの力価となっている（ただし，プレドニゾロン錠には1mgの剤形もあるので注意）．

　注射製剤も表2に掲載したが，実際に使用する際には，静注では一部が抱合型のまま腎から排出されるため，薬剤利用率が経口剤よりも劣る可能性があり，経口剤と比較して10％程度増量することが勧められている．

　塗布剤では，上記力価とは別に，weak〜strongest まで5つのランクがあり，症状，塗布する部位により使い分けが必要である．

表3 ステロイド療法の副作用

皮膚，軟部組織	皮膚菲薄化，紫斑，Cushing徴候，多毛，脱毛，痤瘡
眼	後嚢下白内障，眼圧上昇/緑内障，眼球突出
心血管	高血圧，アテローム性動脈硬化症，不整脈
消化管	胃炎，消化性潰瘍，膵炎，脂肪肝，消化管穿孔
腎　臓	低カリウム血症，浮腫
泌尿器，生殖器	無月経，不妊，子宮内発育遅延
骨	骨粗鬆症，虚血性壊死
筋　肉	ミオパチー（筋障害）
神経，精神	多幸感，不安，抑うつ，不眠症，アカシジア，精神異常，偽脳腫瘍
内分泌	糖尿病，副腎不全
感染症	一般的な感染症のリスク増加，日和見感染，帯状疱疹

(3) 副作用

　ステロイドを使用する際には，その副作用を知ることが重要である（表3）．使用する前には，消化性潰瘍，高血圧，心不全，糖尿病等の既往の有無，骨密度測定や眼科受診を投与前スクリーニングとして行う．また，消化性潰瘍や骨粗鬆症，ニューモシスティス肺炎等，予防できる副作用については，それぞれ，プロトンポンプ阻害薬（PPI），ビスホスホネート，ST合剤等の投与による対策を行うことも必要となってくる．副作用には，ステロイドの用量依存性に副作用のリスクが増加するもの（Cushing徴候，紫斑，浮腫等）と，ある閾値を超えると副作用のリスクが増加するもの（白内障〈>5mg/日〉，抑うつ，緑内障，高血圧〈>7.5mg/日〉等）がある[2]．

② 使い方

　それでは，実際の投与法，減量法についてみていこう．点滴製剤は，経口不能時やステロイドパルス療法の際に使用するため，経口投与を中心に説明する．

(1) 疾患により使い方は異なる

　ステロイドの投与法，減量法については，決まった方法はなく，疾患ごとにさまざまな投与法が提唱されている．ここでは，膠原病に対する使用法について説明する．ひと言で膠原病と言っても関節リウマチ，全身性エリテマトーデス systemic lupus erythematosus（SLE），皮膚筋炎，リウマチ性多発筋痛症，血管炎等，ステロイドを使用する機会は多い．疾患ごとに初期治療におけるステロイドの用量は異なっている．

(2) 投与方法はどのように考えればよいか

　投与法について考える前に，ステロイドの臨床的効果は，用量依存性であると考えられていることを押さえておこう．ステロイドは細胞膜を通過後，細胞内部でそのレセプター（glucocorticoid receptor〈GR〉）と結合して作用を現す．GR は核内レセプターの一つであり，ステロイドは GR と結合後，標的遺伝子の発現を主に転写レベルで制御することでその薬理作用を発現すると考えられている．この核内 GR を介した効果（genomic effect）は約 1 mg/kg のプレドニゾロンでピークに達する．1 mg/kg を超える用量のステロイドを使用するときには，核内 GR を介さない効果（non-genomic effect）を期待して使用する．genomic effect がステロイド投与開始後少なくとも 30 分以上してから効果を発現するのに対して，non-genomic effect は投与後数秒で効果を発現する．表 4 に膠原病に対するステロイドの用量と細胞に及ぼす影響について示す[3]．表 4 はあくまで一般的な投与量であり，これを参考にして，それぞれの疾患の違いも考慮しつつ，またその症状に合わせて用量を決定する．

> **投与例**　リウマチ性多発筋痛症
> 　ステロイドが著効する関節痛であれば，15 mg/日程度より開始．
> 　投与法としては，生理的血中コルチゾール濃度のリズム（朝高く，夕低い）に合わせて，朝 1 回投与や朝に多めに投与するようにする．

(3) 減量はどのようにするか

　ステロイドを開始した場合に，常に考慮しなければならないことは，

表4 膠原病に対するステロイドの用量と細胞に及ぼす影響

用量（プレドニゾロン換算）	臨床的意義	genomic effect	non-genomic effect
少量（≦7.5 mg/日）	多くの膠原病の維持量	＋（50％以下）*	－
中等量（7.5 mg/日＜～≦30 mg/日）	慢性の膠原病における初期投与量	＋（50～100％）*	±
高用量（30 mg/日＜～≦100 mg/日）	亜急性の膠原病における初期投与量	＋＋（ほぼ100％）*	＋
超高用量（＞100 mg/日）	急性や生命の危機のある増悪を伴った膠原病における初期投与量	＋＋＋（ほぼ100％）*	＋＋
パルス療法（≧250 mg/日）	重症や生命の危険のある膠原病における初期投与量	＋＋＋（100％）*	＋＋＋

*：数値は核内 glucocorticoid receptor の飽和度

「ステロイドを漸減し，中止，もしくは維持量まで減量する」ことである．慎重に漸減すれば中止することのできる可能性のある疾患（リウマチ性多発筋痛症等）もある一方で，SLE 等では減量，中止を契機に再燃してしまうことが多い．このような場合には免疫抑制薬を含めた治療も併せて考慮し，7.5 mg/日以下の少量で維持するようにしていきたい．漸減の速度は，疾患，症状の重症度により異なるが，基本的には2～4週間に10％のステロイドを減量していくのが一般的である．厳密に行うことは煩雑となるため，筆者は以下のようにおおまかに行っている．もちろん，その疾患の治療効果を適切にモニタリングし，時には増量を検討することも必要である．

> **減量例**
> 40 mg/日くらいまでは 10 mg/回の減量
> → 40～20 mg/日くらいまでは 5 mg/回の減量
> → 20～10 mg/日くらいまでは 2.5 mg/回の減量
> → 10 mg/日以下は 1 mg/回ごとに大まかに減量

減量に際して注意したいことに，離脱症候群（withdrawal syndrome）

がある．これは，特に長期にわたりステロイドを使用している場合，視床下部-下垂体-副腎皮質系へのネガティブフィードバックにより副腎皮質機能が低下するため，糖質コルチコイド作用をほとんど外因性ステロイド投与に依存することになり，副腎不全を起こすものである．離脱症候群では発熱，関節痛，嘔吐，低血糖等が出現する．

離脱症候群以外にも，少量ステロイド使用中に感染症，外傷や抜歯などのストレスがかかった際に，ステロイド必要量が増加することでも副腎不全を引き起こし，時にショック，死亡に至ることもあるため，注意が必要である．

私たちの経験：“軟膏”不落の副腎不全

ステロイドにはさまざまな副作用があるが，中でも生命に関わる副腎不全については注意が必要である．

尋常性乾癬の治療のため，全身にstrongestのステロイド塗布剤を使用し，改善傾向となったため，ステロイド塗布剤をかなり減量したところ，発熱，低血糖，ショックにて救急搬送されてきた患者がいた．その患者は1型糖尿病で，かつ血液透析も行っており，インスリンを使用していたため，低血糖の原因もわかりづらくなっていた．また，電解質異常も認めなかったが，長期のステロイド塗布剤使用歴とCushing徴候を認めたことから，副腎不全を想起することができ，治療を適切に行うことができた．副腎不全（離脱症候群）が，必ずしも内服治療中断を契機に発症するものではないことを学んだ一例であった．

塗布剤以外に吸入剤でも離脱症候群が多数報告されているため，「不明熱」を診る際の薬剤歴確認時には注意してみよう．（丹羽）

(4) 確定診断前にステロイドを使うこともある

「不明熱」の診療の中でも，確定診断を行うのが難しい結節性多発動脈炎等の血管炎では，重症度によっては，確定診断前にステロイドパルス療

法を行わざるを得ない症例をしばしば経験する．その際は，特に慎重に適応を吟味し，治療を行うが，非常に難しい選択を余儀なくされる．安易なステロイド投与は診断を困難にしてしまうため，十分な注意が必要である．

〈丹羽一貴〉

文献
2 ステロイドの使用量・使用方法と注意点
1) 高久史麿(監修)：治療薬ハンドブック2008，じほう，2008
2) Huscher D, Thiele K, Gromnica-Ihle E, et al: Dose-related patterns of glucocorticoid-induced side effects. Ann Rheum Dis 68(7): 1119-1124, 2009
3) Buttgereit F, Straub RH, Wehling M, et al: Glucocorticoids in the treatment of rheumatic diseases: an update on the mechanisms of action. Arthritis Rheum 50(11): 3408-3417, 2004

第Ⅶ章

ケーススタディ で学ぼう
～症例・エピソード解説～

　「不明熱」をエクセレントに診断・治療するということは，やはり簡単ではない．おそらく，先人たちの数々の失敗のうえに，自ら学んだことを確実に加えて，初めて成し遂げられることであると思う．「知らなかった」「気づかなかった」「そんなこともあるんだ」という経験から医師は成長し，「不明熱」を診ていくことができるようになると思う．もちろん，いつもうまくいくとは限らないし，新たな壁にぶつかることもあるだろう．
　症例報告は1例であっても，ピリリと辛いこともある．
　本章では，私たちの「不明熱」の経験例から，「不明熱」へのアプローチをさらに深めてほしい．（横江）

症例1．血液培養をとらずに抗菌薬を使うと…
症例2．発熱，歩行困難
症例3．発熱，首の痛み
症例4．発熱のみ
症例5．発熱，衰弱

第Ⅶ章 ケーススタディで学ぼう〜症例・エピソード解説〜

症例 1　血液培養をとらずに抗菌薬を使うと…

60歳代，男性

主訴　熱，悪寒

現病歴　約2ヵ月前から発熱あり．午前中は平熱だが，午後になると悪寒が出現し，発熱する（38〜39℃）．アセトアミノフェンなど解熱薬を服用すると，発汗を伴い解熱する．約1ヵ月半前，近医を受診し，ファロペネムを処方され，5日間内服していったん解熱した．服用を中止した後，再び発熱したので，その6日後からファロペネムを再開し，10日間服用した．服用中は解熱傾向であった．
2週間前，再び発熱あり．ミノサイクリンを1週間ほど服用したが，解熱しなかった．5日前からクラリスロマイシンに変更され服用した．最終服用は当院受診前日の朝．38〜39℃の発熱が持続するため，紹介されて来院した．
2ヵ月で約5kgの体重減少と寝汗があるが，他に症状はない．
既往として高血圧，高脂血症，糖尿病があり，薬物療法を行っている．職場の健康診断で心雑音を指摘されたことがある．

身体所見　血圧153/90mmHg，心拍数85/分，呼吸数12/分，体温36.7℃と，バイタルサインに異常なく，心尖部に2/6汎収縮期心雑音を聴取する以外に身体所見の異常は認めなかった．

「発熱≒抗菌薬」，「CRP上昇≒抗菌薬」として，原因不明の発熱に抗菌薬を処方する．解熱しなければ，抗菌薬をとっかえひっかえしてみるのはよく行われる診療である．このアプローチでも運が良ければ解熱して問題が解決することもあるが，本症例のようにこじれることは多い．

> **症例のポイント**

　症例は，38〜39℃の発熱が 2 ヵ月以上持続しており，古典的不明熱のカテゴリーに属する．全身状態は悪くないが，体重減少と寝汗があり，慢性消耗状態と言える．発熱以外の随伴症状・所見に乏しい慢性消耗状態の代表疾患には，感染性心内膜炎，結核，リンパ腫が挙げられる．

> **実際の対処**

　発熱＋α の α として身体所見で汎収縮期心雑音が聴取されることからも，感染性心内膜炎を鑑別診断の最初に挙げて，抗菌薬の服用を中止して血液培養を施行した．その結果，間隔を空けて採取した血液培養で *Streptococcus gordonii* が 4 セット陽性となった（表 1）．*Streptococcus gordonii* はいわゆる緑色連鎖球菌（viridans group）の仲間であり，典型的な心内膜炎の起因菌である．心エコーでは疣贅は認めなかったが，最終的に感染性心内膜炎と診断できた（表 2）．

　今回は，幸いなことに抗菌薬中止後の血液培養が陽性となり，心内膜炎の診断をつけることができたが，いつもこのようにうまくいくとは限らない．血液培養が陰性になったままになってしまうこともある．この症例でも，先に採取した血液培養ほど生えにくく，後から採取した血液培養のほうが早く陽性になっており，抗菌薬の影響がうかがわれる．もしこの症例で血液培養陰性であれば，心エコーで疣贅が見られないことから，感染性心内膜炎の診断は大幅に遅れるか，診断不能になってしまうだろう．診断がつかないまま中途半端に抗菌薬を投与していても感染性心内膜炎は治癒せず，そのうちに表 3 のような致命的な合併症を起こしてくる．実際に，筆者も血液培養前の抗菌薬の投与により診断が遅れ，不幸な転帰をたどった症例を何例か見聞している．

表 1　血液培養の結果

X−1 日	朝までクラリスロマイシン服用
X 日採取	2 セット陰性
X＋3 日採取	2 セット陽性（X＋10 日に判明）
X＋4 日採取	2 セット陽性（X＋7 日に判明）

いずれも *Streptococcus gordonii*．

表2 感染性心内膜炎の診断基準 modified Duke criteria（部分）

〈大基準〉
1. 血液培養による陽性
   (1) 典型的な心内膜炎の起因菌が2つの別々な血液培養から検出される
       - viridans streptococci, *Streptococcus bovis*, HACEK グループ*, *Staphylococcus aureus*
       - Enterococcus が検出され，他に感染巣がない場合
   (2) 検出菌に関わらず，持続的に血液培養が陽性
       - 12時間以上の間隔を空けて採取された血液培養が2回以上陽性
       - 3回の血液培養がすべて，あるいは4回以上の血液培養のほとんどが陽性（最初と最後の採血間隔は1時間以上）
   (3) 1つの血液培養から *Coxiella burnetii* が陽性か，抗 IgG 抗体価が＞1：800
2. 心内膜病変の存在（略）

（文献1）より一部改変）
*：*Haemophilus* sp., *Actinobacillus*, *Cardiobacterium*, *Eikenella*, *Kingella*
大基準2項目を満たす場合は確定診断となる．
診断基準については，第Ⅱ章4表7「感染性心内膜炎の Duke の診断基準」参照．

表3 感染性心内膜炎の致命的合併症

1. 弁破壊による治療抵抗性心不全
2. 感染性動脈瘤破裂による脳出血，クモ膜下出血
3. 疣贅塞栓による多発脳塞栓

血液培養陰性の感染性心内膜炎の原因としては，血液培養前の抗菌薬の投与が最も多いとされている．実際に，血液培養陰性の感染性心内膜炎の2割以上には，血液培養採取前に抗菌薬が投与されている．

（野口善令）

COLUMN　安易な抗菌薬投与はすべからず

原因不明の発熱には安易に抗菌薬を処方しない．抗菌薬投与は最低でも血液培養を複数セットとってから行う．また，すでに抗菌薬が投与されている不明熱で感染性心内膜炎の可能性が除外できない（通常は除外できないが）のであれば，抗菌薬を中止した後に繰り返し血液培養を採取する．（野口）

第Ⅶ章 ケーススタディで学ぼう～症例・エピソード解説～

症例2 発熱, 歩行困難

89歳, 女性

主訴 発熱, 歩行困難

現病歴 200X年6月3日, 両下肢の倦怠感, 歩行しづらさを自覚. その後, 39℃の発熱を認め, 当院救急外来を受診.
頭痛, 悪心・嘔吐, 咳, 痰, 鼻汁, 咽頭痛, 腹痛, 下痢, 外傷, いずれもなし.

身体所見 意識清明, 体温：37.8℃, 血圧：160/70mmHg, 心拍数：82/分, SpO₂：98%(room air). 貧血・黄疸なし. 喉頭所見なし. 心音・呼吸音：異常なし. 腹部：平坦かつ軟, 圧痛なし. 髄膜刺激徴候なし. 両側膝関節：発赤・圧痛なし・<u>可動時痛あり</u>・膝蓋跳動なし, 両足関節：腫脹・発赤・圧痛あり.

検査所見 WBC 15,400/μL, Hb 12.8 g/dL, Hct 38.2%, Plt 17.7万/μL, AST 19 IU/L, ALT 7 IU/L, LDH 277 IU/L, BUN 16.0 mg/dL, Cre 0.6 IU/L, Na 139 mEq/L, K 4.0 mEq/L, Cl 103 mEq/L, CRP 10.2 mg/dL, 尿：潜血(++), 蛋白(++), 糖(−), ケトン(++), WBC(−), 亜硝酸塩(−)

足の痛みはあまり重視されず,「不明熱」として入院した.

WBC：白血球 white blood cell, Hb：ヘモグロビン hemoglobin, Hct：ヘマトクリット hematocrit, Plt：血小板 platelet, AST：アスパラギン酸アミノトランスフェラーゼ aspartate aminotransferase, ALT：アラニンアミノトランスフェラーゼ alanine aminotransferase, LDH：乳酸脱水素酵素 lactate dehydrogenase, BUN：血液尿素窒素 blood urea nitrogen, Cre：クレアチニン creatinine, CRP：C反応性蛋白 C-reactive protein

> **症例のポイント**

この症例における「発熱＋α」のα＝膝関節・足関節の痛み，および関節炎とみられる症状．

> **実際の対処**

膝のX線写真で評価をすると…（図1）．

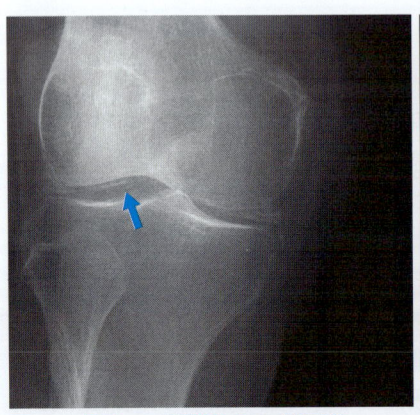

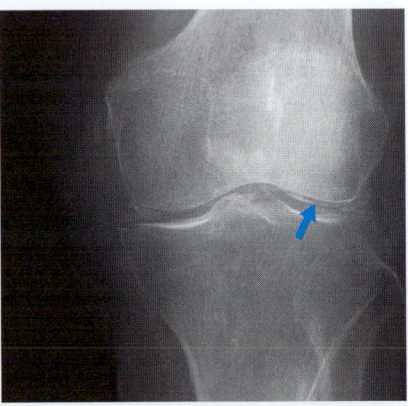

図1 症例1の膝関節のX線写真

関節内に石灰化所見があることから，偽痛風が疑われ，関節穿刺を行って結晶分析を行ったところ，ピロリン酸カルシウム（＋），尿酸ナトリウム（－）であり，偽痛風と診断した．

非ステロイド性抗炎症薬 nonsteroidal antiinflammatory drugs（NSAIDs）を使用したところ，解熱して膝の痛みも改善した．また，CRPも低下した．

> **1行必殺技**
> 痛風・偽痛風は発熱の原因になり得る！

（横江正道）

第Ⅶ章　ケーススタディで学ぼう～症例・エピソード解説～

症例3　発熱，首の痛み

74歳，女性

主訴　発熱，首が動かない

現病歴　200X年11月5日，起床後から発熱があり，首を動かすと痛いため動かすことができなくなった．前医でCRPが8.8 mg/dLであり，原因不明の発熱と言われた．11月7日総合内科紹介．会話は問題なし，ぐったりもしていないが，首が痛くて前後にも左右にも動かせない．
頭痛，悪心・嘔吐，咳・痰，咽頭痛，腹痛・下痢，外傷，いずれもなし．

身体所見　意識清明，体温：38.5℃，血圧：140/80 mmHg，心拍数：78/分，SpO_2：98%（room air）．貧血・黄疸なし．咽頭所見なし．心音・呼吸音：異常なし．腹部：平坦かつ軟，圧痛なし．項部硬直は判定不能．首は痛くて曲げられない．四肢の関節：発赤・腫脹・圧痛なし．手の痛みなし．バンザイはスムーズにできる．

検査所見　WBC 8,900/μL，Hb 11.4 g/dL，Hct 35.1%，Plt 25.9万/μL，ESR 101 mm/時，AST 18 IU/L，ALT 13 IU/L．LDH 232 IU/L，ALP 174 IU/L，Cre 0.52 IU/L，UA 2.57 mg/dL，CRP 9.29 mg/dL

ESR：赤血球沈降速度 erythrocyte sedimentation rate，ALP：アルカリホスファターゼ alkaline phosphatase，UA：尿酸 uric acid

症例のポイント

この症例における「発熱＋α」のα＝頸部痛．偽痛風の特殊型，crowned dens syndromeの可能性が高いと考えられる．

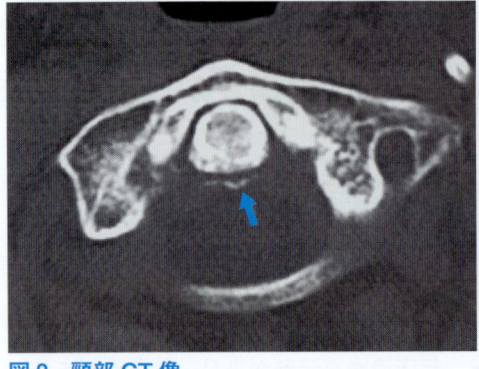

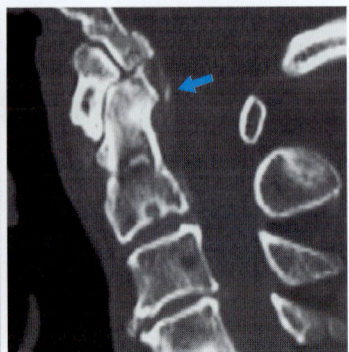

図2 頸部CT像

実際の対処

crowned dens syndromeの可能性を考えて，頸椎のCTを撮影した（図2）．
軸椎周囲に石灰化所見を認め，crowned dens syndromeによる発熱，頸部痛と診断した．
NSAIDsを投与して解熱し，また，頸部痛の改善もみられた．

> **1行必殺技**
> 頸部痛＋CRP上昇＋発熱は，crowned dens syndromeを疑って頸椎CT！

〈横江正道〉

第Ⅶ章 ケーススタディで学ぼう～症例・エピソード解説～

症例 4　発熱のみ

35歳，男性

主訴　発熱

現病歴　200X年6月26日の午前中，突然に発熱し始め39℃台まで上昇．手持ちのバファリン®を内服したが改善せず，当院救急外来を受診．食欲は低下しているが水分摂取は可能で，身体所見上も特記すべき異常がなかったため，アセトアミノフェン製剤のみ処方し，帰宅とした．翌日以降も，39℃台の発熱が持続するため，6月28日，当院総合内科を受診した．

頭痛，悪心・嘔吐，咳，痰，鼻汁，咽頭痛，腹痛，下痢，外傷，いずれもなし．

家族内に同様の発熱をしている者なし．最近の渡航歴なし．歯科治療歴なし．

身体所見　意識清明，体温：37.2℃，血圧：139/85 mmHg，心拍数：101/分，SpO_2：98%（room air）．貧血・黄疸なし．眼球結膜出血なし．側頭動脈圧痛なし．副鼻腔圧痛なし．頸部リンパ節腫脹なし．口腔内異常なし．咽頭所見なし．心音・呼吸音異常なし，腹部：平坦かつ軟，圧痛なし．反跳痛なし．CVA叩打痛なし．下肢に浮腫なし．手・肘・肩・膝・足関節：発赤・腫脹・圧痛なし．髄膜刺激徴候なし．jolt accentuation なし．Kernig徴候なし．Osler's nodes なし．Janeway lesion なし．

検査所見　尿：潜血（-），蛋白（±），糖（-），ケトン体（-），白血球定性（-），亜硝酸塩（-）．尿沈渣異常なし．
WBC 2,400/μL，Hb 14.3 g/dL，Hct 41.9%，Plt 16.0万/μL，ESR 24 mm/時，TP 7.24 g/dL，Alb 4.47 g/dL，CK 75 IU/L，AST 36 IU/L，ALT 39 IU/L，LDH 181 IU/L，ALP 140 IU/L，Amy

44 IU/L, Cre 0.99 mg/dL, BUN 10.7 mg/dL, BG 104 mg/dL, Na 142 mEq/L, K 3.4 mEq/L, Cl 104 mEq/L, T-Bil 1.03 mg/dL, CRP 4.77 mg/dL, フェリチン 715 μg/dL, 血液培養採取

CVA：肋骨脊柱角 costovertebral angle, TP：総蛋白 total protein, Alb：アルブミン albumin, CK：クレアチンキナーゼ creatine kinase, Amy：アミラーゼ amylase, BG：血糖 blood glucose, T-Bil：総ビリルビン total bilirubin

症例のポイント

「発熱＋α」のαが何もない．緊急性はなさそうで手がかりもないため，経過観察をする．3週間以上，発熱が続けば，古典的不明熱として対応する．

「普段なら2～3日で熱が下がるはずなのに…」と，熱なんてすぐに下がるという先入観を持っている患者は多い．39℃という高熱もそうだが，なかなか下がらないことが心配になり，何か変な病気にかかったと思って，大騒ぎして病院に飛び込んでくることも多い．だからと言って，医者がこれにお付き合いをする必要はない．基本的な考え方は，

- これは危ないと感じる→入院させる
- これは大丈夫と感じる→外来でOK

である．この分かれ目がわかるということは，緊急性，急変の可能性を判断できるということである．具体的には，レッドフラッグサイン，全身性炎症反応症候群 systemic inflammatory response syndrome（SIRS），重症化しやすい基礎疾患，リスクファクター，劇症化しやすい感染症などで，これらの可能性があれば入院させて治療を始めるのが安全である．逆に，全身状態が落ち着いていると判断できれば，外来で診ていても大丈夫と感じられるはずである．

実際の対処

病歴・身体所見，血液検査所見から特異的な診断につながるものがないため，解熱薬のみで経過観察，外来フォローとして，1週間熱型表をつけてもらうことにした．

7月5日再診．熱はすでに低下．少し下痢気味ではあるが，腹痛などはなく，食事摂取も良好．抗菌薬なども使用せず，self-limited に自然軽快

した．血液培養は2セットとも陰性．

1週間でself-limitedに解熱したため(図3)，何らかのウイルス感染症であったと推定した．

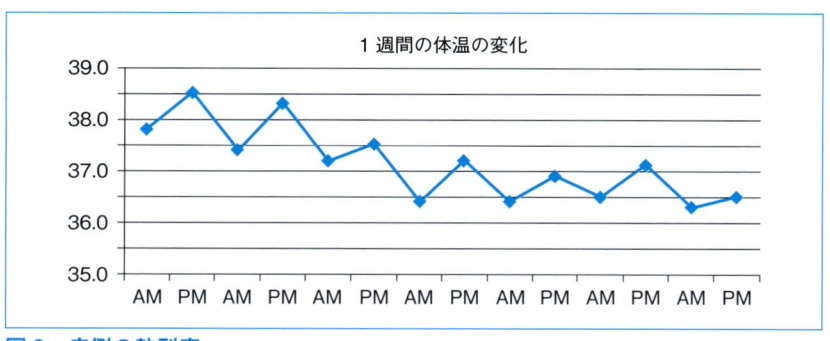

図3 症例の熱型表

（横江正道）

第Ⅶ章　ケーススタディで学ぼう～症例・エピソード解説～

症例 5　発熱，衰弱

84 歳，男性

主訴　発熱

現病歴　入院 3 日前より 39℃の発熱と下痢が出現した．翌日には下痢は軽快し，解熱もしたが，入院当日に電気の消し忘れがあったり，食事の用意ができなくなったりといった通常とは異なる様子があり，その後，床に座り込んで動けなくなったため，入院となった．

既往歴　高血圧症，高脂血症，糖尿病，脳梗塞，心筋梗塞，慢性心不全，一過性脳虚血発作，パーキンソニズム

身体所見　血圧：120/60 mmHg，脈拍：70/分，呼吸数：24/分，SpO_2：97%（room air），体温：38.7℃，意識レベル：JCS Ⅰ-1．心尖部にて汎収縮期雑音を聴取する以外に，明らかな異常所見を認めない．

検査所見　血液検査：WBC 3,300/μL，Hb 10.6 mg/dL，Plt 2.4 万/μL，AST 115 IU/L，ALT 101 IU/L，ALP 1,250 IU/L，LDH 383 IU/L，γ-GTP 324 IU/L，T-Bil 0.80 mg/dL，BUN 60.8 mg/dL，Cre 2.86 mg/dL，CRP 11.68 mg/dL，PT 12.5 秒，APTT 44.6 秒，AT-Ⅲ 63.9%，FDP 23.3 μg/mL

動脈血液ガス：pH 7.450，$PaCO_2$ 32.3 mmHg，PaO_2 68.7 mmHg，HCO_3^- 22.1 mEq/L，BE −0.9

画像所見　腹部エコー/腹部・骨盤部単純 CT：胆石・胆嚢壁肥厚・胆管の拡張は認めない．肝・膵・脾・腎/尿路に明らかな異常を認めない．

GT：グルタミルトランスフェラーゼ glutamyl transferase，PT：プロトロンビン時間 prothrombin time，APTT：活性化部分トロンボプラスチン時間 activated partial thromboplastin time，AT：antithrombin，FDP：フィブリン分解生成物 fibrin degradation product，BE：塩基過剰 base excess，JCS：Japan coma scale

入院後の経過

　腹痛，黄疸，身体所見の異常はなく，画像検査上も胆管炎を示唆する所見を認めなかったが，胆道系酵素が上昇しており，急性胆管炎が鑑別診断に挙げられた．SIRSの状態であり，急性胆嚢炎・敗血症を考慮して，メロペネムを投与開始した．その後も，汎血球減少が進行し，血小板数が10,000/μLまで減少，入院6日目には呼吸循環不全に陥った．この時点でも，急性胆管炎と確定診断できるだけの所見はなく，メロペネムに反応していないことから，細菌感染症ではない可能性が高いと判断された．急激に進行する汎血球減少に加えて，フェリチン高値(2,722 ng/mL)を認めたため，骨髄の病変を疑って骨髄生検を施行したところ，マクロファージの血球貪食像，類上皮肉芽腫が認められた．発熱，汎血球減少，脾腫，高LDH血症，高sIL-2R(可溶性インターロイキン-2レセプター)血症(24,400 U/mL)，骨髄血球貪食像，低フィブリノゲン血症(170 mg/dL)があることから，血球貪食症候群と診断した．血球貪食症候群に対し，ステロイドパルス療法を施行し，呼吸・循環状態は改善した．骨髄組織像で類上皮肉芽腫を認めたため，抗結核薬投与(イソニアジド・リファンピシン・エタンブトール)を開始し，全身状態，血液検査所見ともに徐々に改善した．骨髄液の抗酸菌染色，結核菌ポリメラーゼ連鎖反応 polymerase chain reaction (PCR)は陰性であったが，約1ヵ月半後に小川法培養陽性となり，結核菌PCRにより結核菌と同定された．最終的に結核関連血球貪食症候群と診断した(→第II章4-⑥「(粟粒)結核」，5-①「血球貪食症候群」参照)．

症例のポイント

　ポイントとなった検査は，フェリチンである．この症例では，高フェリチン血症と汎血球減少が手がかりとなって，骨髄病変を疑い，骨髄生検から最終診断が得られ，救命することができた．

　フェリチンの上昇は，感染症，膠原病，悪性腫瘍，肝壊死，ヘモクロマトーシスなどでみられるが，著明な高フェリチン血症(≧3,000 ng/mL)の原因となる疾患は限られている(表4)．表の中で，汎血球減少を来しうるのは，血球貪食症候群(成人発症Still病は血球貪食症候群の原因となることがある)，悪性腫瘍の骨髄浸潤，全身性エリテマトーデス systemic lu-

表4 著明な高フェリチン血症の鑑別診断

- 成人発症 Still 病
- 血球貪食症候群
- 悪性腫瘍の骨髄浸潤（特にリンパ腫）
- SLE
- HIV 感染者の日和見感染症
- 繰り返す輸血
- 鎌状赤血球症
- ヘモクロマトーシス

HIV：ヒト免疫不全ウイルス human immunodeficiency virus
（文献2）より一部改変）

表5 骨髄類上皮肉芽腫の原因

- 結核
- ヒストプラスマ感染症
- サルコイドーシス
- リンパ腫
- サイトメガロウイルス/EB ウイルス感染症
- 悪性腫瘍
- 薬剤性
- 自己免疫疾患
- 原因不明

表6 血球貪食症候群の原因疾患

感染症
①ウイルス関連血球貪食症候群（VAHS） 　EB ウイルス，サイトメガロウイルス，パルボウイルス B19，HSV，VZV，HIV など ②グラム陰性桿菌／結核／寄生虫／真菌
悪性腫瘍
特に悪性リンパ腫（MAHS）
自己免疫疾患
SLE，関節リウマチ，成人発症 Still 病，結節性多発動脈炎，MCTD，サルコイドーシス，強皮症，Sjögren 症候群

VAHS：virus-associated hemophagocytic syndrome, HSV：単純ヘルペスウイルス herpes simplex virus, VZV：水痘-帯状疱疹ウイルス varicella-zoster virus, MAHS：悪性腫瘍関連血球貪食症候群 malignancy-associated hemophagocytic syndrome, MCTD：混合性結合組織病 mixed connective tissue disease

pus erythematosus（SLE）である．いずれにせよ，骨髄に病変があることを疑い，骨髄生検を施行し，予想どおり血球貪食症候群の診断をつけることができた．同時に，骨髄の組織像で類上皮肉芽腫が認められた．類上皮肉芽腫は，結核に特異的な組織像と考えがちであるが，実はそれほど結核に特異的な所見ではなく，表5のような原因疾患で出現する．これは，血球貪食症候群の原因疾患（表6）とオーバーラップするものが多い．この

症例では，検査結果を待つ余裕がなく，診断がつかないままエンピリカルに抗結核治療を行い，経過をみたが，最終的に骨髄の結核培養が陽性となり，確定診断することができた．

このような難解な症例では，やみくもに検査や治療を行っても診断をつけることはできない．鑑別診断を考え，戦略的に検査の組み立てを考えていく必要がある．また，初めて経験する疾患では，疾患についての知識がない状態から鑑別診断を考えなくてはならないこともしばしばある．この症例では「血球貪食症候群とは何か？」を教科書，UpToDate®，DynaMed®で理解し，さらに PubMed で文献検索を行って，症例報告を集め，結核との関連性を調べていった．

不明熱の診療では，「情報検索能力」とその情報を活用する「決断力」が重要であるが，このようなスキルは目の前の患者に対して，これまでに報告された医師の臨床経験や研究成果をすり合わせて対応していくという意味で，すべての医師にとって必要になると考えられる．

(丹羽一貴)

文献

症例1 血液培養をとらずに抗菌薬を使うと…
1) Durack DT, Lukes AS, Bright DK: New criteria for diagnosis of infective endocarditis: utilization of specific echocardiographic findings. Duke Endocarditis Service. Am J Med 96(3): 200-209, 1994

症例5 発熱，衰弱
2) Schrier SL, Bacon BR, Mentzer WC, et al: Pathophysiology and diagnosis of iron overload syndromes. UpToDate 19.2, 2011

付録 不明熱鑑別診断マトリックス

疾患名	発熱以外の症状，リスク・背景	手がかりとなる身体所見
呼吸器		
市中肺炎	咳・痰	呼吸音
異型肺炎	咳・痰	あまりない
院内肺炎	咳・痰	呼吸音
誤嚥性肺炎	咳・痰・むせ，寝たきり患者	呼吸音
膿胸	咳	呼吸音減弱も
間質性肺炎	咳	呼吸音
過敏性肺臓炎	咳	身体所見は乏しい
気管支炎	呼吸困難	喘鳴
肺結核	咳・血痰	呼吸音
PCP	咳，免疫抑制状態	身体所見は乏しい
胸膜炎	呼吸時痛	呼吸音
横隔膜下膿瘍	吃逆・咳	身体所見は乏しい
縦隔炎	のどの違和感	胸部不快感
消化器		
急性感染性腸炎	下痢・腹痛（間欠痛）	腹部圧痛
赤痢	血便・腹痛	脱水所見
コレラ	下痢・腹痛	脱水所見
アメーバ赤痢	血便・下痢	腹痛は少ない
O-157 感染症	下痢・腹痛・血便	症状に個人差あり
ノロウイルス感染症	悪心・下痢	腹痛は人による
食道カンジダ症	のどの違和感	舌・口腔内カンジダ付着
急性A型肝炎	黄疸	黄疸（軽いことも多い）
急性B型肝炎	黄疸	黄疸
肝膿瘍	悪寒戦慄	肝叩打痛
肝囊胞感染	時に右季肋部痛	肝叩打痛
アメーバ性肝膿瘍	下痢	身体所見は乏しい
急性胆嚢炎	右季肋部痛	Murphy 徴候
急性胆管炎	黄疸・腹痛・悪寒戦慄	黄疸，右季肋部圧痛
脾膿瘍	左季肋部痛	左季肋部叩打痛
大腸憩室炎	腹痛・下痢	腹部圧痛
Fitz-Hugh-Curtis 症候群	右季肋部痛	肝叩打痛
腸結核	下痢（少ない）	右下腹部圧痛
腹膜炎（消化管穿孔など）	腹痛・下痢・便秘	筋性防御，反跳痛

診断につながる検査・問診事項	診断につながる画像検査	不明熱に占める頻度
喀痰培養，尿中肺炎球菌抗原	胸部 X-p，胸部 CT	多い
尿中レジオネラ抗原	胸部 X-p，胸部 CT	多い
入院歴，手術歴，人工呼吸器使用	胸部 X-p，胸部 CT	多い
喀痰培養	胸部 X-p，胸部 CT	多い
胸腔穿刺	胸部 X-p，胸部 CT	少ない
既往歴，喫煙歴，服薬歴	胸部 X-p，胸部 CT	時々いる
環境因子（住宅，季節）	胸部 X-p，胸部 CT	時々いる
喫煙歴，感冒症状，アレルギー	あまり役立たない	多い
喀痰培養，ツベルクリン反応，QFT	胸部 X-p，胸部 CT	多い
BAL，PCR，β-D グルカン	胸部 X-p，胸部 CT	少ない
場合によっては胸腔穿刺	胸部 CT	少ない
特になし	胸部 X-p，胸部 CT	少ない
特になし（時に VATS）	胸部 CT	少ない
便培養（細菌性を疑う場合）	腹部 CT	多い
便培養	なし	少ない
便培養	なし	少ない
CF（便汁採取），性交（肛門性交）	腹部 CT（肝膿瘍）	時々いる
便培養，腎機能悪化，HUS	なし	時々いる
冬～春：生カキや貝類の摂食	なし	時々いる
ステロイド内服や糖尿病	EGD	少ない
IgM-HA 抗体，魚介類の摂食	なし	少ない
IgM-HBc 抗体，HBs 抗原・抗体，HBc 抗体	なし	少ない
肝機能障害，血液培養	腹部エコー，腹部 CT	時々いる
過去の肝囊胞指摘	腹部 CT，Ga シンチグラフィー	時々いる
アメーバ抗体，性交（肛門性交）	腹部エコー，腹部 CT	時々いる
胆石保有歴，胃手術の既往	腹部エコー，腹部 CT	時々いる
血液培養，肝胆道系酵素（ALP，γGTP など）	腹部エコー，腹部 CT，MRCP	時々いる
血液培養	腹部エコー，腹部 CT	少ない
高齢者，CF	腹部 CT，注腸	時々いる
クラミジア検査，性交	腹部造影 CT	少ない
便培養，ツベルクリン反応，QFT	注腸	少ない
炎症反応高値，血液培養，腹腔穿刺	腹部 CT	少ない

疾患名	発熱以外の症状，リスク・背景	手がかりとなる身体所見
特発性細菌性腹膜炎	肝硬変患者	腹水の増量
虫垂炎	右下腹部痛	McBurney 点圧痛
肛門周囲膿瘍	肛門周囲痛	直腸圧痛
直腸炎	下痢・血便	直腸圧痛
炎症性腸疾患（Crohn 病・潰瘍性大腸炎）	下血・血便・下痢	腹部圧痛
偽膜性腸炎/CDI	下痢	時に腹痛
循環器		
感染性心内膜炎（IE）	全身倦怠感	心雑音の新規出現，Osler's nodes, Janeway lesion
急性心筋炎	胸痛・呼吸困難	心音減弱
感染性動脈瘤	胸部不快感	身体所見は乏しい
結核性心膜炎	心嚢水	心音減弱
ペースメーカー感染	圧痛・熱感	皮膚発赤，ポケット周囲の圧痛
腎・泌尿器		
腎盂腎炎	腰痛・側腹部痛	CVA 叩打痛
腎膿瘍	腰痛・側腹部痛	側腹部叩打痛
腎周囲膿瘍	腰痛・側腹部痛	側腹部叩打痛
腎嚢胞感染	腰痛・側腹部痛	側腹部叩打痛
腎結核	腰痛・側腹部痛	身体所見は乏しい
急性前立腺炎	頻尿	前立腺圧痛
慢性前立腺炎	頻尿	前立腺圧痛
精巣炎	精巣痛	精巣腫脹・圧痛
精巣上体炎	精巣上体痛	精巣上体腫脹・圧痛
淋菌性尿道炎	灼熱感・残尿感	時に関節炎
クラミジア感染症	灼熱感・残尿感	時に関節炎
梅毒	皮疹	ゴム腫，バラ疹
神経・頭頸部		
細菌性髄膜炎	頭痛・意識障害・性格変化	項部硬直，jolt accentuation
無菌性髄膜炎	頭痛・悪心・嘔吐・めまい	項部硬直，jolt accentuation
結核性髄膜炎	頭痛・悪心・嘔吐・めまい	項部硬直，jolt accentuation
脳炎	頭痛・意識障害・性格変化	意識レベル，項部硬直
脳膿瘍	頭痛・意識障害・性格変化	意識レベル，項部硬直
副鼻腔炎	頭痛・前額部痛	副鼻腔の圧痛
扁桃炎	咽頭痛	扁桃腫大・白苔
扁桃周囲膿瘍	咽頭痛	扁桃腫大

診断につながる検査・問診事項	診断につながる画像検査	不明熱に占める頻度
腹水培養（培養ボトルで提出）	腹部エコー，腹部CT	時々いる
虫垂炎既往歴・家族歴	腹部エコー，腹部CT	時々いる
膿瘍穿刺	なし	少ない
CF	注腸	少ない
CF	注腸	時々いる
CDトキシン，抗菌薬の使用歴	なし	多い
血液培養	TTE，TEE	多い
ECG，心筋生検	TTE	時々いる
過去の動脈瘤の指摘，手術歴，血液培養	胸部CT	時々いる
心嚢液抗酸菌培養，心嚢液ADA	胸部X-p，TTE	時々いる
血液培養	Gaシンチグラフィー	時々いる
尿中WBC，血液培養，尿培養	腹部エコー，腹部CT（造影）	多い
尿中WBC，血液培養，尿培養	腹部エコー，腹部CT（造影）	多い
尿中WBC，血液培養，尿培養	腹部エコー，腹部CT（造影）	時々いる
尿中WBC，血液培養，尿培養	腹部エコー，腹部CT（造影）	時々いる
尿中WBC，尿抗酸菌培養，尿PCR	腹部エコー，腹部CT（造影）	少ない
尿中WBC	前立腺エコー，腹部CT	時々いる
尿中WBC	前立腺エコー，腹部CT	時々いる
特になし	なし	少ない
特になし	なし	少ない
尿グラム染色，尿PCR	なし	少ない
尿中クラミジア抗原，尿PCR	なし	少ない
TPHA，RPR	なし	少ない
髄液検査・培養	頭部CT，脳MRI	少ない
髄液検査・ウイルス抗体価	頭部CT，脳MRI	時々いる
髄液検査・抗酸菌培養，髄液PCR	頭部CT，脳MRI	少ない
髄液検査，血液ウイルス抗体価（ヘルペス）	頭部CT，脳MRI	少ない
髄液検査，膿汁培養	頭部造影CT，脳MRI	少ない
血液培養，膿汁培養	頭部X-p，頭部CT	多い
扁桃穿刺，扁桃ぬぐい液培養	なし	多い
膿瘍切開・穿刺，膿汁培養，血液培養	頸部CT，頸部MRI	多い

疾患名	発熱以外の症状，リスク・背景	手がかりとなる身体所見
急性喉頭蓋炎	呼吸困難・流涎・嗄声	頸部圧痛，チアノーゼ，SpO_2低下
中耳炎	耳痛・耳閉塞感・難聴・耳漏	耳介後部の腫脹，難聴
耳下腺炎	耳下腺周囲痛	耳下腺腫脹
智歯周囲炎	歯痛・出血	歯根腫脹・圧痛
歯槽膿漏	歯肉痛	歯根腫脹・圧痛
眼内炎	視力低下・頭痛	前房蓄膿，結膜充血，硝子体混濁
頸部リンパ節炎	頸部違和感・頸部痛	頸部リンパ節腫脹・圧痛
菊池病	頸部違和感・頸部痛	頸部リンパ節腫脹・圧痛
結核性リンパ節炎	頸部違和感・頸部痛・寝汗	頸部リンパ節腫脹・圧痛，頸部膿汁貯留
Lemierre症候群（感染性血栓性内頸静脈炎）	胸部不快感・前頸部痛	頸部リンパ節腫脹
整形外科		
化膿性関節炎	関節痛・可動域制限	関節発赤・熱感・腫脹・圧痛
腸腰筋膿瘍，腸骨筋膿瘍，硬膜外膿瘍，椎間板炎	腰痛・背部痛，血流感染（IEなど）	psoas sign，背部叩打痛
骨髄炎（椎体，その他）	背部痛・局所痛，血流感染（IEなど）	特になし
Pott病	腰痛・背部痛，結核の既往	背部叩打痛
人工関節感染	関節痛・可動域制限，血流感染（IEなど）	発赤・熱感・腫脹
筋膜炎（壊死性筋膜炎）	筋痛，糖尿病・肝硬変	発赤・熱感・腫脹
皮膚		
蜂窩織炎	局所痛	発赤・熱感・腫脹
脂肪織炎	局所痛	発赤・熱感・腫脹
褥瘡感染	皮膚潰瘍，寝たきり（ADL低下）	褥瘡部汚染，ポケット形成
ブドウ球菌感染（SSSS）	皮膚剝離	水疱性膿痂疹
リケッチア感染症（ツツガムシ病，日本紅斑熱など）	全身倦怠感	刺し口，小紅丘疹，肝脾腫
レプトスピラ感染症（Weil病）	全身倦怠感・黄疸・時に意識障害	結膜充血，筋肉痛，リンパ節腫脹，黄疸
野兎病（*Francisella tularensis*）	頭痛・悪心・嘔吐，野生動物との接触	局所リンパ節腫脹
婦人科		
骨盤腹膜炎	下腹部痛・腟分泌物の増加・性交痛	下腹部圧痛（軽いこともある）
腟炎	局所痛・腟分泌物の増加・不快感	発赤，びらん

診断につながる検査・問診事項	診断につながる画像検査	不明熱に占める頻度
最近の感冒症状，治らない風邪	頸部 X-p，頸部 CT	時々いる
耳鏡（鼓膜の発赤・膨隆）	頭部 CT，頭部 MRI	時々いる
周囲のムンプス患者（小児との接触）	なし	時々いる
歯科診察	オルソパントモ，CT	少ない
歯科診察	オルソパントモ，CT	少ない
眼科手術歴，カテーテル管理歴	血液培養，房水培養	少ない
急性上気道炎，耳鼻科領域の感染など	頸部造影 CT	時々いる
リンパ節生検	頸部造影 CT	時々いる
結核・HIV 感染の可能性，リンパ節生検	頸部・胸部造影 CT	時々いる
咽頭炎改善 2～3 週間後に多い．血液培養	頸部・胸部 CT，Ga シンチグラフィー	少ない
関節穿刺，穿刺液培養	関節 MRI	時々いる
血液培養，膿汁培養	腹部・骨盤部造影 CT，同 MRI	多い
骨周囲の膿瘍の存在，外傷，病的骨折	MRI，Ga シンチグラフィー	時々いる
結核感染者との接触，椎体，椎間板穿刺，穿刺液抗酸菌培養	脊椎 MRI	少ない
血流感染の可能性（カテーテルなど），血液培養	Ga シンチグラフィー	少ない
激しい疼痛，進行が速い，握雪感，血液培養	MRI	少ない
外傷歴・擦過傷，血液培養	MRI	多い
特異的なものはなし，血液培養	MRI	時々いる
血液培養	CT，MRI（骨髄炎の評価）	多い
血液培養，Nikolsky 徴候[*1]	なし	少ない
旅行歴，野外活動歴	なし	少ない
作業歴（ネズミのし尿処理），旅行歴	なし	少ない
ネズミ・リス・ウサギとの接触	なし	少ない
ダグラス窩穿刺，穿刺液培養，淋菌・クラミジア検査	骨盤部エコー，骨盤部 CT	時々いる
月経との関係，細胞性免疫不全（カンジダ性）	なし	少ない

疾患名	発熱以外の症状，リスク・背景	手がかりとなる身体所見
子宮留膿症，卵巣留膿症	下腹部痛・腟分泌物の増加・性交痛	下腹部圧痛（軽いこともある）
子宮筋腫変性	下腹部痛（あまり自覚がないことも）	下腹部圧痛（軽いこともある）
全身性		
インフルエンザ	咽頭痛・関節痛	咽頭発赤
パルボウイルスB19感染症（伝染性紅斑）	関節痛，幼小児との接触	レース様皮疹
麻疹	咳・鼻汁・咽頭痛・結膜充血・眼脂（カタル症状）	皮疹，Koplik斑
風疹	発疹・リンパ節腫脹	皮疹，リンパ節腫脹（耳介後部，後頸部）
水痘	皮疹・全身倦怠感	皮疹（紅斑，丘疹，水疱，痂皮），瘙痒感
ムンプスウイルス感染症	唾液腺の腫脹や圧痛・嚥下時痛	両側唾液腺腫脹，リンパ節腫脹
マラリア	全身倦怠感・頭痛・筋肉痛・関節痛	貧血，黄疸，比較的徐脈
デング熱	全身倦怠感・頭痛・筋肉痛・眼球後部痛など	皮疹（小紅丘疹），出血斑
伝染性単核球症（EBウイルス，CMV，HIVなど）	全身倦怠感・咽頭痛	扁桃白苔付着
急性HIV感染症	下痢・全身倦怠感・咽頭痛・頭痛など	病初期は所見は乏しい，リンパ節腫脹
播種性淋菌感染症	非対称性で移動性の多発関節痛	多発関節炎，皮疹
粟粒結核	寝汗	特になし（リンパ節腫脹）
真菌感染症，深在性真菌症	好中球減少・細胞性免疫不全・抗菌薬投与	所見は乏しい（舌白苔，眼内炎など）
腸チフス，パラチフス	全身倦怠感・悪寒・発汗・咳・咽頭痛・筋肉痛	比較的徐脈・バラ疹・脾腫（3徴）
播種性糞線虫症	腹痛・下痢・嘔吐・ショック・咳嗽・意識障害	特異的な所見に乏しい
内分泌		
副腎不全	腹痛・悪心・嘔吐・不安	低血圧
異物感染		
血管留置カテーテル感染	刺入部痛	刺入部発赤・腫脹・静脈炎所見など

診断につながる検査・問診事項	診断につながる画像検査	不明熱に占める頻度
性行為，膿性頸管分泌物・培養，穿刺，穿刺液培養	骨盤部エコー，骨盤部CT	少ない
子宮筋腫の経過確認	骨盤部エコー，骨盤部CT	少ない
インフルエンザ迅速抗原	なし	多い
ヒトパルボウイルスB19抗体[*2]，血小板数	なし	多い
流行状況，ワクチン接種歴，感染者との接触，ウイルス抗体	なし	少ない
流行状況，ワクチン接種歴，感染者との接触，ウイルス抗体	なし	少ない
流行状況，ワクチン接種歴，感染者との接触，ウイルス抗体	なし	少ない
流行状況，ワクチン接種歴，感染者との接触，ウイルス抗体	なし	少ない
マラリア原虫（鏡検）	なし	少ない
デングウイルス抗体，血小板数，ターニケットテスト	なし	時々いる
異型リンパ球（血液像目視），ウイルス抗体	なし	多い
性行為，ハイリスク性交歴，HIV抗体，血液PCR	なし	少ない
血液培養，関節液培養・PCR	なし	少ない
肝機能障害（ALPなど），肝生検	なし	時々いる
カテーテル留置，ステロイド投与，血液真菌培養，アスペルギルス抗原	なし	少ない
血液培養，便培養，骨髄培養	なし	少ない
●沖縄，南九州での裸足などでの作業歴（土壌から足への経皮感染の可能性） ●便からの虫体の証明	なし	少ない
感染・外傷などのストレス，低Na血症・好酸球上昇・コルチゾール低値	腹部CT（副腎出血・梗塞）	時々いる
カテーテル抜去による解熱，血液培養	なし	時々いる

疾患名	発熱以外の症状, リスク・背景	手がかりとなる身体所見
フォーリーカテーテル尿路感染	あまりない	混濁尿
好中球減少性発熱		
発熱性好中球減少症	咳・咽頭痛・全身倦怠感・腹痛・下痢など	所見は乏しい（肺, 肛門, 直腸, 眼球, 皮膚）
膠原病		
全身性エリテマトーデス (SLE)	全身倦怠感・関節痛・脱毛・Raynaud現象・流産・胸痛・腹痛・精神症状	関節炎, 蝶形紅斑, 光線過敏症, リンパ節腫脹, 心膜炎所見
成人発症Still病	皮疹・咽頭痛・関節痛（手・膝）・リンパ節腫大	多関節炎, サーモンピンク疹
結節性多発動脈炎, 結節性動脈周囲炎	体重減少	所見は乏しい
リウマチ性多発筋痛症	手のこわばり・手〜肩にかけての痛み・階段が昇れないなど, 高齢者に多い	手が挙がらない, バンザイができない
側頭動脈炎	こめかみ付近の拍動性頭痛	側頭動脈の圧痛, 顎関節跛行
高安動脈炎（大動脈炎症候群）	一過性脳虚血発作	橈骨動脈を触知しない（脈なし病）
関節リウマチ	多発対称性関節痛・手のこわばり・全身倦怠感	PIP/MCP関節の腫脹・圧痛
ANCA関連血管炎（WGなど）	咳・呼吸困難・喀血・副鼻腔炎・鞍鼻・血尿など	喘鳴, 四肢のしびれ
Behçet病	口内炎・皮疹・目の見にくさ・下痢・頭痛・陰部異常	陰部アフタ, ブドウ膜炎, 結節性紅斑
Sjögren症候群	目の乾き・目の異物感・口の渇き・虫歯が多い・食物が飲みこみにくい・膣乾燥・性交時痛・関節痛	両側耳下腺腫脹
悪性腫瘍		
悪性リンパ腫	体重減少・寝汗（B症状）, 皮膚瘙痒・骨痛・腹痛	無痛性リンパ節腫脹, 脾腫, 貧血
肝がん	肝硬変患者がほとんど, 全身倦怠感・黄疸	肝硬変所見（脾腫, 手掌紅斑, クモ状血管腫, 女性化乳房, 腹水）
転移性肝がん	症状は乏しい, 大腸がんなどの担がん患者	所見は乏しい
腎がん	血尿	腹部腫瘤触知

診断につながる検査・問診事項	診断につながる画像検査	不明熱に占める頻度
カテーテル抜去による解熱，尿培養，血液培養	なし	時々いる
WBC（好中球数500/μL以下），血液培養	胸部X-p，胸部CT	時々いる
抗核抗体，抗ds-DNA抗体，抗Sm抗体，血清補体値，抗カルジオリピン抗体，尿蛋白，胸水貯留	胸部X-p，心エコー	時々いる
フェリチン高値，RF陰性，ANA陰性，肝機能障害（ALPなど），肝脾腫	腹部エコー，胸部X-p	時々いる
高血圧・神経障害・腎障害など障害部位により病像が異なる，B型肝炎との関連，障害臓器の生検	血管造影	少ない
赤沈亢進，MMP3高値	なし	多い
赤沈亢進（>50mm/時），側頭動脈生検	なし	時々いる
	血管造影	少ない
抗CCP抗体，CBC，CRP，RF，赤沈亢進	手X-p，手MRI，胸部X-p，関節エコー	多い
好酸球増多，C-ANCA/P-ANCA，肺生検or腎生検	胸部X-p，胸部CT	少ない
針反応陽性，皮膚生検	なし	少ない
SS-A抗体，SS-B抗体，シルマーテスト，ガムテスト，腺生検	胸部X-p，唾液腺・耳下腺シンチグラフィー	少ない
WBC増加，好酸球増加，血沈亢進，ALP上昇，LDH上昇，血小板減少など．リンパ節生検，骨髄生検	胸部X-p，胸部CT	時々いる
AFP/PIVKA-Ⅱ，肝生検，腫瘍生検	腹部エコー，腹部造影CT，腹部MRI	少ない
腫瘍生検	腹部エコー，腹部造影CT，腹部MRI	時々いる
高Ca血症，腎生検，腫瘍生検	腹部エコー，腹部造影CT，腹部MRI	少ない

疾患名	発熱以外の症状，リスク・背景	手がかりとなる身体所見
薬剤性		
悪性症候群	四肢強直・振戦・発汗・意識障害・流涎，抗精神病薬服用または抗パーキンソン病薬の減量や中断	血圧変動，横紋筋融解
セロトニン症候群	意識障害・嘔吐・下痢，SSRIの過量投与	横紋筋融解，腱反射亢進，ミオクローヌス，自律神経失調
血清病	リンパ節腫脹・関節痛・皮疹	多形滲出性紅斑，膨疹，紫斑，関節炎，脾腫
その他		
急性冠症候群（不安定狭心症，急性心筋梗塞）	胸痛・胸部不快感・呼吸困難・冷や汗・失神・肩の痛み・悪心・嘔吐・動悸	冷や汗，チアノーゼ，苦悶様顔貌，頸静脈怒張，貧血，浮腫
急性大動脈解離	胸痛・胸部不快感・呼吸困難・冷や汗・失神・高血圧	血圧の左右差，片麻痺，心不全，失神，対麻痺，上肢痛，下肢痛（解離部位により症状が異なる）
肺血栓塞栓症	突然発症の胸痛・呼吸困難・失神・下肢浮腫	頻脈，頻呼吸，右心負荷所見（頸静脈怒張，肝腫大など）
深部静脈血栓症	片側の下肢浮腫・下肢痛	下肢腫脹，熱感，pitting edema，表在静脈の充血
甲状腺機能亢進症	全身倦怠感・動悸・不穏・体重減少・不眠・月経不順・食欲亢進・息切れ	頻脈，腱反射亢進，筋力低下，振戦，眼球突出，浮腫
急性膵炎	激しい上腹部痛・背部痛	腹部圧痛

*1：健常な皮膚に圧迫や摩擦を加えることによって水疱や表皮剥離を来す現象．
*2：保険適応外．
【疾患名】
CDI：*Clostridium difficile* 感染症 *Clostridium difficile* infection，IE：感染性心内膜炎 infectious endocarditis，SSSS：ブドウ球菌性熱傷様皮膚症候群 staphylococcal scalded skin syndrome，EB：Epstein-Barr，CMV：サイトメガロウイルス cytomegalovirus，HIV：ヒト免疫不全ウイルス human immunodeficiency virus，SLE：systemic lupus erythematosus，ANCA：抗好中球細胞質抗体 antineutrophil cytoplasmic antibodies
【発熱以外の症状，リスク・背景】
ADL：日常生活活動 activity of daily living，SSRI：選択的セロトニン再取り込み阻害薬 selective serotonin reuptake inhibitor
【手がかりとなる身体所見】
Osler's nodes：オスラー結節，Janeway lesion：ジェーンウェイ病変，PIP：近位指節間 proximal interphalangeal，MCP：中手指節 metacarpophalangeal

診断につながる検査・問診事項	診断につながる画像検査	不明熱に占める頻度
CK/LDH の上昇,ミオグロビン尿,低 K・低 P 血症,服薬歴	なし	少ない
CK/LDH の上昇,ミオグロビン尿,服薬歴	なし	少ない
服薬歴	なし	少ない
ECG,心筋酵素,トロポニン T	心エコー,心臓カテーテル検査	少ない
引き裂かれるような突然の胸痛,痛みの移動	胸部造影 CT,胸部 X-p	少ない
DVT の既往,呼吸性アルカローシス,A-aDO$_2$ 開大,心電図(S_I, Q_{III}, T_{III}),悪性腫瘍患者	胸部造影 CT,換気血流シンチ,心エコー	多い
プロトロンビン時間,D ダイマー,プロテイン C,プロテイン S など	下肢静脈エコー	時々いる
TSH,fT3/fT4	甲状腺エコー	時々いる
アミラーゼ,リパーゼ	腹部エコー,腹部造影 CT	少ない

【診断につながる検査・問診事項】
QFT:クォンティフェロン®TB ゴールド, BAL:気管支肺胞洗浄[検査]bronchoalveolar lavage, PCR:ポリメラーゼ連鎖反応 polymerase chain reaction, VATS:胸腔鏡下手術 video-assisted thoracic surgery, CF:下部消化管内視鏡検査 colonofiberscopy, HUS:溶血性尿毒症症候群 hemolytic uremic syndrome, ALP:アルカリホスファターゼ alkaline phosphatase, γ-GTP:γグルタミルトランスペプチダーゼγglutamyl transpeptidase, ECG:心電図 electrocardiogram, ADA:アデノシンデアミナーゼ adenosine deaminase, WBC:白血球 white blood cell, TPHA:梅毒トレポネーマ血球凝集 Treponema pallidum hemagglutination, RPR:急速血漿レアギン rapid plasma reagent, RF:リウマトイド因子 rheumatoid factor, ANA:抗核抗体 antinuclear antibody, CPC:cyclic citrullinated peptide, CBC:全血球算定 complete blood count, CRP:C 反応性蛋白 C-reactive protein, LDH:乳酸脱水素酵素 lactate dehydrogenase, AFP:α-fetoprotein, PIVKA:protein induced by vitamin K absence or antagonist, CK:クレアチンキナーゼ creatine kinase, DVT:深部静脈血栓症 deep vein thrombosis, TSH:甲状腺刺激ホルモン thyroid-stimulating hormone
【診断につながる画像検査】
EGD:上部消化管内視鏡 esophagogastroduodenoscopy, MRCP:MR 胆管膵管造影 magnetic resonance cholangiopancreatography, TTE:経胸壁心エコー transthoracic echocardiography, TEE:経食道心エコー transesophageal echocardiography

索 引

欧 文

a
acute cholangitis　59
AIDS 指標疾患　20
ANCA　47, 223

b
BHL　226
bilateral hilar lymphadenopathy　226
B 型肝炎　140
　　―ウイルス　16

c
Castleman 病　110
CDI　65
CDS　85
CD トキシン A　65
CD トキシン B　65
Charcot 3 徴　59
Churg-Strauss 症候群　89
Clostridium difficile 感染症　xi, 64, 135
COPD　148
CPPD　84
crackles　180
Crohn 病　43
crowned dens syndrome　85, 230, 260
CRP　206, 242
　　―比較的低値　151
CT　227
C 型肝炎　140
C 反応性蛋白　242

d
de-escalation　241
definitive therapy　241

DIHS　64
Duke の診断基準　53
DVT　70, 188
DynaMed®　267
D ダイマー　72

e
EB ウイルス抗体　214
empiric therapy　241
ESR　259

f
factitious disorders　120
fine needle aspiration biopsy　232
FNAB　232
FUO of unknown etiology　50, 121

g
G6PD 欠損症　64
Gottron 徴候　xiv
gout　82
Group A *Streptococcus*　95

h
habitual hyperthermia　4, 125
HBV 感染　149
HES　202
HIV　16, 20
　　―/AIDS　20
　　―感染　149
　　―感染（発熱の原因としての）　21
　　―感染症　20
　　―感染症（急性）　22, 216
　　―関連不明熱　3, 216
　　―抗体　214

―消耗性症候群　22
　　―陽性患者の発熱　20
HPS　87, 105

i
ICD　143
IE　52
iliopsoas abscess　75

j
Janeway lesion　xii, xiii, 52

k
Kaposi 肉腫　174
Köbner 現象　86
Koplik 斑　174

l
Lemierre 症候群　74
Leptospira　16
Lyme 病　190

m
malignant hyperthermia　63
Murphy 徴候　182

n
neuroleptic malignant syndrome　63
NSAIDs　152

o
Osler's nodes　xii, 52

p
partially treated　5, 56, 244
PE　70
PMR　188

polymyalgia rheumatica　188
PORT study　207
Pott 病　116
pseudogout　82
PSL　247
psoas sign　76
PubMed　267

r
random skin biopsy　233
Raynaud 現象　96
recurrent FUO　124
review of systems　154
ROS　44, 154

s
SAPHO 症候群　180
SBP　77
self-limited　262, 263
　　―disease　4
sexually transmitted infection　81
shifting dullness　183
SIRS　7, 55, 170, 241
　　―の診断基準　7
SLE　xiv, 96
snap diagnosis　239
somatoform disorders　118
splinter hemorrhages　xii
Stevens-Johnson 症候群　193
STI　81
systemic inflammatory response syndrome
　　→ SIRS

t
tapping pain　182
TEN　193
TNF レセプター関連周期性症候群　140

TRAPS　140
Traubeの三角　182
TSS　93

u

UpToDate®　267

v

von Hippel-Lindau症候群　101
VTE　71

w

Wells criteria　74
withdrawal syndrome　250

和文

あ

亜急性甲状腺炎　43, 177
悪性高熱　63
悪性腫瘍　40, 142
悪性症候群　63
悪性リンパ腫のまれな節外型病型　103
亜硝酸塩　222
圧痛　185
アトピー性皮膚炎　141, 143, 190
アフタ性潰瘍　173
アメーバ性肝膿瘍　70
アメーバ赤痢　15

い

遺伝性疾患　140
咽喉頭部緊急症　176
院内不明熱　2
インフルエンザ　15, 137

う

ウイルス感染　24
　―症　263
ウイルス性出血熱　17
ウイルスマーカー　214
ウェゲナー肉芽腫症　89
ウエストナイル熱　15

え

エキノコックス症　148
壊死性筋膜炎　95

お

嘔吐　133
悪寒の程度　55

か

海外渡航者　14
潰瘍性大腸炎　43
外来患者の「不明熱」　6
踵おろし衝撃試験　183
覚せい剤　148
「仮説なし-検査優先」診断　197
家族歴　139
化膿性関節炎　79
　淋菌性―　81
化膿性脊椎炎　186
化膿性椎間板炎　186
カポジ肉腫　174
顆粒円柱　223
がん　→悪性腫瘍
簡易迅速検査試薬　99
肝硬変　77, 148
関節　187
　―液グラム染色　80
　―液培養　80
　―液分析　80

—炎　189, 258
　—穿刺　80, 83
　—痛　133, 188
　—リウマチ　xv, 140
感染症　36
感染性心内膜炎　xii, xiii, 52, 79, 144, 210
　—の Duke の診断基準　53
　—の致命的合併症　256
感染性動脈瘤　107
眼内炎　114
肝膿瘍　69
鑑別仮説の立て方と検証　199

き

偽陰性　222
既往歴　134, 141
菊池病　112
偽痛風　82, 258
基本的検査　44
偽膜性腸炎　64
急性 HIV 感染症　22, 216
急性喉頭蓋炎　176
急性心筋梗塞　43
急性膵炎　43
急性前立腺炎　220
急性大動脈解離　43
急性多関節炎　190
急性胆管炎　59
急性単関節炎　190
急性熱性疾患　2
狂犬病　15
胸水貯留　226
強皮症　xiv
胸部単純 X 線写真　225
胸膜炎　97
虚偽性障害　120
局所の症状・所見が乏しい疾患群　35

菌血症　55, 210

く

空洞影　226
クォンティフェロン®TB ゴールド　68
クラミジア感染　149
繰り返す細菌感染症　22
繰り返す不明熱の原因疾患・病態　124
クリンダマイシン　94

け

経過観察　242
経口抗菌薬　244
系統的レビュー　44
血液培養　18, 57, 80, 210
結核　18, 67, 141, 203, 245
　—関連血球貪食症候群　265
　—性関節炎　85
　—性脊椎炎　116
　—性肉芽腫　116
　—性リンパ節炎　xv
　粟粒—　67
血管炎　88
血管内リンパ腫　102
血球貪食症候群　87, 103, 105, 204, 265
　結核関連—　265
結晶誘発性関節炎　82
血清フェリチン　→フェリチン
結節性硬化症　101
結節性紅斑　xv, 91, 188
結節性動脈周囲炎　203
血尿　101
結膜炎　172
結膜の出血斑　172
原因不明の発熱と抗菌薬治療　8
原因不明の不明熱　50, 121
　—のアウトカム　121

現病歴　132

こ

高 IgD 症候群　140
抗核抗体　97
　―陽性　205
高カルシウム血症　204
高カルシウム尿症　92
抗菌薬　152, 238
　―治療　8
　―の選択・使用　238
　―の中止　243
　―無効の発熱　11
　経口―　244
　フルオロキノロン系経口―　245
口腔内潰瘍　96
膠原病　39
好酸球増多症候群　202
甲状腺機能亢進症　43
光線過敏症　96
高体温　5
叩打痛　185
好中球減少性不明熱　3, →発熱性好中球減少症
好中球優位の白血球数上昇　200
高尿酸血症　82
紅斑　97
硬膜外膿瘍　186
骨髄炎　117
骨髄生検　104
古典的不明熱　2
　―に対する検索　48
根尖周囲膿瘍　144
コンタミネーション　211

さ

サーモンピンク疹　xiv, 86

細菌感染　24
細針吸引生検　232
サイトカイン・ストーム　103
サイトメガロウイルス抗体　214
再発性多発軟骨炎　230
詐熱　120
詐病　120
サラゾスルファピリジン　25
サルコイドーシス　xv, 90
サルコイド結節　xv
3 週間ルール　46

し

歯科治療歴　141, 144
四肢　187
指尖潰瘍瘢痕　xiv
市中肺炎　207
習慣性高体温　4, 125
重症化のリスク　8
重症度の指標　7
手術歴　144
腫瘍マーカー　218
硝子円柱　223
上皮円柱　223
静脈血栓塞栓症　71
初期評価　44
褥瘡　xv, 189
視力障害　133
心因性熱　121
腎盂腎炎　222
腎がん　100, 224
深頸部感染症　176
人工関節　143
人工物挿入　143
人工弁　143
身体化障害　118
身体表現性障害　118

診断的治療　50
深部静脈血栓症　70, 188, 189
心膜炎　97
心膜摩擦音　179

す

髄膜炎菌敗血症　18
スクリーニング　200
頭痛　133
ステロイド　246
　　―療法の副作用　248
　　作用と力価　246

せ

生活歴　146, 154
性感染症　81
生検　103, 231
性交　149
成人発症 Still 病　85
咳　133
赤沈（赤血球沈降速度）　208, 259
　　―が 100 mm/時を超えるとき　208
赤血球円柱　223
赤血球形態　201
赤血球沈降速度　→赤沈
セロトニン症候群　63
全身性エリテマトーデス　96
全身性炎症反応症候群　7, 55, 170, 241
全身性リンパ節腫脹を伴う発熱疾患　178
潜伏期間　17
前ブドウ膜炎　91
前房蓄膿　114
前立腺がん　223
前立腺疾患　142

そ

側頭動脈　173

足白癬　190
（粟粒）結核　67
組織球性壊死性リンパ節炎　112

た

多関節炎　189, 190
濁音（Traube の三角）　182
多形紅斑　193
多囊胞腎　101
多発筋炎　188
痰　133
単関節炎　189, 190
断続性ラ音　180
丹毒　xiii
タンポン　94

ち

チアマゾール　25
チクロピジン　24, 26
チクングニア熱　xii, 15, 136
蝶形紅斑　xi
腸チフス　15, 18
腸腰筋膿瘍　75, 116, 117
聴力障害　133

つ

椎間板炎　76, 117
椎体炎　76
痛風　xv, 82
ツツガムシ病　136, 190

て

低補体　205
デルタ心拍数 20 ルール　169
デング出血熱　136
デング熱　xii, 15, 18, 136
点状出血　173

伝染性紅斑　→パルボウイルスB19感染症

と

「どうしてこの検査やってない」症候群　196
動物咬傷　189
毒素性ショック症候群　93
特発性好酸球増多症　43
特発性細菌性腹膜炎　77
渡航歴　98

に

日本紅斑熱　148
入院患者の発熱　10
入院中の発熱の原因　10
入院の適応　6
乳腺炎　180
尿グラム染色　223
尿細胞診　224
尿所見　221
尿中赤血球　223
尿中白血球　221, 222
尿沈渣　222
尿培養　223
尿路異常　142
尿路感染症　142

ね

ネコひっかき病　137, 190
熱帯熱マラリア　98, 136

は

肺外結核　116
肺換気血流シンチグラフィー　73
敗血症　55, 56
肺血栓塞栓症　70
　—/深部静脈血栓症　43

バイタルサイン　169
梅毒　149
　—トレポネーマ　16
白色プラーク　173
破傷風　190
白血球円柱　223
発熱＋α　31
　—（身体所見から）　34
　—（病歴から）　34
発熱疾患のリスクファクター　33
発熱性好中球減少症　3, 24, 176
発熱の原因疾患の頻度　32
発熱の原因としてのHIV感染　21
波動　183
パルボウイルスB19感染症　xii, 137, 217
反跳痛　183

ひ

比較3原則（薬剤熱）　151
比較的元気　151
比較的徐脈　62, 151
非乾酪性肉芽腫　90
脾腫　18
鼻汁　133
皮疹　191
ひっかき傷　189
脾摘後　144
ヒドロコルチゾン　247
微熱　4
皮膚筋炎　xiv
皮膚幼虫移行症　16
日和見感染症　20, 22
ピロリン酸カルシウム［二水和物］　84, 258

ふ

フェリチン　47, 87, 107, 265
副腎不全　204, 251

腹水貯留　77
腹痛　133
服薬歴　134, 151
ブドウ球菌性TSSの診断基準　95
ブドウ膜炎　172
　―の鑑別診断　172
「不明熱」の診断推論　30
フルオロキノロン系経口抗菌薬　245
ブルセラ症　188
プレドニゾロン　247
プロピルチオウラシル　25
糞線虫症　136, 148

へ
ペースメーカー　143
ペッサリー　143
ヘリオトロープ疹　xiv
便培養　18

ほ
蜂窩織炎　188, 190
膀胱炎　222
膀胱がん　223
歩行困難　257

ま
末梢血管　187
末梢血塗抹標本　99
麻薬　148
マラリア　15, 18, 98, 136
慢性炎症　201
慢性関節炎　85
慢性消耗状態　255
慢性膵炎　148
慢性多関節炎　190
慢性単関節炎　190
慢性閉塞性肺疾患　148

む
無顆粒球症　176
虫刺され　189
無症候性細菌尿　222
無症候性白血球尿　222

や
ヤギ声　180
薬剤性過敏症症候群　64
薬剤熱　41, 60, 151
　―の比較3原則　151
野兎病　190

ゆ
輸入感染症　147

よ
用量調節　204
予防接種歴　17

ら
ランダム皮膚生検　104, 233

り
リウマチ結節　xv
リウマチ性多発筋痛症　188, 208, 249
リケッチア症　15
リスクファクター　44
離脱症候群　250
淋菌感染　149
淋菌性化膿性関節炎　81
リンゴ病　→パルボウイルスB19感染症
リンパ節腫脹　18, 177
リンパ節生検　232
リンパ節の性状と代表的原因疾患　178

る

類上皮肉芽腫　266

れ

レース状網状紅斑　xii
レジオネラ　148

レプトスピラ感染症　15, 16, 136, 138, 148
連鎖球菌性 TSS の診断基準　95

ろ

蠟様円柱　223

検印省略

この1冊で極める
不明熱の診断学
不明熱の不明率を下げるためのガイドブック
定価（本体 4,000円＋税）

2012年6月5日　第1版　第1刷発行
2013年8月6日　　同　　第8刷発行

監修者	野口 善令（のぐち よしのり）
編　者	横江 正道（よこえ まさみち）
発行者	浅井 宏祐
発行所	株式会社 文光堂
	〒113-0033　東京都文京区本郷7-2-7
	TEL（03）3813-5478（営業）
	（03）3813-5411（編集）

©野口善令，2012　　　　　　　　　　　　　　印刷・製本：広研印刷

乱丁，落丁の際はお取り替えいたします．

ISBN978-4-8306-2027-0　　　　　　　　　　　　　Printed in Japan

・本書の複製権・上映権・譲渡権・翻訳権・翻案権・送信にかかわる権利・電子メディア等で利用する権利は，株式会社文光堂が保有します．
・本書を無断で複製する行為（コピー，スキャン，デジタルデータ化など）は，私的使用のための複製など著作権法上の限られた例外を除き禁じられています．大学，病院，企業などにおいて，業務上使用する目的で上記の行為を行うことは，使用範囲が内部に限られるものであっても私的使用には該当せず，違法です．また私的使用に該当する場合であっても，代行業者等の第三者に依頼して上記の行為を行うことは違法となります．
・JCOPY〈（社）出版者著作権管理機構　委託出版物〉
本書を複写（コピー）される場合は，そのつど事前に（社）出版者著作権管理機構（電話 03-3513-6969，FAX 03-3513-6979，e-mail：info@jcopy.or.jp）の許諾を得てください．